黄帝内经名家评注选刊

灵枢悬解

[清] 黄元御 著
孙国中 方向红 点校

學苑出版社

图书在版编目(CIP)数据

灵枢悬解 /〔清〕黄元御原著；孙国中，方向红校注. —北京：学苑出版社，2008.8(2013.5 重印)
(黄帝内经名家评注选刊)
ISBN 978-7-5077-3111-8

Ⅰ.灵… Ⅱ.①黄…②孙…③方… Ⅲ.灵枢经—研究 Ⅳ.R221.2

中国版本图书馆 CIP 数据核字(2008)第 114312 号

责任编辑：林 霖
责任校对：国 中
出版发行：学苑出版社
社　　址：北京市丰台区南方庄 2 号院 1 号楼
邮政编码：100079
网　　址：www.book001.com
电子信箱：xueyuan@public.bta.net.cn
销售电话：010-67675512、67678944、67601101(邮购)
经　　销：新华书店
印 刷 厂：北京市广内印刷厂
开本尺寸：890×1240 1/32
印　　张：14.125
字　　数：223 千字
印　　数：6001—8000 册
版　　次：2008 年 8 月第 1 版
印　　次：2013 年 5 月第 4 次印刷
定　　价：32.00 元

前 言

《灵枢悬解》是清代御医黄元御撰著。

黄元御，字坤载，号研农，别号玉楸子，今山东昌邑市人。生于康熙四十四年（1705）九月，卒于乾隆三十三年（1758）九月，享年五十四岁，是清代乾隆皇帝的御医。

黄氏自幼聪慧，学识过人，悟性极高，本应仕途广阔，前途无量，但因目疾，遇庸医误治，至使左目失明，从而身心遭受巨大打击，成为一生之创痛。不得已，舍仕途而入岐黄，立志“不能为名相济世，亦当为名医济人。”黄氏以其丰富渊博的文化功底，超人的天赋学识，精研《内经》、《难经》、《伤寒》、《金柜》、《本草》诸医典，数年间竟然登堂入室，得医学之精妙，悟岐黄之心法，因之名声大振，誉满山东。

乾隆十五年四月，北游帝都，考授御医。时因乾隆皇帝有疾，太医院久治不效，诏黄氏为帝诊治，可谓药到病除。听其论病机病理，述药性配伍，理法方药无一不契合天理，始终本末，井然有序，玄妙幽深，揭示了然，人之寒热虚实，天之五运六气，娓娓道来，妙合无间，令乾隆皇帝大为赞赏，亲赐“妙悟岐黄”的匾额，以示表彰。

黄氏天性耿直，遇事直言不讳，以识破医家二千年不传之秘，视宋元以后诸家医学皆非正宗，并在书中直抒胸意，大肆表白而著名，并因此而使同代医家学者大为嗤鼻，以至《四库全书》仅存其目，而未列入正传……。难道黄氏之学，当真是海口自擂，名实不符？如此，岂非乾隆送匾也是昏头之举？两百年来医界能解此者不多，人云亦云随声附和者比比，终不识黄氏之学也。

此情也恰被黄氏自己言中："玉楸子振臂而起，仰天而嘘。夫闻清商而谓角，非徽弦之过，听者之不聪也；见和璧而曰石，非琼瑶之贱，视者之不明也。世皆宝瓴甋而憎琬璞，重箛拍而弃钟吕，又何诧子之舌谰谰而口讶讶。"又曰："吾将藏之深山，虚坐以待矣。"可怜岐黄心法，被束之高阁；医学真传，遭弃于故纸堆中。此天下悠悠众口，不以其理论实践为依据，反以其批驳前贤过激之语为定论，不仅埋没真学，且大失公允。此浮躁之风不在黄氏，而在天下也。

或曰：如你所说，黄氏之学，乃医学之正宗，岐黄之血脉，何以见之？曰：观黄氏医书，上符《易经》之天道，中符《内经》之人道，下符《本草》之地道，黄氏合三道而一以贯之，实则精通《河图》、《洛书》之大道也。《河图》、《洛书》是宇宙运动发展的模式，是《易经》之父母。其小无内，其大无外：用之言天，则天在其中；用之言地，则地在其内；用之言人，则人不出其外。可谓范围天地之化而不过，曲成万物之变而不遗。研究中医必须研究《河图》、《洛书》，明白《河》、《洛》之道，如同登山有梯，过河有船，尽管医海茫茫，幽深难测，有此导航引路，自可登达彼岸。何以言此？《河图》、《洛书》乃阴阳五行学之根，阴阳五行学乃中医学之根，中医不明阴阳五行学，等于瞎子摸象，终其一生，总在似识非识，似知非知中摸索，终无“真学定见”于胸，要想理清其中玄妙，谈何容易！河工渡船，以操舵为机；风筝游天，以握线为机；学习中医，以《河》、《洛》为机。精通《河》、《洛》之道，可谓天纲在手，万化在胸，可通神明之德，可类万物之情。黄氏一生傲视宋元明清诸家者，正缘其不明《河图》、《洛书》天人气化之奥妙，或笑其知之甚浅，运用不精，只知其略而未睹其源也。

黄氏医学，以其对阴阳五行学准确的认知和纯熟的运用，使之在天人之际，游刃有余，在气化之界，洞察秋毫。执中用两，一气运化是其机；脾升胃降，肝肺不逆是其要；心肾同源，水火既济是其用；中气鼓荡，生发收敛是其妙。每用“失根、归根、阴根、阳根、绝根、无根、拔根、离根、下根”之词，把疾病“阴阳、寒热、虚实、表里”之标本源头，一语道破。一个“根”字，其妙可谓大矣。潜心研读黄氏之书，慢慢咀嚼品味，不难发现：黄氏手握天人气化之纲，心运方药对症之尺。一本《易经》，变为骨架之撑身；一张《河》、《洛》，化为气血之周流。临症发挥，莫非《易》理之延伸；开方遣药，全是《河》、《洛》之弛张。一诊脉，三指禅下，百病莫能逃其形；几味药，陈苛怪疾，顿时如同汤泼雪。此无他，运用之妙，存乎一心。一心者，大《易》之思维，《河》、《洛》之灵魂。正是“问渠那得清如许，唯有源头活水来”。

黄氏有此医术，可谓“今日凌绝顶，一览众山小”。多年郁积之苦闷，一腔心酸之愤慨，喷涌而出。壮怀激烈，不无欠妥之词；终身创痛，那顾指责偏激。宋元以降，皆在其数落之内；诸多名家，难逃其品头论足。警示庸医，性命攸关，岂是粗工末技可为；当头棒喝，生死相系，医家必须德才兼备。观其医著，励志呕心字字血；察其行迹，救死扶伤事事奇。为往圣继绝学，为万世开太平，黄氏拳拳之心，苍天可鉴。不知此，便不知黄元御，更不知黄氏医学。只有潜心研习黄氏医学者，才能“始知五岳外，别有他山尊。”

黄氏对《内经》的研究整理，大有别于历代诸家。他认为王冰本虽是古传之正本，但其对古之乱简，缺乏按义归属，至使《内经》某些篇章，前段言此，后段言彼，文义杂汇，始终不一。于是重新对《内经》进行编排，“淆乱移正，条绪清分，旧文按部，新义焕然。”全书不仅有段落之移动，即字句之间，也多上下之改移，从而使经文之义顺畅通达，无隔离晦涩之感，使篇论含义更显完整清晰。如《十二脏相使论》一文，王冰改名为《灵兰秘典论》，而书中他篇岐伯明言“论在十二官相使中”，改之则无从查找，黄氏依全元起本，重新恢复旧名；《刺法篇》王冰以为亡矣，而黄氏认为载于《诊要经终论》中，未尝亡也，故移之以成篇；《经脉篇》“手太阳之别”以下十六段，黄氏认为当属《经别》之内容，故移属于《经别》。诸如此类，随书可见。这种迁移是否尽合先秦古本，不得而知，但从迁移之中，不难发现它们的合理性，对于一个生活在清代中期之人，敢于修正唐代王冰之定本，没有渊博的学识和对《内经》整体思维的准确把握，是难以做到的。读罢黄氏之书，再读王冰之本，颇觉黄氏之功不可没。

黄氏一生著述甚丰，医书有十一种：《素问悬解》、《灵枢悬解》、《素灵微蕴》、《难经悬解》、《四圣悬枢》、《四圣心源》、《伤寒悬解》、《金柜悬解》、《伤寒说意》、《长沙药解》、《玉楸药解》，另有《道德悬解》、《周易悬象》、《黄元御序文集》、《玉楸堂稿》，其中《周易悬象》、《玉楸堂稿》被私人珍藏，余十三种均易找到。

黄氏之书均撰写于乾隆二十一年（1757）之前，当时仅以抄本流传，至道光年才有刻本出现，历咸丰、同治，到光绪六年（1880），其十一种医书，才被后人陆续刊刻，从而广布海内。笔者家藏咸丰十年（1861）五月开雕，即“燮和精舍”本，及同治七年（1869）成都刻印的《黄氏医书八种》。这次校勘以《黄氏遗书三种》中《灵枢悬解》和道光年张琦刻本之《素灵微蕴》为底本，旁参王冰、马莳、张志聪、高士宗诸家。尤要指出，本书吸取了孙洽熙先生的研究成果，在此深表谢意！

黄氏医学，字里行间，闪耀着智慧的光芒，其主体思维的科学性，使之与道合一，登上了医学的高峰，我们要十分珍惜这份宝贵的医学遗产，一定要学习、继承其医学思维模式，使之成为振兴崛起中医的突破口。

公元二〇〇八年　戊子谷雨日　孙国中记

目　录

卷九

疾病

素灵微蕴

卷一

卷二

附录

告知读者

本书中所用黑体字，为准圆体，准圆体中之“日”、“曰”，不易区分，“日”字作“日”，“曰”字作“曰”，读者辨之可识，因准圆体是国家统一规定的字体，故不宜改动，特此告之。

灵枢悬解自序

昔黄帝传医，欲不用毒药砭石，先立《针经》，而欲以微针除百姓之病，故咨岐伯，而作《灵枢》，《灵枢》即《针经》也。

《灵枢》乃《素问》之原，凡刺法、腧穴、经络、脏象，皆自《灵枢》发之，而错乱舛互，亦与《素问》相同，既解《素问》，《灵枢》不可不解矣。

丙子二月，方欲作之，滄明居士请先解《道德》。《道德》既成，于二月二十五日，乃创此草。正其错乱，发其幽杳，五月二日书竣。丈夫当删《诗》《书》，定《礼》《乐》，鹦鹉人言，不足为也。

维时青阳初谢，朱夏方来，上临赫日，下拂炎风，益以披裘带索，食玉炊桂，鼻头出火，心下如痗。申以梁生适越，陆子入洛，旅怀郁陶，抚事弥深。风景山河之泪，又复淫淫欲下也。

顾忧能伤人，悲可陨性，前乎吾者，非泰山治鬼，则地下修文，而仆以沉郁偃蹇之身，岿然独在，赖此尺籍，以消长日，凭此寸颖，以遣烦闷，岐黄之德普矣。而嘉惠藐躬，功亦不细，长生久视之法，即此而在，不必远访崆峒，遥羡蓬莱也。

迨乎论成注毕，则已变泣成歌，破愁为笑。人之情，已富者不美，已贵者不荣，朱绂无扰，绿萝常亲，摊卷朗吟，其乐无[1]穷！吾今而知，莫富于山林之士，莫贵乎烟霞之人，此中真意，正自可悦耳。

慨自龙胡已去，圣藻犹存，而遗文颠倒，乱于俗士之手，遂经传而义晦。自兹以还，玄珠永坠，赤水迷津。讵意斯文未丧，千载重明，日月光天，山河丽地，古圣心传，昭然如揭。向使身都通显，则今段奇功，淹没于晏安豫乐之中矣，何以有此！然则穷愁著书，是乃岐黄之灵，抑亦彼苍之心也，又何怨焉。

昔汉武爱司马长卿文，仆文未必如长卿，而澹明最好之，书成十八九时，连索序草。逐臭海上之夫，辇上君子亦有此癖，序毕呈焉，恐未足发凌云之意尔。

① 国中按："无"，原文作"靡"。《尚书》云："天难堪，命靡常。"孔安国传云："以其无常，故难信。"《诗经·小雅·采薇》云："靡室靡家"，郑康成注云："靡，无也。"以此可知"靡、无"通假，故改之。

卷一

刺　法

九针十二原一

黄帝问于岐伯曰：“余子万民，养百姓，而收其租税。余哀其不给，而属有疾病。余欲勿使被毒药，毋用砭石，欲以微针，通其经脉，调其血气，营其逆顺出入之会。令可传于后世，必明为之法，令终而不灭，久而不绝，易用难忘，为之经纪；异其章，别其表里，为之终始，令各有形，先立《针经》。愿闻其情。”

岐伯答曰：“臣请推而次之，令有纲纪，始于一，终于九焉。

“《针经》”，即《灵枢经》。帝欲不用毒药砭石，而以微针除百姓之病，先立《针经》，故咨岐伯，而作《灵枢》。

九针之名，各不同形。一曰镵针，长一寸六分；二曰圆针，长一寸六分；三曰镝[①]针，长三寸半；四曰锋针，长一寸六分；五曰铍针，长四寸，广二分半；六曰圆利针，长三寸六分；七曰毫针，长一寸六分；八曰长针，长七寸；九曰大针，长四寸。

此九针长短之度。

镵者，头大末锐，去泻阳气；圆针者，针如卵形，揩摩分间，不得伤肌肉，以泻分气；镝针者，锋如黍粟之锐，主按脉勿陷，以致其气；锋针者，刃三隅，以发痼疾；铍

① 国中按：“镝”，原文作“鍉”，二字同音同义，有考见《校勘举例》。

针者，末如剑锋，以取大脓；圆利针者，大如牦，且圆且锐，中身微大，以取暴气；毫针者，尖如蚊虻喙，静以徐往，微以久留之而养，以取痛痹；长针者，锋利身薄，可以取远痹；大针者，尖如铤，其锋微圆，以泻机关之水也。九针毕矣。请言其道。〔牦、厘同。喙，音晦。〕

此九针之形状功能。

小针之要，易陈而难入，粗守形，上守神，神乎神，客在门。未睹其疾，恶[①]知其原？刺之微，在速迟，粗守关，上守机，机之动，不离其孔。孔中之机，清静而微，其来不可逢，其往不可追。知机之道者，不可挂以髪，不知机道，扣之不发。知其往来，要与之期。粗之暗乎，妙哉上独有之。往者为逆，来者为顺，明知逆顺，正行毋问。迎而夺之，恶得无虚，追而济之，恶得无实，迎之随之，以意和之，针道毕矣。

义见《小针解》。

凡用针者，虚则实之，满则泄之，郁陈则除之，邪胜则虚之。《大要》曰：徐而疾则实，疾而徐则虚，言实与虚，若有若无，察后与先，若存若亡，为虚与实，若得若失。虚实之要，九针最妙。补泻之时，以针为之。泻曰必持纳之，放而出之，排阳得针，邪气得泄，按而引针，是谓内温，血不得散，气不得出也。补曰随之，随之意若妄之[②]，若行若按，如蚊虻止，如留如还，去如弦绝，令左属右，其气故止，外门已闭，中气乃实，必无留血，急取

---

① 国中按："恶"，此处作疑问代词，译为"怎么、如何"，读音 wū。

② 国中按：此句标点，自明代至今，学者均断为"补曰随之，随之意，若妄之"，笔者以为不妥，上古原文似当为"补曰：随之随之，意若妄之"，这样全文句式一致，韵调和协，方是古人口吻。又按：此为《大要》之原文，岐伯引而发之，以论虚实补泻。

诛之。

义见《小针解》。“放而出之”，出其恶血也。“血不得散，气不得出”者，真血真气也。“去如弦绝”者，出针之疾，所谓徐而疾则实也。“以左属右”者，缪刺之法，从右引左，令从右，左注之，邪仍属于右也。

持针之道，坚真为宝，正指直刺，毋针左右，神在秋毫，属意病者，审视血脉，刺之无殆。方刺之时，必在悬阳，及与两卫，神属勿去，知病存亡。血脉者，在腧横居，视之独澄，切之独坚。夫气之在脉也，邪气在上，浊气在中，清气在下，故针陷脉则邪气出，针中脉则浊气出，针太深则邪气反沉，病益甚。故曰皮肉筋脉各有所处，病各有所宜，各不同形，各以任其所宜，无实无虚。损不足而益有余，是谓甚病。病益甚，取五脉者死，取三脉者恇，夺阴者死，夺阳者狂。针害毕矣。

“悬阳”，阳络之外浮者。“两卫”，左右之卫气也。方刺之时，必在悬浮之阳络，与两边之卫气，神属于此而勿去，乃知病邪之存亡。《素问·皮部论》：“阴络之色应其经，阳络之色变无常。寒多则凝涩，凝涩则青黑，热多则淖泽，淖泽则黄赤”是也。“血脉者，在腧横居”，邪在穴腧之内，横居而不流行，视之则独澄清也，切之则独坚，不与真气真血相同也。以下义见《小针解》。

观其色，察其目，知其散复。一其形，听其动静，知其邪正。右主推之，左持而御之，气至而去之。刺之而气不至，毋问其数，刺之而气至，乃去之，勿复针。刺之害不中而去则致气，中而不去则精泄，精泄则病益甚而恇，致气则生为痈疡。针各有所宜，各不同形，各任其所为，知其要者，一言而终，不知其要，流散无穷。刺知要，气

至而有效，效之信，若风之吹云，明乎若见苍天。刺之道毕矣。

义见《小针解》。

凡将用针，必先诊脉，视气之剧易，乃可以治也。五脏之气已绝于内，而用针者反实其外，是谓重竭，重竭必死，其死也静，治之者辄反其气，取腋与膺。五脏之气已绝于外，而用针者反实其内，是谓逆厥，逆厥必死，其死也躁，治之者反取其四末。"

义见《小针解》。

黄帝曰："愿闻五脏六腑所出之处。"

岐伯曰："五脏五腧，五五二十五腧，六腑六腧，六六三十六腧，经脉十二，络脉十五，凡二十七气，以上下。所出为井，所流为荥，所注为腧，所行为经，所入为合。二十七气所行，皆在五腧也。节之交，三百六十五会，所言节者，神气之所游行出入也，非皮肉筋骨也。五脏有六腑，六腑有十二原，十二原出于四关，四关主治五脏。五脏有疾，当取之十二原，十二原者，五脏之所以禀三百六十五节气味也。五脏有疾也，应出十二原，十二原各有所出，明知其原，睹其应，而知五脏之害矣。

五脏六腑所出之处，脏腑之气所出，通于经络之处也。五脏之腧各五，曰井、荥、腧、经、合，五五二十五腧。六腑之腧各六，曰井、荥、腧、原、经、合，六六三十六腧。经脉十二，络脉十五，〔见《经别》〕凡二十七气，以相上下。脉之所出为井，所流为荥，所注为腧，所行为经，所入为合。〔义见《本腧》。〕二十七气之所行，皆在此五腧，五腧者，经络之源也。节之交，三百六十五穴会，所言节者，神气之所游行出入也，是言经脉之孔穴，非皮肉筋骨也。五脏之表有六腑，六腑之经有十二原，十二原出于四关，〔关节。〕四关主治五脏。五脏有疾，当取之十二原，十二原者，五脏之所以禀三百六十五节之气味也。五脏有疾，其应出于十二原，十二原各有所出，〔义详《本腧》〕明知其原，各睹其应，而知五脏之害矣。

阳中之少阴，肺也，其原出于太渊，太渊二；阳中之太阳，心也，其原出于大陵，大陵二；阴中之少阳，肝也，其原出于太冲，太冲二；阴中之至阴，脾也，其原出于太白，太白二；阴中之太阴，肾也，其原出于太溪，太溪二。膏之原，出于鸠尾，鸠尾一；肓之原，出于脖胦，脖胦一。凡此十二原者，主治五脏六腑之有疾者也。〔“脖”，音勃。“胦”，音英。〕

“二”者，左右二穴也。“鸠尾”，蔽心骨上穴；“脖胦”，即气海，在脐下半寸，皆任脉穴。

今夫五脏之有疾也，譬犹刺也，犹污也，犹结也，犹闭也。刺虽久，犹可拔也；污虽久，犹可雪也；结虽久，犹可解也；闭虽久，犹可决也。或言久疾之不可取者，非其说也。夫善用针者，取其疾也，犹拔刺也，犹雪污也，犹解结也，犹决闭也，疾虽久，犹可毕也。言不可治者，未得其术也。”

言刺法治病之易。

小针解二

“所谓易陈”者，易言也；“难入”者，难着于人也。“粗守形”者，守刺法也；“上守神”者，守人之血气有余

不足，可补泻也。“神客”者，正邪共会也，神者正气也，客者邪气也。“在门”者，邪循正气之所出入也。“未睹其疾”者，先知邪正何经之疾也；“恶知其原”者，先知何经之病所取之处也。“刺之微，在迟速”者，徐疾之意也。“粗守关”者，守四肢而不知血气正邪之往来也；“上守机”者，知守气也。“机之动，不离其孔中”者，知气之虚实，用针之徐疾也；“孔中之机，清静以微”者，针以得气，密意守气，勿失也。“其来不可逢”者，气盛不可以补也；“其往不可追”者，气虚不可泻也。“不可挂以髪”者，言气易失也；“扣之不发”者，言不知补泻之意，血气已尽，而气不下也。“知其往来”者，知气之逆顺盛虚也；“要与之期”者，知气之可取之时也。“粗之暗”者，冥冥不知气之微密也。“妙哉上独有之”者，尽知针意也。“往者为逆”者，言气之虚而小，小者逆也；“来者为顺”者，言形气之平，平者顺也；“明知逆顺，正行毋问”者，言知所取之处也。“迎而夺之”者，泻也；“追而济之”者，补也。

此解《九针十二原》。小针之要，易陈说而难深入，以其难入，是以难着于人也。“神乎神，客在门”，神之所在，客亦随之，言正邪之共会也。以神者正气也，客者邪气也，“在门”者，邪循正气之所出入也。“未睹其疾”者，未能先知邪正何经之疾也；“恶知其原”者，未能先知何经之病所取之处也。“粗守关”者，守四肢之关节，而不知血气正邪之往来也；“上守机”者，知守气机之动静也。“机之动，不离其孔中”者，知孔穴之中，经气之虚实，用针之徐疾也；孔中之机，清静以微”者，气机之动，难得易失，针以得气，密意守气，而勿失也。“扣之不发”者，言不知补泻之意，血气已至竭尽，而邪气犹不下也。〔“下”，去也。〕

"往者为逆"者，言气虚而小，往多于来，小者逆也；"来者为顺"者，言形气之平，来如其往，平者顺也。

所谓"虚则实之"者，气口虚而当补之也；"满则泄之"者，气口盛而当泻之也。"郁陈则除之"者，去血脉也；"邪盛则虚之"者，言诸经有盛者，皆泻其邪也。"徐而疾则实"者，言徐纳而疾出也；"疾而徐则虚"者，言疾纳而徐出也。"言实与虚，若有若无"者，言实者有气，虚者无气也；"察后与先，若亡若存"者，言气之虚实，补泻之先后也，察其气之已下与常存也。"为虚与实，若得若失"者，言补者佖然若有得也，泻则怳然若有失也。〔"佖"，音必。〕

《素问·针解》："刺虚则实之者，针下热也，气实乃热也；满而泻之者，针下寒也，气虚乃寒也。[①]"郁陈则除之"者，去恶血也。"邪盛则虚之"者，出针勿按；"徐而疾则实"者，徐出针而疾按之；"疾而徐则虚"者，疾出针而徐按之。"言实与虚"者，寒温气多少也；"若无若有"者，疾不可知也；"察后与先"者，知病先后也。"为虚与实"者，工勿失其法；"若得若失"者，离其法也。〔"佖"，满也。扬子《校猎赋》"骈衍佖路"，佖然有得，得意之貌也。〕

"夫气之在脉也，邪气在上"者，言邪气之中人也高，故邪气在上也；"浊气在中"者，言水谷皆入于胃，其精气上注于肺，浊流于肠胃，言寒温不适，饮食不节，而病生于肠胃，故曰浊气在中也；"清气在下"者，言清湿地气之中人也，必从足始，故曰清气在下也。"针陷脉则邪气出"者，取之上；"针中脉则浊气出"者，取之阳明合也；"针

① 国中按：原书无此句，今据宋本补足，实属黄氏漏笔。

太深则邪气反沉”者，言浅浮之病，不欲深刺也，深之则邪气顺之入，故曰反沉也。“皮肉筋脉各有所处”者，言经络各有所主也。“取五脉者死”，言病在中，气不足，但用针尽大泻其诸阴之脉也；“取三脉者恇”，言尽泻三阳之气，令病人恇然不复也。“夺阴者死”，言取尺之五里，五往者也。“夺阳者狂”，正言也。

“气之在脉也，邪气在上”者，言伤于风者，上先受之，邪气之中人也高，故邪气在上也；“浊气在中”者，言水谷入胃，其精气上注于肺，其浊气流于肠胃，寒温不适宜，饮食不节俭，病生肠胃，郁满不运，故曰浊气在中也；“清气在下”者，言清湿地气之中人也，必从足始，故曰清气在下也。诸经孔穴，多在陷中。“针陷脉则邪气出”者，取之上膲诸穴；“针中脉则浊气出”者，取之阳明之合穴也，〔三里。〕刺其合穴，以泻阳明胃气之郁，故浊气出；“针太深则邪气反沉”者，言邪客皮毛，浅浮之病，不欲深刺，深则邪气顺之纳入，故曰反沉也。“皮肉筋脉各有所处”者，言经络浅深，各有所主也。〔浅则及皮肉，深则及筋骨。〕“五脉”，五脏之五腧。“取五脉者死”，言病属中，气不足，又以针大泻其诸阴之脉，〔泻五脏五腧也。〕重伤其中气也。“三阳”，手足三阳经。“取三脉者恇”，言尽泻三阳之气，令病人恇然怯弱，不能复旧也。“五里”，尺泽后之五里。“夺阴者死”，言取尺之五里，五往而气尽者也。〔《玉板》：“迎之五里，中道而止，五至而已，五往而脏之气尽矣，故五五二十五，而竭其腧矣，此所谓夺其天气者也。”五里，手阳明经穴，禁刺者也。〕“夺阳者狂，正言也”，狂者恇怯不宁，伤寒汗多阳亡，而生惊狂者也，取三脉者恇，正此谓也，故曰正言。

“观其色，察其目，知其散复”者，视其目色，以知病之存亡也。所以察其目者，五脏使五色修明，修明则声彰，声彰则言声与平生异也。“一其形，听其动静”者，言上工知相五色于目，又知调尺寸大小、缓急、滑涩，以言所病也。持寸口人迎以视其脉，坚且盛且滑者，病日进；脉软者，病将下；诸经实者，病三日已。气口候阴，人迎候阳也。“知其邪正”者，知论虚邪与正邪之风也。“右主推之，左持而御之”者，言持针而出入也。“气至而去之”者，言补泻气调而去之也，调气在于《终始》。一者，持心也。〔“视其目色”二句，旧误在《四时气》。“持气口人迎”六句，亦误在《四时气》〕

“右主推之，左持而御之”者，言持针而出入也，针入则以右手推之，针出则以左手持而御之。〔按其针孔以御之，恐正气泄而邪气入也。〕《终始》，本经篇名。一其形，听其动静，所以调其气也，所谓一者，持其心而不乱也。

所谓五脏之气已绝于内者，脉口气内绝不至，反取其外之病处与阳经之合，又留针以致阳气，阳气至则内重竭，重竭则死矣。其死也，无气以动，故静。所谓五脏之气已绝于外者，脉口气外绝不至，反取其四末之腧，又留针以致其阴气，阴气至则阳气反入，入则逆，逆则死矣。其死也，阴气有余，故躁。

阳气反入，阳气内陷也。

节之交，三百六十五会者，络脉之渗灌诸节者也。

《九针十二原》：“所言节者，神气之所游行出入也，非皮肉筋骨也。”谓气穴三百六十五也。

九针论三

黄帝曰：“余闻九针于夫子，众多博大矣，徐犹不能悟[①]，敢问九针焉生？何因而有名？”

岐伯曰：“九针者，天地之大数也，始于一而终于九，故曰一以法天，二以法地，三以法人，四以法时，五以法音，六以法律，七以法星，八以法风，九以法野。

黄帝曰：“以针应九之数奈何？”

岐伯曰：“夫圣人之起天地之数也，一而九之，故以立九野，九而九之，九九八十一，以起黄钟数焉，以针应数也。

一者天也，天者阳也，五脏之应天者肺，肺者五脏六腑之盖也，皮者肺之合也，人之阳也，故为之治针，必以大其头而锐其末，令毋得深入而阳气出。

二者地也，人之所以应土者肉也，故为之治针，必筒其身而圆其末，令毋得伤肉分，伤则气得竭。

三者人也，人之所以成生者血脉也，故为之治针，必大其身而圆其末，令可以按脉勿陷，以致其气，令邪气独出。

四者时也，时者四时八风之客于经络之中，为痼病者也，故为之治针，必筒其身而锋其末，令可以泻热出血，而痼病竭。

---

① 国中按：“悟”，原文作“寤”，属同源字，在此文义上，古文用“寤”，今用悟，故改之。

五者音也，音者冬夏之分，分于子午，阴与阳别，寒与热争，两气相搏，合为痈脓者也，故为之治针，必令其末如剑锋，可以取大脓。

六者律也，律者调阴阳四时而合十二经脉，虚邪客于经络而为暴痹者也，故为之治针，必令尖大如牦，且圆且锐，中身微大，以取暴气。

七者星也，星者人之七窍，邪之所客于经而为痛痹，舍于经络者也，故为之治针，令尖如蚊虻喙，静以徐往，微以久留，正气因之，正邪俱往，出针而养者也。

八者风也，风者人之股肱八节也，八正之虚风，八风伤人，内舍于骨解腰脊关节腠理之间，为深痹也，故为之治针，必长其身，锋其末，可以取深邪远痹。

九者野也，野者人之节解皮肤之间也，淫邪流溢于身，如风水之状，而流不能过于机关大节者也，故为之治针，令尖如铤[①]，其锋微圆，以取大气之不能过于关节者也。”

“骨解”，骨节也。

黄帝曰：“针之长短有数乎？”

岐伯曰：“一曰镵针者，取法于巾针，去末寸半，猝锐之，长一寸六分，主热在头身也。二曰圆针，取法于絮针，筒其身而卵其锋，长一寸六分，主治分间气。三曰鍉针，取法于黍粟之锐，长三寸半，主按脉取气，令邪出。四曰锋针，取法于絮针，筒其身，锋其末，长三寸六分，主痈热出血。五曰铍针，取法于剑锋，广二分半，长四寸，主大痈脓，两热争者也。六曰圆利针，取法于牦针，微大其末，反小其身，令可深入内也，长一寸六分，主取痈痹者

① 国中按：“铤”原文作“挺”，有辨见附录。

也。七曰毫针，取法于毫毛，长三寸六分，主寒热痛痹在络者也。八曰长针，取法于綦针，长七寸，主取深邪远痹者也。九曰大针，取法于锋针，其锋微圆，长四寸，主取大气不出关节者也。针形毕矣。此九针大小长短法也。九者，经巽之理，十二经脉阴阳之病也。”

“巾针、絮针、牦针、綦针、锋针”，皆古针名。“巽”，顺也。九针者，经常巽顺之理，具在于此，所治者，十二经脉阴阳之病也。〔“九者，经巽之理”二句，旧误在《周痹》。〕

官针四

凡刺之要，官针最妙。九针之宜，各有所为，长短大小，各有所施也，不得其用，病弗能移。疾浅针深，内伤良肉，皮肤为痈；病深针浅，病气不泻，支[①]为大脓；病小针大，气泻太甚，疾必为害；病大针小，气不泻泄，亦复为败。失针之宜，大者泻，小者不移。已言其过，请言其所施。

“大者泻，小者不移”，害之大者，泻其正气，小者，其病仍不移易也。

病在皮肤，无常处者，取以镵针于病所，肤白勿取；

病在分肉间，取以圆针于病所；

① 国中按：“支”，《太素》《甲乙经》均作“反”。孙治熙先生考证为“支，久也”，亦通。《孙子兵法·地形》云：“我出而不利，彼出而不利，曰支。”杜佑注云：“支，久也。”

病在经络，痼痹者，取以锋针；

病在脉，气少当补之者，取以鍉针，于井荥分腧；

病为大脓者，取以铍针；

病痹气，暴发者，取以圆利针；

病痹气，痛而不去者，取以毫针；

病在中者，取以长针；

病水肿而不能通关节者，取以大针；

病在五脏，固居者，取以锋针，泻于井荥分腧，取以四时。

九针名义，见《九针十二原》。

凡刺有九，以应九变。

一曰腧刺，腧刺者，刺诸经荥腧脏腧也。

二曰远道刺，远道刺者，病在上，取之下，刺腑腧也。

三曰经刺，经刺者，刺大经之结络经分也。

四曰络刺，络刺者，刺小络之血脉也。

五曰分刺，分刺者，刺分肉之间也。

六曰大泻刺，大泻刺者，刺大脓，以铍针也。

七曰毛刺，毛刺者，刺浮痹皮肤也。

八曰巨刺，巨刺者，左取右，右取左。

九曰焠刺，焠刺者，燔针取痹也。

“巨刺”，义详《素问·缪刺论》。

凡刺有十二节，以应十二经。

一曰偶刺，偶刺者，以手直心若背，直痛所，一刺前，一刺后，以治心痹，刺此者，旁针之也。

二曰报刺，报刺者，刺痛无常处也，上下行者，直纳，无拔针，以左手随病所按之，乃出针，复刺之也。

三曰恢刺，恢刺者，直刺旁之举之，前后恢筋急，以治筋痹也。

四曰齐刺，齐刺者，直入一，旁入二，以治寒气小深者，或曰三刺，三刺者，治痹气小深者也。

五曰扬刺，扬刺者，正纳一，旁纳四，而浮之，以治寒气之博大者也。

六曰直针刺，直针刺者，引皮乃刺之，以治寒气之浅者也。

七曰腧刺，腧刺者，直入直出，稀发针而深之，以治气盛而热者也。

八曰短刺，短刺者，刺骨痹，稍摇而深之，致针骨所，以上下摩骨也。

九曰浮刺，浮刺者，旁入而浮之，以治肌急而寒者也。

十曰阴刺，阴刺者，左右率刺之，以治寒厥，中寒厥，足踝后，少阴也。

十一曰旁针刺，旁针刺者，直刺旁刺各一，以治留痹久居者也。

十二曰赞刺，赞刺者，直入直出，数发针而浅之，出血，是谓治痈肿也。

“恢”，扩也。“前后恢筋急”者，恢扩其筋，以舒其急也。

凡刺有五，以应五脏。

一曰半刺，半刺者，浅纳而疾发针，毋针伤肉，如拔毛状，以取皮气，此肺之应也。

二曰豹文刺，豹文刺者，左右前后针之，中脉为故，以取经络之血者，此心之应也。

三曰关刺，关刺者，直刺左右尽筋上，以取筋痹，慎毋出血，此肝之应也，或曰渊刺，一曰岂刺。

四曰合谷刺，合谷刺者，左右鸡足，针于分肉之间，以取肌痹，此脾之应也。

五曰腧刺，腧刺者，直入直出，深纳之至骨，以取骨痹，此肾之应也。”

“合谷”者，肉之大会为谷，〔《素问·气穴论》语。〕针于分肉之间，合于肉之大会也。

黄帝问于岐伯曰：“余闻九针于夫子，众多矣，不可胜数，余推而论之，以为一纪。余司诵之，子听其理，非则语余，请正其道，令可久传，后世无患，得其人乃传，非其人勿言。”

岐伯稽首再拜曰：“请听圣王之道。”

黄帝曰：“用针之理，必知形气之所在，左右上下，阴阳表里，血气多少，行之逆顺，出入之合，谋伐有过。知解结，知补虚泻实，上下气门，明通于四海。审其所在，寒热淋露，以输异处。审于调气，明于经隧，左右肢络，尽知其会。寒与热争，能合而调之，虚与实邻，知决而通之，左右不调，把而行之。明于逆顺，乃知可治，阴阳不奇，故知起时。审于本末，察其寒热，得邪所在，万刺不殆。知官九针，刺道毕矣。

“淋”，小便淋涩。“露”，崩漏带下之类。

明于五腧，徐疾所在，屈伸出入，皆有条理。言阴与阳，合于五行，五脏六腑，亦有所藏，四时八风，尽有阴阳。各得其位，合于明堂，各处色部，五脏六腑。察其所痛，左右上下，知其寒温，何经所在。审皮肤之寒温滑涩，知其所苦，膈有上下，知其气所在。先得其道，稀而疏之，稍深以留，故能徐入之。大热在上，推而下之，从下上者，引而去之，视前痛者，常先取之。大寒在外，留而补之，入于中者，从合泻之，针所不为，灸之所宜。上气不足，推而扬之，下气不足，积而从之，阴阳皆虚，火自当之。厥而寒甚，骨廉陷下，寒过于膝，下陵三里。阴络所过，得之留止，寒入于中，推而行之。经陷下者，火则当之，结络坚紧，火所治之。不知所苦，两跷之下，男阴女阳，良工所禁。针论毕矣。

“五腧”，井、荥、腧、经、合也。“徐疾所在，屈伸出入”，即《逆顺肥瘦》“出入屈折，行之疾徐”之义。“明堂”，鼻也。面上五色，各处其部，以察脏腑之所痛，经络之寒温也。膈有上下，清浊所分也。“下陵”，即阳明之三里也。两跷之下，即足太阳之申脉，足少阴之照海也。然跷脉者，男子数其阳，女子数其阴，〔《脉度》语。〕则男宜灸阳，女宜灸阴。若男阴女阳，则为良工之所禁也。

用针之服，必有法则，上视天光，下司八正，以辟奇邪，而观百姓，审于虚实，毋犯其邪。是得天之露，遇岁之虚，救而不胜，反受其殃，故曰必知天忌，乃言针意。法于往古，验于来今，观于冥冥，通于无穷，粗之所不见，良工之所贵，莫知其形，若神仿佛。虚邪之中人也，洒淅恶寒。正邪之中人也微，先现于色，不知于其身，若有若无，若存若亡，有形无形，莫知其情。是故上工之取气，乃救其萌芽，下工守其已成，因败其形。是故工之用针也，知气之所在，而守其门户，明于调气，补泻所在，徐疾之意，所取之处。泻必用圆，切而转之，其气乃行，疾入徐出，邪气乃出，伸而迎之，摇大其穴，气出乃疾。补必用方，外引其皮，令当其门，左引其枢，右推其肤，微旋而徐推之，必端以正，安以静，坚心无懈，欲微以留，气下而疾出之，推其皮，盖其外门，正气乃存。用针之要，毋

忘其神。”〔以上三段，旧误在《官能》。〕

“上视天光，下司八正”，《素问・八正神明论》：“合以天光，必合日月星辰，四时八正之气也。”〔“合天光”者，月生毋泻，月满毋补也。“司八正”者，所以候八风之虚邪也。〕“得天之露，遇岁之虚”，义见《岁露论》。“法于往古，验于来今，至守其门户”，解见《八正神明论》。“泻必用圆，补必用方”，《八正神明论》作“泻必用方，补必用圆”，文异而义通。

终始五

凡刺之道，毕于终始，明知终始，五脏为纪，阴阳定矣。阴者主脏，阳者主腑，阳受气于四末，阴受气于五脏，故泻者迎之，补者随之。知迎知随，气可令和，和气之方，必通阴阳，五脏为阴，六腑为阳。传之后世，以血为盟，敬之者昌，慢之者亡，无道行私，必得天殃。谨奉天道，请言终始。

“四末”，手足之端也。

终始者，经脉为纪，持其脉口人迎，以知阴阳有余不足，平与不平，天道毕矣。所谓平人者不病，不病者，脉口人迎应四时也，上下相应而俱往来也，六经之脉不结动也，本末寒温相守司也，形肉血气必相称也，是谓平人。少气者，脉口人迎俱少，而不称尺寸也。如是者，则阴阳俱不足，补阳则阴竭，泻阴则阳脱；如是者，可将以甘药，不可饮以至剂；如此者弗灸，不已者，因而泻之，则五脏气坏矣。

“经脉为纪”，经脉为纲纪也。

人迎一盛，病在足少阳，一盛而躁，在手少阳；人迎二盛，病在足太阳，二盛而躁，在手太阳；人迎三盛，病在足阳阴，三盛而燥，在手阳明；人迎四盛，且大且数，名曰溢阳，溢阳为外格，外格不通，死不治。

“外格”，阴盛而格阳，阳盛于外而绝于内也。

脉口一盛，病在足厥阴，一盛而躁，在手心主；脉口二盛，病在足少阴，二盛而躁，在手少阴；脉口三盛，病在足太阴，三盛而躁，在手太阴；脉口四盛，且大且数，名曰溢阴，溢阴为内关，内关不通，死不治。

“内关”，阳盛而关阴，阴盛于外而绝于内也。

人迎与太阴脉口俱盛四倍以上，命曰关格，关格者，与之短期。

必死不治也。

人迎一盛，泻足少阳而补足厥阴，二泻一补，日一取之，必切而验之，疏而取之，上气和乃止；人迎二盛，泻足太阳而补足少阴，二泻一补，二日一取之，必切而验之，疏而取之，上气和乃止；人迎三盛，泻足阳明而补足太阴，二泻一补，日二取之，必切而验之，疏而取之，上气和乃止。

“上气和”者，手经之气和也。此泻阳补阴之法也。

脉口一盛，泻足厥阴而补足少阳，二补一泻，日一取之，必切而验之，疏而取之，上气和乃止；脉口二盛，泻足少阴而补足太阳，二补一泻，二日一取之，必切而验之，疏而取之，上气和乃止；脉口三盛，泻足太阴而补足阳明，二补一泻，日二取之，必切而验之，疏而取之，上气和乃止。

此泻阴补阳之法也。

所以日二取之者，太阴主脾，阳明主胃，大富于谷气，故可日二取之也。人迎与脉口俱盛三倍以上，命曰阴阳俱溢，如是者不开，则血脉闭塞，气无所行，流淫于中，五脏内伤，如此者，因而灸之，则变易而为他病矣。

人迎脉口俱盛三倍以上，命曰阴阳俱溢，不俟已至四倍也。此不开泻，则气血闭塞，淫伤五脏，再以灸助其邪，则他病丛生矣。

凡刺之道，气调而止，补阴泻阳，音气益彰，耳目聪明。反此者，血气不行。所谓气致而有效者，泻则益虚，虚则脉大如其故而不坚也，坚如其故者，适虽言效，病未去也；补则益实，实者脉大如其故而益坚也，如其故而不坚者，适虽言快，病未去也。故补则实，泻则虚，痛虽不随针，病必衰去。故阴阳不相移，虚实不相倾，取之其经，必先通十二经脉之所生病，而后可得传于终始矣。

"补阴泻阳"，补里气而泻表气也。实者泻之则益虚，故脉不坚，坚者，病未去也；虚者补之则益实，故脉坚，不坚者，病未去也。故补则实，泻则虚，痛虽不随针减，而病必衰去矣。"阴阳不相移"者，有一定补泻之阴阳也。"虚实不相倾"者，有一定补泻之虚实也。"取之其经"者，取之其经之阴阳之虚实也。故必先通夫十二经脉之所生病，阴阳虚实之不同，而后可得传于终始矣。

凡刺之属，三刺至谷气。邪僻妄合，阴阳易居，逆顺相反，浮沉异处，四时不得，稽留淫泆，须针而去。故一刺则阳邪出，再刺则阴邪出，三刺则谷气至，谷气至而止。所谓谷气至者，已补而实，已泻而虚，故以知谷气至也。邪气独去者，阴与阳未能调，而病知愈也。故曰补则实，

泻则虚，痛虽不随针，病必衰去矣。

凡刺之属，三刺则至谷气。病之邪僻妄合，阴阳异居，逆顺相反，浮沉异处，四时不得，稽留淫泆，此等颠倒悖乱，失政乖常，无不须针而去。故一刺则阳分之邪出，再刺则阴分之邪出，三刺则谷气至。谷气者，正气也，谷气至而止。所谓谷气至者，已补而成实，已泻而成虚，故以知谷气至也。谷气既至，邪气必去，邪气独去者，虽阴与阳未即能调，而病可知愈也。故曰补则实，泻则虚，痛虽不随针，病必衰去矣。

阴盛而阳虚，先补其阳，后泻其阴而和之；阴虚而阳盛，先补其阴，后泻其阳而和之。三脉动于足大趾之间，其动也，阳明在上，厥阴在中，太阴在下。必审其实虚，虚而泻之，是谓重虚，重虚病益甚。凡刺此者，以指按之，脉动而实且疾者疾泻之，虚而徐者则补之，反此者，病益甚。

"和之"，令其均平也。三脉动于足大趾之间，其动也，阳明在上，冲阳也；厥阴在中，太冲也；太阴在下，大都也。

泻须一方实，深取之，稀按其痏，以极出其邪气；补须一方虚，浅刺之，以养其脉，疾按其痏，毋使邪气得入。邪气来也紧而疾，谷气来也徐而和。脉实者，深刺之，以泻其气；脉虚者，浅刺之，使精气毋得出，以养其脉，独出其邪气。

"痏"，针孔也。

脉之所居，深不见者刺之，微纳针而久留之，以致其孔脉气也。脉浅者勿刺，按绝其脉乃刺之，毋令精出，独出其邪气耳。所谓三刺则谷气至者，先浅刺绝皮，以出阳

邪，再刺少益深，绝皮致肌肉，则阴邪出，未入分肉间也，已入分肉之间，则谷气出。故《刺法》曰："始刺浅之，以逐邪气，而来血气；后刺深之，以致阴气之邪；最后刺极深之，以下谷气"，此之谓也。〔此段旧误在《官针》。〕

"致其孔脉气"，致其空中之脉气也。〔"孔"，针孔也。〕"无令精出"，无令精气出也。〔精气即正气。〕"以逐邪气"，阳邪也。

刺诸痛者，其脉皆实。痛者阴也，深刺之；痒者阳也，浅刺之。痛而以手按之不得者，阴也。病在上者，阳也；病在下者，阴也。病先起阳者，先治其阳，而后治其阴；病先起阴者，先治其阴，而后治其阳。故曰从腰以上者，手太阴、阳明皆主之；从腰以下者，足太阴、阳明皆主之。病在上者，下取之；病在下者，高取之；病在头者，取之足；病在腰者，取之腘。病生于头者，头重；生于手者，臂重；生于足者，足重。手屈而不伸者，其病在筋，伸而不屈者，其病在骨，在骨守骨，在筋守筋。膺腧中膺，背腧中背。肩膊虚者，取之上。重舌，刺舌柱，以铍针。治病者，先刺其病所从生者也。

"痛"者，气阻而不行也，故深在阴分。"痒"者，气行而不畅也，故浅在阳分。

刺热厥者，留针反为寒；刺寒厥者，留针反为热。刺热厥者，二阴一阳；刺寒厥者，二阳一阴。所谓二阴者，二刺阴也；一阳者，一刺阳也。久病者，邪气入深，刺此病者，深纳而久留之，间日而复刺之，必先调其左右，去其血脉。刺道毕矣。

厥病阴阳偏盛，故生寒热。此非旦夕所成，故宜留针，以去其偏。凡诸久病根深，皆宜久留其针，去其病根也。

凡刺之法，必察其形气。形肉未脱，少气而脉又躁，躁厥者，必为缪刺之，散气可收，聚气可布。深居静处，占神往来，闭户塞牖，魂魄不散，专意一神，精气之分，毋闻人声，以收其精，必一其神，令志在针，浅而留之，微而浮之，以移其神，气至乃休。男内女外，坚拒勿出，谨守勿内，是谓得气。

男子不足于内，故坚拒勿出；女子不足于外，故谨守勿内。〔音纳。〕

凡刺之禁，新内勿刺，新刺勿内；已醉勿刺，已刺勿醉；新怒勿刺，已刺勿怒；新劳勿刺，已刺勿劳；已饱勿刺，已刺勿饱；已饥勿刺，已刺勿饥；已渴勿刺，已刺勿渴；大惊大恐，必定其气，乃刺之；乘车来者，卧而休之，如食顷，乃刺之；出行来者，坐而休之，如行十里顷，乃刺之。凡此十二禁者，其脉乱气散，逆其营卫，经脉不次，因而刺之，则阳病入于阴，阴病出为阳，邪气复生。粗工勿察，是谓伐身，形体淫泆，乃消脑髓，津液不化，脱其五味，是谓失气也。

脑髓津液，化于五味，脱其五味，脱其化生精液之源也。

太阳之脉，其终也，戴眼反折瘛疭，其色白，绝汗乃出，出则终矣；少阳终者，耳聋，百节尽纵，目系绝，目系绝一日半则死矣，其死也，色先青白，乃死；阳明终者，口目动作，善惊，妄言，色黄，其上下之经，盛而不行则终矣；少阴终者，面黑，齿长而垢，腹胀闭塞，上下不通而终矣；厥阴终者，中热，嗌干，善尿，心烦，甚则舌卷卵上缩而终矣；太阴终者，腹胀闭，不得息，气噫善呕，呕则逆，逆则面赤，不逆则上下不通，上下不通，则面黑皮毛焦而终矣。

此段与《素问·诊要经终论》同。《难经》："终始者，脉之纪也。寸口人迎，阴阳之气，通于朝使，如环无端，故曰始也；终者，三阴三阳之脉绝，绝则死，死各有形，故曰终也。"

官能六

雷公问于黄帝曰："针论曰得其人乃传，非其人勿言，何以知其可传？"

黄帝曰："各得其人，任之其能，故能明其事。"

雷公曰："愿闻官能柰何？"

黄帝曰："明目者，可使视色；聪耳者，可使听音；捷疾辞语者，可使传论；语徐而安静，手巧而心审谛者，可使行针艾，理血气而调诸逆顺，察阴阳而兼诸方；缓节柔筋，而心和调者，可使导引行气；疾毒言语，轻人者，可使唾痈咒病；爪苦手毒，为事善伤者，可使按积抑痹。手毒者，可使试按龟，置龟于器下，而按其上，五十日而死矣。手甘者，复生如故也。各得其能，方乃可行，其名乃彰。不得其人，其功不成，其师无名。故曰：'得其人乃言，非其人勿传'，此之谓也。"

灵枢悬解卷一终

卷二

刺　法

刺节正邪七

黄帝问于岐伯曰："余闻刺有五节奈何？"

岐伯曰："固有五节，一曰振埃，二曰发蒙，三曰去爪，四曰彻衣，五曰解惑。"

黄帝曰："夫子言五节，余未知其意。"

岐伯曰："振埃者，刺外经，去阳病也；发蒙者，刺腑腧，去腑病也；去爪者，刺关节肢络也；彻衣者，尽刺诸阳之奇腧也；解惑者，尽知调阴阳，补泻有余不足，相倾移也。"

义详下文。

黄帝曰："刺节言振埃，夫子乃言刺外经，去阳病，余不知其所谓也，愿卒闻之。"

岐伯曰："振埃者，阳气大逆，上满于胸中，愤䐜肩息，大气逆上，喘喝坐伏，病恶埃烟，噎不得息，请言振埃，尚疾于振埃。"

帝曰："善！取之何如？"

岐伯曰："取之天容。"

黄帝曰："其咳上气，躬屈[①]胸痛者，取之奈何？

① 国中按："躬屈"，原则作"穷诎"，属同声假借，故改之，有考见《校勘举例》。

岐伯曰："取之廉泉。"

黄帝曰："取之有数乎？"

岐伯曰："取天容者，无过一里，取廉泉者，血变而止。"

"愤䐜肩息"，胸满气阻，喘气肩摇也。"病恶埃烟"，恶见烟尘也。"噎不得息"，咽喉噎塞，不得布息也。"天容"，手太阳穴。"里"，针刺之数。

黄帝曰："善哉！刺节言发蒙，余不得其意。夫发蒙者，耳无所闻，目无所见，夫子乃言刺腑腧，去腑病，何腧使然？愿闻其故。"

岐伯曰："妙乎哉问也！此刺之大约，针之极也，神明之类也，口说书卷，犹不能及也，请言发蒙，尚疾于发蒙也。"

黄帝曰："善！愿卒闻之。"

岐伯曰："刺此者，必于日中，刺其听宫，中其眸子，声闻于耳，此其腧也。"

黄帝曰："善！何谓声闻于耳？"

岐伯曰："刺邪，以手坚按其两鼻窍而疾偃，其声必应于针也。"

夫发蒙者，耳无所闻，目无所见，是以发其蒙蔽，使之见闻也。乃言刺腑腧，去腑病，此何腑之腧使之聋瞶如此也？"听宫"，手太阳穴。"眸子"，当是足少阳之童子髎也〔"童"，与瞳通。〕邪气在经，刺之以手坚按其两鼻之窍而疾偃卧，气不下通而鼓动于针孔之内，静而听之，其声必应于针下也。

黄帝曰："善！此所谓弗见为之，而无目视，见而取之，神明相得者也。刺节言去爪，夫子乃言刺关节肢络，

愿卒闻之。”

岐伯曰：“腰脊者，身之大关节也；肢胫者，人之管以趋翔也；茎垂者，身中之机，阴精之候，津液之道也。故饮食不节，喜怒不时，津液内溢，乃下留于睾，血道不通，日大不休，俯仰不便，趋翔不能。此病荥[①]然有水，不上不下，铍石所取，形不可匿，常不得蔽，故命曰去爪。”

腰脊者，一身之大关节也。四肢膝胫者，人之管以趋翔也。“管”，主也。茎垂者，宗筋之聚，身中之机，〔“宗筋”，所以束骨而利机关。〕阴精输泄之候，津液流注之道也。故饮食不节，喜怒不时，伤其脾肝，疏泄失政，津液内溢，乃下流于睾丸。经络壅瘀，血道不通，睾丸日大不休，以致腰脊俯仰不便，肢胫趋翔不能。此病荥然内有积水，不上不下，停伫阴囊。铍石所取，形不可匿，常不得蔽，取之则去，易如去爪，故命曰去爪。

黄帝曰：“善！刺节言彻衣，夫子乃言尽刺诸阳之奇腧，未有常处也，愿卒闻之。”

岐伯曰：“是阳气有余而阴气不足，阴气不足则内热，阳气有余则外热，内外相抟，热如怀炭，外畏绵帛近，不可近身，又不可近席，腠理闭塞，则汗不出，舌焦唇槁，腊干嗌燥，饮食不让美恶。”

黄帝曰：“善！取之奈何？”

岐伯曰：“取之于其天府、大杼三痏，又刺中膂以去其

---

① 国中按：“荥”，原文误作“荣”，《太素》、《甲乙经》均作“荥”，故改之。又按：秦汉时期“荥、荣、营、荧、莹”均可通借，笔者以为此“荥”，当作“莹”为是。《太玄经》云：“性命莹矣”，又有《玄莹》一篇，范望注云：“莹，明也。”此病为阴囊肿大，日积水蓄，透明可视，故云日大不休，莹然有水。余亲见此症，当似经文所指。

热，补足手太阴以出其汗，热去汗稀，疾如彻衣。”〔“腊”，音昔。〕

“腊干”，胸干之讹。〔干肉曰腊，于义无当。〕“饮食不让美恶”，不识美恶也。“天府”，手太阴穴。“大杼、中膂”，足太阳也。

黄帝曰：“善！刺节言解惑，夫子乃言尽知调阴阳，补泻有余不足，相倾移也，惑何以解之？”

岐伯曰：“大风在身，血脉偏虚，虚者不足，实者有余，轻重不得，倾侧宛伏，不知东西，不知南北，乍上乍下，乍反乍覆，颠倒无常，甚于迷惑。”

黄帝曰：“善！取之奈何？”

岐伯曰：“泻其有余，补其不足，阴阳平复，用针若此，疾于解惑。”〔宛、菀同。〕

大风在身，闭其营卫，营卫郁遏，则血脉偏实，其风所未闭之经，则血脉偏虚。虚者不足，实乃有余，轻重不相得，是以倾侧宛伏，不知东西南北，自觉上下反覆，颠倒无常，此真甚于迷惑也。

黄帝曰：“余闻刺有五邪，何谓五邪？”

岐伯曰：“病有持痈者，有容大者，有狭小者，有热者，有寒者，是谓五邪。”

黄帝曰：“刺五邪奈何？”

岐伯曰：“凡刺五邪之方，不过五章，瘅热消灭，肿聚散亡，寒痹益温，小者益阳，大者必去，请道其方。”

凡刺痈邪，毋迎隆，易俗移性，不得脓，诡道更行，去其向，不安处所，乃散亡，诸阴阳过痈者，取之其腧泻之。

凡刺大邪，日以小，泄夺其有余，乃益虚，剽其通，

针其邪，肌肉亲视之，毋有反其真，刺诸阳分肉间。

凡刺小邪，日以大，补其不足，乃无害，视其所在，迎之界，远近尽至，其不得外，侵而行之，乃自费，刺分肉间。

凡刺热邪，越而苍，出游不归，乃无病，为开通，辟门户，使邪得出，病乃已。

凡刺寒邪，日以温，徐往徐来，致其神一，门户已闭，气不分，虚实得调，其气存也。

“持痈”，蓄积痈脓也。“容大”，宽容广大也。“狭小”，窄狭微小也。“热”，瘅热也。“寒”，寒痹也。“五章”，五条也。瘅热消灭，〔热。〕肿聚散亡，〔持痈。〕寒痹益温〔寒。〕小者益阳〔狭小。〕大者必去，〔容大。〕此刺五邪之五章也。

凡刺痈邪，毋迎其隆盛之势，若易俗移性，违其自然之宜，必不得脓，宜诡道更行，使肿聚去其向，而不安处所，乃能散亡，诸阴阳经络之有过而成痈者，取之其腧而泻之，此刺持痈之方也。

凡刺大邪，日以渐小，泻夺其有余，乃始益虚，剽其通达之路，〔“剽”，即刺也。〕以针其邪，肌肉亲视之，毋有反其真，刺诸阳分肉之间，此刺容大之方也。

凡刺小邪，日以渐大，补其不足，乃可无害，视其所在，而迎之于界，远近之气尽至，其不得外，侵而行之，乃自费，〔“侵”，当作浸，渐也。“费”，大也。〕宜刺分肉之间，此刺狭小之方也。

凡刺热邪，越而苍，〔“越”，渫越也。“苍”，当作沧，热气渫越，则变为沧凉。〕出游不归，乃无病，〔热气游散。〕为开通，辟门户，使邪得出，病乃已，此刺热邪之方也。

凡刺寒邪，日以温，〔日以渐温。〕徐往徐来，致其神，门户已闭，气不分，〔气不分散。〕虚实得调，其气存，此刺寒邪之方也。

黄帝曰："官针奈何？"

岐伯曰："刺痈者，用铍针；刺大者，用锋针；刺小者，用圆利针；刺热者，用镵针；刺寒者，用毫针也。请言解论，与天地相应，与四时相副，人参天地，故可为解。下有渐洳，上生苇蒲，此所以知形气之多少也。阴阳者，寒暑也，热则滋濡而在上，根荄少汁，人气在外，皮肤致，腠理闭，汗不出，血气强，肉坚涩。当是之时，善行水者，不能往冰；善穿地者，不能凿冻；善用针者，亦不能取四厥，血脉凝结，坚抟不往来者，亦未可即柔。故行水者，必待天温，冰释冻解，而水可行，地可穿也。人脉犹是也，治厥者，必先熨，调和其经，掌与腋，肘与脚，项与脊，以调之，火气已通，血脉乃行。然后视其病，脉淖泽者，刺而平之，坚紧者，破而散之，气下乃止。此所谓解结也。

"官针奈何"，于九针中当用何针也？"解论"，解结之论也。下有渐洳之水，则上生苇蒲，形气多少，必有外验，亦如是也。

用针之类，在于调气。气积于胃，以通营卫，各行其道。宗气留于海，其下者注于气街，其上者走于息道。故厥在于足，宗气不下，脉中之血，凝而留止，弗之火调，不能取之。用针者，必先察其经络之实虚，切而循之，按而弹之，视其应动者，乃后取而下之。六经调者，谓之不病，虽病，谓之自已也。一经上实下虚而不通者，此必有横络盛，加于大经，令之不通，视而泻之，此所谓解结也。

"宗气"，肺中之大气，一身诸气之宗也。

上寒下热，先刺其项太阳，久留之，已刺则熨项与肩胛，令热下合乃止，此所谓推而上之者也。上热下寒，视其虚脉而陷之于经络者取之，气下乃止，此所谓引而下之者也。大热遍身，狂而妄见、妄闻、妄言，视足阳明及大络取之，虚者补之，血而实者泻之，因其偃卧，居其头前，以两手四指夹按颈动脉，久持之，卷而切推，下至缺盆中，而复止如前，热去乃止，此所谓推而散之者也。”

“刺项太阳”，足太阳之天柱、大杼也。“令热下合乃止”，令上热与下相合也。“居其头前”，医居病者之头前也。“按颈动脉”，足阳明之人迎也。按之卷手而切推之，下至缺盆中，而复止如前，所以推其经热而使之下也，热去乃止而不推，此推而散之之法也。

黄帝曰：“有一脉生数十病者，或痛、或痈、或热、或寒、或痒、或痹、或不仁，变化无穷，其故何也？”

岐伯曰：“此皆邪气之所生也。”

黄帝曰：“余闻气者，有真气，有正气，有邪气，何谓真气？”

岐伯曰：“真气者，所受于天，与谷气并而充身者也。正气者，正风也，从一方来，非实风，又非虚风也。邪气者，虚风之贼伤人者也，其中人也深，不能自去。正风者，其中人也浅，合而自去，其气来柔弱，不能胜真气，故自去。虚邪之中人也，洒淅动形，起毫毛而发腠理。其入深，内抟于骨，则为骨痹；抟于筋，则为筋挛；抟于脉中，则为血闭不通，则为痈；抟于肉，与卫气相抟，阳胜者则为热，阴胜者则为寒，寒则正气去，去则虚，虚则寒；抟于皮肤之间，其气外发，腠理开，毫毛摇，气往来行，则为痒，留而不去，则为痹，卫气不行，则为不仁。

此答帝问痛、痈、寒、热、痒、痹、不仁之义。

虚邪偏客于身半，其入深，内居营卫，营卫稍衰，则真气去，邪气独留，发为偏枯。其邪气浅者，脉偏痛。虚邪之入于身也深，寒与热相抟，久留而内着，寒胜其热，则骨痛肉枯，热胜其寒，则烂肉腐肌为脓，内伤骨，内伤骨为骨蚀；有所结，中于筋，筋屈不伸，邪气居其间而不返，发为筋瘤。有所结，气归之，卫气留之，不得反，津液久留，合而为肠瘤，久者数岁乃成，以手按之柔；已有所结，气归之，津液留之，邪气中之，凝结日以益甚，连以聚居，为昔瘤，以手按之坚；有所结，深中骨，气因于骨，骨与气并，日以益大，则为骨疽；有所结，中于肉，宗气归之，邪留而不去，有热则化而为脓，无热则为肉疽。凡此数气者，其发无常处，而有常名也。”

黄帝曰：“善！请藏之灵兰之室，不敢妄出也。”

此推明黄帝未问之义。“昔瘤”，瘤成于夙昔，非旦暮所结者。“骨疽”，气郁于骨中而突起者。“肉疽”，气郁于肉中，无热无脓，坚硬而突起者。

逆顺八

黄帝问于伯高曰：“余闻气有逆顺，脉有盛衰，刺有大约，可得闻乎？”

伯高曰：“气之逆顺者，所以应天地阴阳四时五行也。脉之盛衰者，所以候血气之虚实有余不足也。刺之大约者，必明知病之可刺，与其未可刺，与其已不可刺也。”

黄帝曰："候之奈何？"

伯高曰："毋迎逢逢之气，毋击堂堂之阵。《刺法》曰：'毋刺熇熇之热，毋刺漉漉之汗，毋刺浑浑之脉，毋刺病与脉相逆者。'"

黄帝曰："候其可刺奈何？"

伯高曰："上工刺其未生者也，其次刺其未盛者也，其次刺其已衰者也。下工刺其方袭者也，与其形之盛者也，与其病之与脉相逆者也。故曰方其盛也，勿敢毁伤，刺其已衰，事必大昌。故曰'上工治未病，不治已病'，此之谓也。"〔"逢"，音蓬。"熇"，音嚣。"漉"，音鹿。〕

"逢逢"，盛也。"熇熇"，热旺也。"漉漉"，汗多也。"浑浑"，脉大也。"方袭"，邪方感袭也，言已非未生时矣。

行针九

黄帝问于岐伯曰："余闻九针于夫子，而行之于百姓，百姓之血气，各不同形，或神动而气先针行，或气与针相逢，或针已出气独行，或数刺乃知，或发针而气逆，或数刺病益剧。凡此六者，各不同形，愿闻其方。"

岐伯曰："重阳之人，其神易动，其气易往也。"

黄帝曰："何谓重阳之人？"

岐伯曰："重阳之人，熇熇高高，言语善疾，举足善高，心肺之脏气有余，阳气滑盛而扬，故神动而气先行。"

黄帝曰："重阳之人，而神不先行者何也？"

岐伯曰："此人颇有阴者也。"

黄帝曰："何以知颇有阴也？"

岐伯曰："多阳者多喜，多阴者多怒，数怒而易解，故曰颇有阴，其阴阳之离合难，故其神不能先行也。"

黄帝曰："其气与针相逢奈何？"

岐伯曰："阴阳和调而血气淖泽滑利，故针入而气出，疾而相逢也。"

黄帝曰："针已出而气独行者，何气使然？"

岐伯曰："其阴气多而阳气少，阴气沉而阳气浮者内藏，针已出，气乃随其后，故独行也。"

黄帝曰："数刺乃知，何气使然？"

岐伯曰："此人之多阴而少阳，其气沉而气往难，故数刺乃知也。"

黄帝曰："刺入而气逆者，何气使然？"

岐伯曰："其气逆与其数刺病益甚者，非阴阳之气浮沉之势也，此皆粗之所败，上之所失，其形气无过焉。"〔熇，音枵。〕

"熇熇高高"，气高而扬也。"数怒而易解"，数怒而易消也。易解是其阳多，数怒是其有阴，故曰颇有阴也。"粗之所败，上之所失"，粗工之所败，上工之所失也。

血络论十

黄帝曰："愿闻其奇邪而不在经者。"

岐伯曰："血络是也。"

黄帝曰："刺血络而仆者何也？血出而射者何也？血少黑而浊者何也？血出清而半为汁者何也？发针而肿者何也？

血出若多若少而面色苍苍者何也？发针而面色不变而烦闷者何也？多出血而不动摇者何也？愿闻其故。”

“血络”，邪中于络，气阻而血壅者也。

岐伯曰：“脉气盛而血虚者，刺之则脱气，脱气则仆；血气俱盛而阴气多者，其血滑，刺之则射；阳气蓄积，久留而不泻者，其血黑以浊，故不能射；新饮而液渗于络，而未合和于血也，故血出而汁别焉；其不新饮者，身中有水，久而为肿，阴气积于阳，其气因于络，刺之血未出而气先行，故肿；阴阳之气，其新相得而未合和，因而泻之，则阴阳俱脱，表里相离，故脱色而苍苍然；刺之血出多，色不变而烦闷者，刺络而虚经，虚经之属于阴者，阴脱，故烦闷；阴阳相得而合为痹者，此为内溢于经，外注于络，如是者，阴阳俱有余，虽多出血，而弗能虚也。”

脉之气盛而血虚者，刺之则脱其气，脱气则身仆；血气俱盛而阴气多者，阴气逼束，其血滑利，刺之则射，见窍而奔也；阳气蓄积，经血久留而不泻者，堙瘀腐败，其血黑以浊，胶而莫流，故不能射；新饮水而液渗于络，未经和合于血，故血出而清汁别焉；其不新饮者，身中宿有积水，久则流溢经络，而为肿胀，水中阴气积于阳分，其气因于络脉，已将作肿，刺之血未出而阴气先行，充塞络中，故发肿满，不俟日久而四溢也，阴阳之气，其新相得而未和合，彼此环抱不坚，因而泻之，则阴阳俱脱，无以荣华皮肤，故脱色而面苍苍然；刺之血出多，色不变而烦闷者，刺其络而虚其经，经为阴，虚其经之属于阴者，阴脱，故生烦闷；阴阳相合而为痹者，隧道堙阻，此为气血内溢于经，外注于络，如是者，阴阳俱有余，虽多出血，而弗能虚也，故不动摇。

黄帝曰："相之奈何？"

岐伯曰："血脉者，盛坚横以赤，上下无常处，小者如针，大者如箸，则而泻之，万全也，故无失数矣。失数而反，各如其度。"

黄帝曰："针入而肉着者何也？"

岐伯曰："热气因于针则针热，热则肉着于针，故坚焉。"

"失数而反，各如其度"，苟失其数则反其道，而各如其度也。

论勇十一

黄帝问于少俞曰："夫人之忍痛与不忍痛者，非勇怯之分也。夫勇士之不忍痛者，见难则前，见痛则止；夫怯士之忍痛者，闻难则恐，遇痛则动。夫勇士之忍痛者，见难不恐，遇痛不动；夫怯士之不忍痛者，见难与痛，面转目眄，恐不能言，失气惊悸，颜色变化，乍死乍生。余见其然也，不知其何由，愿闻其故。"

少俞曰："夫忍痛与不忍痛者，皮肤之薄厚，肌肉之坚脆缓急之分也，非勇怯之谓也。"

黄帝曰："愿闻勇怯之所由然。"

少俞曰："勇士者，目深以固，长衡直扬，三膲理横，其心端直，其肝大以坚，其胆满以旁，怒则气盛而胸张，肝举而胆横，眦裂而目扬，毛起而面苍，此勇士之由然者也。"

"长衡直扬"，《五变》则作"长冲直扬"，言其目突而眉直也。

黄帝曰："愿闻怯士之所由然。"

少俞曰："怯士者，目大而不减，阴阳相失，三膲理纵[①]，䯏骬短而小，肝系缓，其胆不满而纵，肠胃梃，胁下空，虽方大怒，气不能满其胸，肝肺虽举，气衰复下，故不能久怒，此怯士之所由然者也。"〔"䯏"，音揭。骬，音于。〕

"减"，与缄通，收也。"䯏骬"，蔽心骨也。"梃"，长也。〔松长不收。〕

黄帝曰："怯士之得酒，怒不避勇士者，何脏使然？"

少俞曰："酒者，水谷之精，熟谷之液也，其气慓悍，其入于胃中，则胃胀，气上逆，满于胸中，肝浮胆横，当是之时，故比于勇士，与勇士同类，不知避之，气衰则悔，名曰酒悖也。"

"悖"，乱也。

论痛十二

黄帝问于少俞曰："筋骨之强弱，肌肉之坚脆，皮肤之厚薄，腠理之疏密各不同，其于针石火焫之痛何如？肠胃之厚薄坚脆亦不等，其于毒药何如？愿尽闻之。"

少俞曰：人之骨强、筋弱、肉缓、皮肤厚者耐痛，其于针石之痛，火焫亦然。"

黄帝曰："其耐火焫者，何以知之？"

---

① 国中按："纵"，音松，义亦松也。后同。

少俞曰："加以黑色而美骨者耐火焫。"

黄帝曰："其不耐针石之痛者，何以知之？"

少俞曰："坚肉薄皮者，不耐针石之痛，于火焫亦然。"

黄帝曰："人之胜毒，何以知之？"

少俞曰："胃厚色黑大骨及肥者，皆胜毒，其瘦而薄胃者，皆不胜毒也。"

黄帝曰："人之病，或同时而伤，或易已，或难已，其故何如？"

少俞曰："同时而伤，其身多热者易已，多寒者难已。"

"其身多热者"，阳盛而气通，故易已；"多寒者"，阴盛而气滞，故难已。

五邪十三

邪在肺，则病皮肤痛，寒热，上气喘，汗出，咳动肩背。取之膺中外腧，背三节、五节之旁，以手疾按之快然，乃刺之，取之缺盆中以越之。

肺藏气而主皮毛，故邪在肺，则皮肤痛，寒热汗出，上气喘咳。"膺中外腧"，手太阴之云门、中府也；背三节之旁，肺腧也；五节之旁，心腧也，〔皆足太阳经穴。〕按之快然，即是其穴，乃刺之。"缺盆"，足阳明经穴，《经脉》："肺手太阴之脉，是动则病肺胀满膨膨而喘咳，缺盆中痛。"故取之缺盆中以越之。"越"，散也。

邪在肝，则两胁中痛，寒中，恶血在内，行善掣节，时脚肿。取之行间，以引胁下；补三里，以温胃中；取血

脉，以散恶血；取耳间青脉，以去其掣。

肝藏血而主筋，筋聚关节，脉行两胁，故两胁中痛，恶血在内，行善掣节。〔“掣”，牵也。〕脾主四肢，木刑土败，脾气不能下达，关节壅阻，故时脚肿。“寒中”者，土被木贼，则寒水侮土也。取之厥阴之行间，〔穴名。〕以引胁下之痛；补阳明之三里，以温胃中之寒；取血脉之结瘀，以散恶血；取耳间之青脉，以去其牵掣。足少阳之脉循耳间，厥阴与少阳为表里也。

邪在脾胃，则病肌肉痛。阳气有余，阴气不足，则热中善饥；阳气不足，阴气有余，则寒中肠鸣腹痛；阴阳俱有余，若俱不足，则有寒有热。皆调于三里。

脾胃同主肌肉，故邪在脾胃，则病肌肉痛。阳盛阴虚，则热中善饥；阳虚阴盛，则寒中肠鸣腹痛；阴阳俱盛，若俱虚，则有寒有热，阴盛则下寒，阴虚则下热，阳盛则上热，阳虚则下寒也。皆调于足阳明之三里，以均其寒热。

邪在肾，则病骨痛阴痹，阴痹者，按之而不得，腹胀腰痛，大便难，肩背颈项痛，时眩。取之涌泉、昆仑，视有血者，尽取之。

肾主骨，故邪在肾，则病骨痛。肾为阴，阴旺则凝涩不行，故病阴痹；〔阴分痹着。〕阴痹者，病在隐微，故按之而不得；水旺则土湿木陷，疏泄不行，故腹胀腰痛，大便难；少阴不升，则太阳不降，太阳行身之背，浊气上逆，故肩背颈项痛；寒水主藏，时眩者，寒水失藏而胆火升浮也。〔胆木化气相火。〕“涌泉”，足少阴穴。“昆仑”，足太阳穴。

邪在心，则病心痛，善悲，时眩仆。视有余不足，而调之其腧也。

"心痛"，水贼火也。心主喜，肺主悲，善悲，金侮火也。"时眩仆"，君火失根而升浮也。"调之其腧"，手厥阴心主之腧也。〔少阴无腧。〕

五乱十四

黄帝曰："经脉十二者，别为五行，分为四时，何失而乱？何得而治？"

岐伯曰："五行有序，四时有分，相顺则治，相逆则乱。"

黄帝曰："何谓相顺？"

岐伯曰："经脉十二者，以应十二月，十二月者，分为四时，四时者，春秋冬夏，其气各异，营卫相随，阴阳已和，清浊不相干，如是则顺而治。"

黄帝曰："何谓逆而乱？"

岐伯曰："清气在阴，浊气在阳，营气顺脉，卫气逆行，清浊相干，乱于胸中，是谓大闷。故气乱于心，则烦心密默[①]，俯首静伏；乱于肺，则俯仰喘喝，接手以呼；乱于肠胃，则为霍乱；乱于臂胫，则为四厥；乱于头，则为厥逆头重眩仆。"

"清气在阴"，陷而不升也。"浊气在阳"，逆而不降也。

---

① 国中按："默"，原文作"嘿"。嘿读 mò，音默。《左传·昭公十五年》"王虽弗遂，宴乐以早。"杜预注云："言今虽不遂服，犹当静嘿而便宴乐。"陆德明《经典释文》云："嘿，本或作默，同。"《玉篇·口部》云："嘿，与默同。"《素问·至正要大论》云："呕而密默"，张志聪注云："密默者，欲闭户牖而独居也。"

闷者，气乱而不清也。“接手以呼”，以手扪心也。“四厥”，四肢厥逆也。〔四肢寒冷，谓之厥逆。〕厥逆头重眩仆，浊气逆升而不降也。

黄帝曰：“五乱者，刺之有道乎？”

岐伯曰：“有道以来，有道以去，审知其道，是谓身宝。”

黄帝曰：“善！愿闻其道。”

岐伯曰：“气在于心者，取之手少阴、心主之腧；气在于肺者，取之手太阴荥、足少阴腧；气在于肠胃者，取之足太阴、阳明，不下者，取之三里；气在于头者，取之天柱，大杼，不知，取太阳荥腧；气在于臂足，取之先去血脉，后取其阳明、少阳之荥腧。”

黄帝曰：“补泻奈何？”

岐伯曰：“徐入徐出，谓之导气，补泻无形，谓之同精，是非有余不足也，乱气之相逆也。”

黄帝曰：“允乎哉道！明乎哉论！请著之玉板，命曰治乱也。”

“有道以来”，有由以来也。“有道以去”，有法以去也。手少阴之腧，神门也；心主之腧，大陵也；手太阴荥，鱼际也；足少阴腧，太溪也；足太阴、阳明，太阴之腧，太白也；阳明之腧，陷谷也；三里，足阳明穴也；天柱，大杼，足太阳穴也；太阳之荥，通谷也；太阳之腧，束骨也；手阳明之荥腧，二间、三间也；手少阳之荥腧，液门、中渚也；足阳明之荥腧，内庭、陷谷也；足少阳之荥腧，夹溪、临泣也。“徐入徐出，谓之导气”，导其乱气，使之复治也。“补泻无形，谓之同精”，同其精气之本原，未尝增损也。“精”，正气也。是非以其有余不足而用补泻也，为其乱气之相逆，调之使其顺而治耳。

五禁十五

黄帝问于岐伯曰："余闻刺有五禁，何谓五禁?"

岐伯曰："禁其不可刺也。"

黄帝曰："余闻刺有五夺。"

岐伯曰："毋泻其不可夺者也。"

黄帝曰："余闻刺有五过。"

岐伯曰："补泻毋过其度。"

黄帝曰："余闻刺有五逆。"

岐伯曰："病与脉相逆，故命曰五逆。"

黄帝曰："余闻刺有九宜。"

岐伯曰："明知九针之论，是谓九宜。"

义详下文。

黄帝曰："何谓五禁？愿闻其不可刺之时。"

岐伯曰："甲乙日自乘，毋刺头，毋发蒙于耳内；丙丁日自乘，毋振埃于肩喉廉泉；戊己日自乘，四季毋刺腹，去爪泻水；庚辛日自乘，毋刺关节与[①]股膝，壬癸日自乘，毋刺足胫，是谓五禁。

"自乘"者，日之乘时当令也。"发蒙"，发其蒙蔽也。"振埃"，振其尘埃也。

黄帝曰："何谓五夺?"

---

① 国中按"与"，原文作"于"，属同音假借，故改之。

岐伯曰："形肉已夺，是一夺也；大夺血之后，是二夺也；大汁出之后，是三夺也；大泄之后，是四夺也；新产及大血之后，是五夺也。此皆不可泻。"

五夺皆大虚症，故不可泻。

黄帝曰："何谓五逆？"

岐伯曰："热病脉静，汗已出，脉盛躁，是一逆也；病泄，脉洪大，是二逆也；着痹不移，䐃肉破，身热，脉偏绝，是三逆也；淫而夺形，身热，色夭然白，及后下血衃，血衃笃重，是谓四逆也；寒热夺形，脉坚搏，是谓五逆也。"

"着痹不移，䐃肉破"，气偏痹塞不移，身难反侧，臂肉磨伤也。"淫而夺形"，病气浸淫不已，渐至形脱也。

玉板十六

黄帝曰："余以小针为细物也，夫子乃言'上合之于天，下合之于地，中合之于人'，余以为过针之意矣，愿闻其故。"

岐伯曰："何物大于天乎！夫大于针者，唯五兵者焉，五兵者，死之备也，非生之具。且夫人者，天地之镇[①]也，其不可不参乎。夫治民者，亦唯针焉，夫针之与五兵，其孰小乎？"

宇宙之中，无大于天者，天之所以大者，生也。〔天地

① 国中按："镇"，重也。《国语·晋语》云："夫不忘恭敬，社稷之镇也。"韦昭注云："镇，重也。"即最重要的东西，故后文有"著之玉板，以为重宝。"

之大德曰生。〕小针虽细，而亦能生人，故与天并大。五兵虽大，但能杀人，不能生人，何以为大？且夫人者，天地之镇也，〔与天地并重。〕其不可不参焉，〔与天地参。〕佐天地以生人也。夫生人者，亦唯针耳，则针之与五兵，其孰大而孰小乎？

黄帝曰："病之生时，有喜怒不测，饮食不节，阴气不足，阳气有余，营气不行，乃发为痈疽，阴阳不通，两热相抟，乃化为脓，小针能取之乎？"

岐伯曰："圣人不能使化者为之，邪不可留也。故两军相当，旗帜相望，白刃陈于中野者，此非一日之谋也。能使其民令行禁止，士卒无白刃之难者，非一日之教也、须臾之得也。夫至使身被痈疽之病，脓血之聚者，不亦离道远乎！夫痈疽之生，脓血之成也，不从天下，不从地出，积微之所生也。故圣人自治于未有形也，愚者遭其已成也。"

圣人不能使天地自然之化，以人力而为之，然而邪之在身，则不可留也。痈疽脓血者，邪气伏留，积微成大之所生也。

黄帝曰："其已形，不予遭，脓已成，不予见，为之奈何？"

岐伯曰："脓已成，十死一生，故圣人弗使已成，而明为良方，著之竹帛，使能者踵而传之后世，无有终时者，为其不予遭也。"

黄帝曰："其已有脓血而后遭者，不导之以小针治乎？"

岐伯曰："以小治小者其功小，以大治大者多害，故其已成脓血者，其唯砭石铍锋之所取也。"

"砭石"，石针。"铍锋"，铍针也。

黄帝曰："多害者，其不可痊乎？"

岐伯曰："其在逆顺焉。"

黄帝曰："愿闻逆顺。"

岐伯曰："以为伤者，其白眼青，黑眼小，是一逆也；纳药而呕者，是二逆也；腹痛渴甚，是三逆也；肩项中不便，是四逆也；音嘶色脱，是五逆也。除此五者，为顺矣。"

多害者，痊与不痊，其在逆顺，顺则可痊，逆则不可痊也。"以为伤者"，害之成伤者也；"白眼青"，木侮金也；"黑眼小"，火侮水也；"内药而呕"，胃败而气逆也；"腹胀痛渴甚"，风木之贼土也；"肩项不便"，肺气逆冲也；"音嘶色脱"，肺肝俱败也。〔肺主音，肝主色。〕

黄帝曰："诸病皆有逆顺，可得闻乎？"

岐伯曰："腹胀，身热，脉大，是一逆也；腹鸣而满，四肢清，泄，其脉大，是二逆也；衄而不止，脉大，是三逆也；咳且溲血，脱形，其脉小劲，是四逆也；咳，脱形，身热，脉小以疾，是谓五逆也。如是者，不过十五日而死矣。"

"腹胀，身热，脉大"，里湿盛而表阳格也；"腹鸣而满，四肢清，泄而脉大"，肝脾郁陷而败泄也；"衄而不止，脉大"，肺胃阻逆而上脱也；"咳且溲血，脱形，其脉小劲"，中气亏败，肝陷而肺逆也；"咳而脱形，身热，脉小以疾"，脾败胃逆，肺胆不降也。

其腹大胀，四末清，脱形，泄甚，是一逆也；腹胀便血，其脉大，时绝，是二逆也；咳，溲血，形肉脱，脉搏，是三逆也；呕血，胸满引背，脉小而疾，是四逆也；咳呕腹胀，且飧泄，其脉绝，是五逆也。如是者，不及一时而死矣。工不察此者而刺之，是谓逆治。”

此之五逆，较上之五逆更剧，是死在顷刻之间者也。

黄帝曰：“夫子之言针甚骏，以配天地，上数天文，下度地纪，内别五脏，外次六腑，经脉二十八会，尽有周纪，能杀生人，不能起死者，子能反之乎？”

岐伯曰：“能杀生人，不能起死者也。”

黄帝曰：“余闻之，则为不仁，然愿闻其道，弗行于人。”

岐伯曰：“是明道也，其必然也，其如刀剑之可以杀人，如饮酒使人醉也，虽勿诊，犹可知矣。”

黄帝曰：“愿卒闻之。”

岐伯曰：“人之所以受气者，谷也。谷之所注者，胃也。胃者，水谷气血之海也。海之所行云气者，天下也。胃之所出气血者，经隧也。经隧者，五脏六腑之大络也，迎而夺之而已矣。”

黄帝曰：“上下有数乎？”

岐伯曰：“迎之五里，中道而止，五至而已，五往而脏之气尽矣，故五五二十五，而竭其腧矣。此所谓夺其天气者也，非能绝其命而倾其寿也。”

黄帝曰：“愿卒闻之。”

岐伯曰：“窥门而刺之者，死于家中；入门而刺之者，死于堂上。”

黄帝曰：“善乎方，明哉道，请著之玉板，以为重宝，传之后世，以为刺禁，令民勿敢犯也。”

“骏”，与峻同，高大也。“能杀生人，不能起死者也”，言不能反也。“迎而夺之”，夺其胃气也。“五里”，手阳明穴，此脏腑之大络，经隧之要害，迎之于此，而夺其气，则经隧之气，中道而止，不过五至而已，针五下而脏气绝，故五五二十五下，而竭其五脏之腧矣。此所谓夺其天气，使之夭年，非能立绝其命，而即倾其寿者也。“门”，气门，〔《生气通天论》：“气门乃闭”〕即孔穴也。“窥门而刺之者”，刺入浅也；“入门而刺之者”，刺入深也。“死于家中”，死之稍迟也；“死于堂上”，死之至速也。《本腧》：“阴尺动脉，在五里，五腧之禁也。”《素问·气穴论》：“大禁二十五，在天府下五寸”，即“此迎之五里”之义也。

师传十七

黄帝曰：“余闻先师有所心藏，弗著于方，余愿闻而藏之，则而行之，上以治民，下以治身，使百姓无病，上下和亲，德泽下流，子孙无忧，传于后世，无有终时，可得闻乎？”

岐伯曰：“远乎哉问也！夫治民与自治，治彼与治此，治小与治大，治国与治家，未有逆而能治之也，夫惟顺而已矣。顺者，非独阴阳脉，论气之逆顺也，百姓人民，皆欲顺其志也。”

黄帝曰：“顺之奈何？”

岐伯曰：“入国问俗，入家问讳，上堂问礼，临病人问所便。”

黄帝曰：“便病人奈何？”

岐伯曰：“夫中热消瘅则便寒，寒中之属则便热。胃中热则消谷，令人悬心善饥，脐以上皮热；肠中热则出黄如糜，脐以下皮热。胃中寒则腹胀，肠中寒则肠鸣飧泄。胃中寒，肠中热，则胀而且泄；胃中热，肠中寒，则疾饥，小腹痛胀。”

黄帝曰：“胃欲寒饮，肠欲热饮，两者相逆，便之奈何？且夫王公大人，血食之君，骄恣纵欲轻人，而毋能禁之，禁之则逆其志，顺之则加其病，便之奈何？治之何先？”

岐伯曰：“人之情，莫不恶死而乐生，告之以其败，语之以其善，导之以其所便，开之以其所苦，虽有无道之人，恶有不听者乎。”

黄帝曰：“治之奈何？”

岐伯曰：“春夏先治其标，后治其本；秋冬先治其本，后治其标。”

黄帝曰：“便其相逆者奈何？”

岐伯曰：“便此者，饮食衣服，亦欲适寒温。衣服者，寒无凄怆，暑无出汗；饮食者，热无灼灼，寒无沧沧。寒温中适，故气将持，乃不致邪僻也。”

“中热消瘅则便寒”，得寒而便也；“寒中之属则便热”，得热而便也。“肠中热则出黄如糜”，粪黄而胶黏也；“胃中寒，肠中热，则胀而且泄”，泄即出黄如糜也。春夏先治其标，后治其本，阳气发泄之时，多外热而内寒也；秋冬先治其本，后治其标，阳气收藏之时，多内热而外寒也。

外揣十八

黄帝曰："余闻《九针》九篇，余亲受其调，颇得其意。夫九针者，始于一而终于九，然未得其要道也。夫九针者，小之则无内，大之则无外，深不可为下，高不可为盖，恍惚无穷，流溢无极，余知其合于天道人事四时之变也，然余愿杂之毫毛，浑束为一可乎？"

"调"，调度也。"深不可为下"，无有下之者也。"高不可为盖"，无有盖之者也。"杂之毫毛，浑束为一"者，合之大小高深，而归于简要也。

岐伯曰："明乎哉问也！非独针道也，治国亦然。"

黄帝曰："余愿闻针道，非国事也。"

岐伯曰："夫治国者，夫惟道焉，非道何可小大、深浅、杂合而为一乎！"

黄帝曰："愿卒闻之。"

岐伯曰："日与月焉，水与镜焉，鼓与响焉。夫日月之明，不失其影；水镜之察，不失其形；鼓响之应，不失其声。动摇则应和，尽得其情。"

针法之要，不杂色脉，得其法者，如日月之明，不失其影；水镜之察，不失其形；鼓响之应，不失其声。凡有动摇，则应和之捷，纤毫不失，尽得其情也。

黄帝曰："窘乎哉！昭昭之明不可蔽，其不可蔽，不失阴阳也，合而察之，切而验之，见而得之，若清水明镜之不失其形也。五音不彰，五色不明，五脏波荡，若是则外内相袭，若鼓之应桴，响之应声，影之似形。故远者司外揣内，近者司内揣外，是谓阴阳之极，天地之盖。请藏之灵兰之室，弗敢使泄也。”

明不可蔽，以善察色脉，不失阴阳也。合而察之，切而验之，见而得之，直若清水明镜之不失其形也。设其五音不彰，五色不明，则五脏波荡，必生大病。若是则外内相袭，若鼓之应桴，响之应声，影之似形，无不符也。故远者司外以揣内，近者司内以揣外，是谓阴阳之极，天地之盖也。〔“盖”者，大于天地也。〕

禁服十九

雷公问于黄帝曰：“小子得受业，通于《九针》六十篇，旦暮勤服之，近者编绝，久者简垢，然尚讽诵弗置，未尽解于意矣。《外揣》言浑束为一，未知所谓也。夫大则无外，小则无内，大小无极，高下无度，束之奈何？士之才力，或有厚薄，智虑褊浅，不能博大深奥，自强于学若小子。小子恐其散于后世，绝于子孙，敢问约之奈何？”

《外揣》：“夫九针者，小之则无内，大之则无外，深不可为下，高不可为盖，恩杂之毫毛，浑束为一可乎？”“约之”，即浑束为一，令其简约也。

黄帝曰：“善乎哉问也！此先师之所禁，坐私传之也，割臂歃血之盟也，子若欲得之，何不斋乎！”

“先师”，僦贷季。〔帝曰先师之所禁，雷公曰旦暮勤服之，此《禁服》所由名也。〕

雷公再拜而起曰：“请闻命”。于是乃斋宿三日而请曰：

敢问今日正阳，小子愿以受盟。”

黄帝乃与俱入斋室，割臂歃血。黄帝亲祝曰：“今日正阳，歃血传方，有敢背此言者，反受其殃。”

雷公再拜曰：“小子受之。”

黄帝乃左握其手，右授之书曰：“慎之慎之，吾为子言之。”

凡刺之理，经脉为始，营其所行，制其度量，内次五脏，外别六腑，审察卫气，为百病母，调诸虚实，虚实乃止，泻其血络，血尽不殆矣。”

风者，百病之始，先伤卫气，乃生百病，故审察卫气，为百病母。调诸虚实之偏，虚实乃止，止者，不偏虚不偏实也。泻其血络，血尽邪除，故人不殆也。

雷公曰：“此皆小子之所以通，未知其所约也。”

黄帝曰：“夫约方者，犹约囊也。囊满而弗约，则输泄；方成弗约，则神与弗俱。”

雷公曰：“愿为下材者，弗满而约之。”

“下材”，下士之材也。

黄帝曰：“未满而知约之以为工，不可以为天下师。”

雷公曰：“愿闻为工。”

黄帝曰：“寸口主中，人迎主外，两者相应，俱往俱来，若引绳，大小齐等。春夏人迎微大，秋冬寸口微大，如是者，名曰平人。人迎大一倍于寸口，病在足少阳，一倍而躁，在手少阳；人迎二倍，病在足太阳，二倍而躁，在手太阳；人迎三倍，病在足阳明，三倍而躁，在手阳明。盛则为热，虚则为寒，紧则为痛痹，代则乍甚乍间。盛则泻之，虚则补之，紧痛则取之分肉，代则取血络且饮药。陷下则灸之，不盛不虚，以经取之，名曰经刺。人迎四倍，

且大且数，名曰溢阳，溢阳为外格，死不治。必审按其本末，察其寒热，以验其脏腑之病。

“溢阳”，阳气之满溢。溢阳为外格，阴盛于内，阳气绝根而格除于外也，故死不治。

寸口大一倍于人迎，病在足厥阴，一倍而躁，在手心主；寸口二倍，病在足少阴，二倍而躁，在手少阴；寸口三倍，病在足太阴，三倍而躁，在手太阴。盛则胀满寒中食不化，虚则热中出糜少气尿色变，紧则痛痹，代则乍痛乍止。盛则泻之，虚则补之，紧则先刺而后灸之，代则取血络而后调之。陷下则徒灸之，陷下者，脉血结于中，中有着血，血寒，故宜灸之，不盛不虚，以经取之。寸口四倍，且大且数，名曰溢阴，溢阴为内关，死不治。必审察其本末之寒温，以验其脏腑之病，通其营输，乃可传于大数。大数曰盛则使泻之，虚则徒补之，紧则灸刺且饮药，陷下则徒灸之，不盛不虚，以经取之。所谓经治者，饮药，亦曰灸刺。脉急则引，脉大以弱，则欲安静，用力无劳也。”

“溢阴为内关”，阳盛于内，阴气绝根而关闭于外也，故死不治。“以经取之”，以经常之法取之，谓之经治。“脉急则引”，以导引之法，通达而松缓之也。脉大以弱，则欲安静，用力无劳苦也。

灵枢悬解卷二终

卷三

经　络

经脉二十

雷公问于黄帝曰：“《禁服》之言，凡刺之理，经脉为始，营其所行，制其度量，内次五脏，外别六腑，愿尽闻其道。”

黄帝曰：“经脉者，所以能决死生，处百病，调虚实，不可不通。”

“凡刺之理，经脉为始，营其所行，〔营其所行之道路。〕制其度量，〔制其度量之长短。〕内次五脏，〔内次五脏之部。〕外别六腑”。〔外别六腑之分。〕六语，《禁服》之言。

肺，手太阴之脉，起于中焦，下络大肠，还循胃口，上膈，属肺，从肺系横出腋下，下循臑[①]内，行少阴心主之前，下肘中，循臂内上骨下廉[②]，入寸口，上鱼，循鱼际，出大指之端；其支者，从腕后直出次指内廉，出其端。

是动则病，肺胀满膨膨而喘咳，缺盆中痛，甚则交两手而瞀，此为臂厥。是主肺所生病者，咳，上气喘喝，烦

---

① 国中按：“臑”，读 nào，音闹。人的上肢。又，《说文》云：“臑，臂羊屎也。”《说文解字通论》云：“盖臂之羊屎穴为臑，引申之臂亦谓之臑。”

② 国中按：“廉”，读 lián，音帘。古人解为，“廉，侧隅也。”本书中有“上廉、下廉、前廉、后廉”者，均作“侧”解。

心，胸满，臑臂内前廉痛厥，掌中热。气有余则肩背痛，风寒汗出中风，小便数而欠，气虚则肩背痛寒，少气不足以息，尿色变。

为此诸病，盛则泻之，虚则补之，热则疾之，寒则留之，陷下则灸之，不盛不虚，以经取之。盛者，寸口大三倍于人迎，虚者，则寸口反小于人迎也。

手之三阴，自胸走手。肺，手太阴之脉，起于中膲，下络大肠，太阴阳明为表里也，还循胃口，上膈，属肺，从肺系横出腋下，中府之分也，下循臑内，〔臂内嫩肉曰臑。〕，行少阴厥阴二经之前，〔手三阴行于臂内，太阴在前。〕下肘中，循臂内上骨下廉，〔掌后高骨。〕入寸口而成尺寸，上鱼〔大指根肥肉曰鱼〕，循鱼际，〔穴名，即寸口脉。〕出大指之端，手太阴之少商也；其支者，从腕后直出次指内廉，出其端，而交于手阳明经。“人迎”，足阳明之动脉，在喉旁。

大肠，手阳明之脉，起于大指次指之端，循指上廉，出合谷两骨之间，上入两筋之中，循臂上廉，入肘外廉，上臑外前廉，上肩，出髃骨之前廉，上出于柱骨之会上，下入缺盆，络肺，下膈，属大肠；其支者，从缺盆上颈，贯颊，入下齿中，还出夹口，交人中，左之右，右之左，上夹鼻孔。

是动则病，齿痛，颈肿。是主津液所生病者，目黄，口干，鼽衄，喉痹，肩前臑痛，大指次指痛不用。气有余则当脉所过者热肿，虚则寒慄不复。

为此诸病，盛则泻之，虚则补之，热则疾之，寒则留之，陷下则灸之，不盛不虚，以经取之。盛者，人迎大三倍于寸口；虚者，人迎反小于寸口也。

手之三阳，自手走头。大肠，手阳明之脉，起于大指次指之端，〔大指之次指。〕手阳明之商阳也，循指上廉，出合谷〔穴名，在大指次指两岐，手阳明动脉。〕两骨之间，〔大指次指两岐骨间。〕上入两筋之中，循臂上廉，〔手三阳行于臂外，阳明在前。〕入肘外廉，[①]〔“髃骨”，肩上巨骨。〕，上出于柱骨之会上，〔“柱骨”，项后大柱骨，即督脉之大椎，六阳所会。〕下入缺盆，络肺，阳明太阴为表里也，下膈，属大肠；其支者，从缺盆上颈，贯颊，入下齿中，还出夹口，交人中，左之右，右之左，〔“之”，至也。〕上夹鼻孔，手阳明之迎香也，自迎香而交于足阳明经。“热则疾之，”疾出其针也。“寒则留之，”久留其针也。

胃，足阳明之脉，起于鼻之交頞[②]中，旁纳太阳之脉，下循鼻外，入上齿中，还出挟口环唇，下交承浆，却循颐后下廉，出大迎，循颊车，上耳前，过客主人，循髮际，至额颅；其支者，从大迎前下人迎，循喉咙，入缺盆，下膈，属胃，络脾；其直者，从缺盆下乳内廉，下夹脐，入气街中；其支者，起于胃口，下循腹里，下至气街中而合，以下髀关，抵伏兔，下膝膑中，下循胫外廉，下足跗，入中趾内间；其支者，下廉三寸而别，下入中趾外间；其支者，别跗上，入大趾间，出其端。

是动则病，洒洒振寒，善呻数欠，颜黑，病至则恶人与火，闻木音则惕然而惊，独闭户塞牖而处，甚则欲上高

---

① 国中按：此句之后，遗“上臑外前廉，上肩，出髃骨之前廉”一段，否则，后之小注“髃骨，肩上巨骨”当不知所云。

② 国中按：“頞”，读è，音饿。《说文》云：“頞，鼻茎也。”《类经》云：“頞，鼻梁，亦名下极，即山根也。”

而歌，弃衣而走，贲[①]响腹胀，是谓骭厥。是主血所生病者，狂疟温淫汗出，鼽衄，口歪唇胗，颈肿喉痹，大腹水肿，膝膑肿痛，循膺乳气街股伏兔骭外廉足跗上皆痛，中趾不用。气盛则身以前皆热，其有余于胃则消谷善饥，尿色黄，气不足则身以前皆寒慄，胃中寒则胀满。

为此诸病，盛则泻之，虚则补之，热则疾之，寒则留之，陷下则灸之，不盛不虚，以经取之。盛者，人迎大三倍于寸口；虚者，人迎反小于寸口也。

足之三阳，自头走足。胃，足阳明之脉，起于鼻之交頞中，〔“頞”，鼻茎，即山根。〕旁纳太阳之脉，〔足太阳脉起目内眦，足阳明脉由此下行。〕下循鼻外，足阳明之承泣也，。〔穴在目下。〕入上齿中，还出颊口环唇，下交承浆，〔任脉穴名。〕却循颐后下廉，出大迎，〔阳明穴名。〕循夹车，〔阳明穴名。〕上耳前，过客主人，〔足少阳穴名。〕，循髪际，至额颅；其支者，从大迎前下人迎，〔阳明穴名，喉旁动脉。〕循喉咙，入缺盆，〔阳明穴名。〕下膈，属胃，络脾，阳明与太阴为表里也；其直者，从缺盆下乳内廉，下夹脐，入气街中；〔阳明穴名，毛际两旁动脉。〕其支者，起于胃口，下循腹里，下至气街中而合，以下髀关，〔穴名。〕抵伏兔，〔穴名。〕下膝膑中，〔膝盖曰膑。〕下循胫外廉，〔胻骨曰胫。

---

① 国中按：“贲”，王冰解作“贲，谓气奔也。”视“贲、奔”，为通假字。后马莳、张志聪均同此解。杨上善《太素》云：“贲响，腹胀貌也。”又云：“谓阳气贲聚，虚满为腹胀也。”此说为近。

又按：“贲”，古与“鼖”通，均读 fén，音坟。《说文》云：“鼖，大鼓谓之鼖，鼖八尺而两面，以鼓军事。”古代军中所用之大鼓，用以召集士兵，鼓舞士气、冲锋杀敌。《周礼·地官·鼓人》云：“以鼖鼓鼓军事。”《文选·陆机〈演连珠〉》云：“贲鼓密而含响”，李善注云：“贲与鼖古字同。”笔者以为，“贲响”，当作“鼖响”，“贲响腹胀”，为倒装句，即“腹胀鼓响”。腹胀如鼓，敲击声如捶鼓。

足三阳行于腿外，阳明在前。〕下足跗，〔足背。〕入中趾内间，〔大趾之次趾。〕足阳明之厉兑也；其支者，下廉三寸而别，下入中趾外间；其支者，别跗上，入大趾间，出其端，而交于足太阴经。“恶人与火，闻木音惕然而惊，独闭户塞牖而处，上高而歌，弃衣而走”，义详《素问·脉解、阳明脉解》。“骭”，胫骨也，足阳明自膝膑而下胫外，故病骭厥。“中趾不用”，即大趾之次趾也。

脾，足太阴之脉，起于大趾之端，循趾内侧白肉际，过核骨后，上内踝前廉，上腨内，循胫骨后，交出厥阴之前，上膝股内前廉，入腹，属脾，络胃，上膈，夹咽，连舌本，散舌下；其支者，复从胃别上膈，注心中。

是动则病，舌本强，食则呕，胃脘痛，腹胀善噫，得后与气则快然如衰，身体皆重。是主脾所生病者，舌本痛，体不能动摇，食不下，烦心，心下急痛，溏，瘕泄，水闭，黄疸，不能卧，强立，股膝内肿厥，足大趾不用。

为此诸病，盛则泻之，虚则补之，热则疾之，寒则留之，陷下则灸之，不盛不虚，以经取之。盛者，寸口大三倍于人迎，虚者，寸口反小于人迎也。

足之三阴，自足走胸。脾，足太阴之脉，起于大趾之端，足太阴之隐白也，循趾内侧白肉际，过核骨后，〔大趾后圆骨。〕上内踝前廉，〔足三阴行于腿内，太阴在前。〕上腨内，〔腿肚。〕循胫骨后，交出厥阴之前，〔足太阴厥阴同起大趾，其于腨下，厥阴在太阴之前，厥阴自中都上行，方出太阴之后，太阴自漏谷上行，方出厥阴之前。〕上膝股内前廉，入腹，属脾，络胃，太阴与阳明为表里也，上膈，夹咽，连舌本，散舌下；其支者，复从胃别上膈，注心中，而交于手少阴经。“得后与气则快然如衰”，义见《素问·脉解》。

心，手少阴之脉，起于心中，出属心系，下膈，络小肠；其支者，从心系上夹咽，系目系；其直者，复从心系却上肺，下出腋下，下循臑内后廉，行太阴心主之后，下肘内，循臂内后廉，抵掌后锐骨之端，入掌内后廉，循小指之内，出其端。

是动则病，嗌干心痛，渴而欲饮，是为臂厥。是主心所生病者，目黄胁痛，臑臂内后廉痛厥，掌中热痛。

为此诸病，盛则泻之，虚则补之，热则疾之，寒则留之，陷下则灸之，不盛不虚，以经取之。盛者，寸口大再倍于人迎；虚者，寸口反小于人迎也。

心，手少阴之脉，起于心中，出属心系，下膈，络小肠，少阴与太阳为表里也；其支者，从心系上夹咽，系目系；其直者，复从心系却上肺，下出腋下，手少阴之极泉也，下循臑内后廉，〔少阴在后。〕行太阴心主二脉之后，下肘内，循臂内后廉，抵掌后锐骨之端，〔少阴神门，手外踝上动脉。〕入掌内后廉，循小指之内，出其端，手少阴之少冲也。

小肠，手太阳之脉，起于小指之端，循手外侧，上腕，出踝中，直上循臂骨下廉，出肘内侧两筋之间，上循臑外后廉，出肩解，绕肩胛，交肩上，入缺盆，络心，循咽，下膈，抵胃，属小肠；其支者，从缺盆循颈，上颊，至目锐眦，却入耳中；其支者，别颊，上䪼，抵鼻，至目内眦，斜络于颧。

是动则病，嗌痛颔肿，不可以顾，肩似拔，臑似折。是主液所生病者，耳聋目黄颊肿，颈颔肩臑肘臂外后廉痛。

为此诸病，盛则泻之，虚则补之，热则疾之，寒则留之，陷下则灸之，不盛不虚，以经取之。盛者，人迎大再倍于寸口；虚者，人迎反小于寸口也。

小肠，手太阳之脉，起于小指之端，手太阳之小[1]泽也，循手外侧，上腕，出踝中，直上循臂骨下廉，〔太阳在后。〕出肘内侧两筋之间，上循臑外后廉，出肩解，〔肩后骨缝。〕绕肩胛，〔肩膊。〕交肩上，会于督脉之大椎。入缺盆，络心，太阳与少阴为表里也，循咽，下膈，抵胃，属小肠；其支者，从缺盆循颈，上颊，至目锐眦，却入耳中，手太阳之听宫也；其支者，别颊，上䪼，抵鼻，至目内眦，而交于足太阳经，斜络于颧。

膀胱，足太阳之脉，起于目内眦，上额，交颠；其支者，从颠至耳上角；其直者，从颠入络脑，还出别下项，循肩膊内，夹脊，抵腰中，入循膂，络肾，属膀胱；其支者，从腰中下夹脊，贯臀，入腘中；其支者，从膊内左右别，下贯胛，夹脊内，过髀枢，循髀外，从后廉下合腘中，以下贯腨内，出外踝之后，循京骨，至小趾外侧。

是动则病，冲头痛，目似脱，项似拔，脊痛，腰似折，髀不可以曲，腘如结，腨如裂，是为踝厥。是主筋所生病者，痔疟狂癫疾，头囟项痛，目黄，泪出，鼽衄，项背腰尻腘腨脚皆痛，小趾不用。

为此诸病，盛则泻之，虚则补之，热则疾之，寒则留之，陷下则灸之，不盛不虚，以经取之。盛者，人迎大再倍于寸口；虚者，人迎反小于寸口也。〔囟，音信。〕

膀胱，足太阳之脉，起于目内眦，足太阳之睛明也，上额，交颠；其支者，从颠至耳上角；其直者，从颠入络脑，还出别下项，循肩膊内，夹脊，抵腰中，入循膂，〔脊

① 国中按："小"，原文作"少"，属同音假借字，故改之。

两旁肉。〕络肾，太阳与少阴为表里也，属膀胱；其支者，从腰中下夹脊，贯臀，〔尻旁大肉。〕入腘中；〔膝后曲处。〕其支者，从膊内左右别，下贯胛，〔此太阳经夹脊之外行。〕夹脊内，过髀枢，〔髀骨枢机。〕循髀外，从后廉下合腘中，〔太阳在后。〕。以下贯腨内，出外踝之后，循京骨，〔穴名。〕至小趾外侧，足太阳之至阴也。

肾，足少阴之脉，起于小趾之下，斜走足心，出于然谷之下，循内踝之后，别入跟中，以上腨内，出腘内廉，上股内后廉，贯脊，属肾，络膀胱；其直者，从肾上贯肝膈，入肺中，循喉咙，夹舌本；其支者，从肺出络心，注胸中。

是动则病，饥不欲食，面如漆柴，咳唾则有血，喝喝而喘，坐而欲起，目睆睆如无所见，心如悬，若饥状，气不足则善恐，心惕惕如人将捕之，是为骨厥。是主肾所生病者，口热舌干，咽肿上气，嗌干及痛，烦心心痛，黄疸肠澼，脊股内后廉痛，痿厥，嗜卧，足下热而痛。

为此诸病，盛则泻之，虚则补之，热则疾之，寒则留之，陷下则灸之，不盛不虚，以经取之。灸则强食生肉，缓带被髪，大杖重履而步。盛者，寸口大再倍于人迎；虚者，寸口反小于人迎也。

肾，足少阴之脉，起于小趾之下，斜走足心，足少阴之涌泉也。出于然谷之下，〔穴名。〕循内踝之后〔太溪，少阴动脉。〕别入跟中，〔脚跟。〕，以上腨内，出腘内廉，上股内后廉，〔少阴在后。〕贯脊，属肾，络膀胱，少阴与太阳为表里也；其直者，从肾上贯肝膈，入肺中，循喉咙，夹舌本；其支者，从肺出络心，注胸中，足少阴之腧府也。“陷下”，肾气虚也，虚故灸之。“灸则强食生肉”，令其难消；

“缓带被髮，大杖重履而步”，令其用力，所以使脾土困乏，不至刑伤肾水也。

心主，手厥阴心包络之脉，起于胸中，出属心包络，下膈，历络三膲；其支者，循胸，出胁，下腋三寸，上抵腋下，循臑内，行太阴少阴之间，入肘中，下臂，行两筋之间，入掌中，循中指，出其端；其支者，别掌中，循小指次指，出其端。

是动则病，手心热，臂肘挛急，腋肿，甚则胸胁支满，心中憺憺大动，面赤目黄，喜笑不休。是主脉所生病者，烦心心痛，掌中热。

为此诸病，盛则泻之，虚则补之，热则疾之，寒则留之，陷下则灸之，不盛不虚，以经取之。盛者，寸口大一倍于人迎；虚者，寸口反小于人迎也。

心主，手厥阴心包络之脉，起于胸中，出属心包络，下膈，历络三膲，〔三膲有上中下三部，故曰历络。〕厥阴与少阳为表里也；其支者，循胸，出胁，下腋三寸，手厥阴之天池也，上抵腋下，循膈内，行太阴少阴之间，〔厥阴在中。〕，入肘中，下臂，行两筋之间，入掌中，循小指次指，出其端，〔小指之次指。〕而交于手少阳经。

三膲，手少阳之脉，起于小指次指之端，上出两指之间，循手表腕，出臂外两骨之间，上贯肘，循臑外，上肩，而交出足少阳之后，入缺盆，布膻中，散络心包，下膈，循属三膲；其支者，从膻中上出缺盆，上项，系耳后，直上出耳上角，以屈下颊，至頔；其支者，从耳后入耳中，出走耳前，过客主人前，交颊，至目锐眦。

是动则病，耳聋混混沌沌，嗌肿喉痹。是主气所生病者，汗出，目锐眦痛，颊痛，耳后肩臑肘臂外皆痛，小指次指不用。

为此诸病，盛则泻之，虚则补之，热则疾之，寒则留之，陷下则灸之，不盛不虚，以经取之。盛者，人迎大一倍于寸口；虚者，人迎反小于寸口也。

三瞧，手少阳之脉，起于小指次指之端，〔小指之次指。〕手少阳之关冲也，上出两指之间，〔小指次指之间。〕循手表腕，出臂外两骨之间，上贯肘，〔少阳在中。〕循臑外，上肩，而交出足少阳之后，〔自天髎出足少阳后。〕入缺盆，布膻中，〔膻中者，心主之宫城也。〕散络心包，少阳与厥阴为表里也，下膈，循属三瞧；〔三瞧部大，循其部而属之。〕其支者，从膻中上出缺盆，上项，系耳后，直上出耳上角，以屈下颊，至𩑶；〔目下。〕其支者，从耳后入耳中，出走耳前，过客主人〔足少阳穴。〕前，交颊，至目锐眦，而交于足少阳经。

胆，足少阳之脉，起于目锐眦，上抵头角，下耳后，循颈，行手少阳之前，至肩上，却交出手少阳之后，入缺盆；其支者，从耳后入耳中，出走耳前，至目锐眦后；其支者，别锐眦，下大迎，合于手少阳，抵于𩑶，下加颊车，下颈，合缺盆，以下胸中，贯膈，络肝，属胆，循胁里，出气街，绕毛际，横入髀厌中；其直者，从缺盆下腋，循胸，过季胁，下合髀厌中，以下循髀阳，出膝外廉，下外辅骨之前，直下抵绝骨之端，下出外踝之前，循足跗上，入小趾次趾之间；其支者，别跗上，入大趾之间，循大趾岐骨内，出其端，还贯爪甲，出三毛。

是动则病，口苦，善太息，心胁痛，不能转侧，甚则面微有尘，体无膏泽，足外反热，是为阳厥。是主骨所生病者，头痛颔痛，目锐眦痛，缺盆中肿痛，腋下肿，马刀挟瘿，汗出振寒，疟，胸胁肋髀膝外至胫绝骨外踝前及诸节皆痛，小指次指不用。

为此诸病，盛则泻之，虚则补之，热则疾之，寒则留之，陷下则灸之，不盛不虚，以经取之。盛者，人迎大一倍于寸口；虚者，人迎反小于寸口也。

胆，足少阳之脉，起于目锐眦，足少阳之童子髎也，上抵头角，下耳后，循颈，行手少阳之前，至肩上，却交出手少阳之后，入缺盆；其支者，从耳后入耳中，出走耳前，至目锐眦后；其支者，别锐眦，下大迎，〔足阳明穴。〕合于手少阳，抵于䪼，下加颊车，〔足阳明穴。〕下颈，合缺盆，以下胸中，贯膈，络肝，少阳与厥阴为表里也，属胆，循胁里，〔足三阳自头走足，阳明行身之前，太阳行身之后，少阳行身之侧。〕出气街，〔足阳明穴。〕绕毛际，横入髀厌中；〔即髀枢。〕其直者，从缺盆下腋，循胸，过季胁，下合髀厌中，以下循髀阳，出膝外廉，下外辅骨之前，〔少阳在中。"外辅骨"，膝外高骨。〕直下抵绝骨之端，〔外踝上骨际。〕下出外踝之前，循足跗上，入小趾次趾之间，足少阳之窍阴也；其支者，别跗上，入大趾之间，循大趾岐骨内，出其端，还贯爪甲，出三毛，而交于足厥阴经。"马刀夹瘿，瘰疬肿硬"，如瘿瘤历络累生，旁夹胸胁，弯如马刀，少阳上逆之病也。经气壅塞，故生此症。

肝，足厥阴之脉，起于大趾丛毛之际，上循足跗上廉，去内踝一寸，上踝八寸，交出太阴之后，上腘内廉，循股阴，入毛中，过阴器，抵小腹，夹胃，属肝，络胆，上贯膈，布胁肋，循喉咙之后，上入颃颡，连目系，上出额，与督脉会于巅；其支者，从目系下颊里，环唇内；其支者，复从肝别贯膈，上注肺。

是动则病，腰痛不可以俯仰，丈夫㿗疝，妇人小腹肿，甚则嗌干，面尘脱色。是主肝所生病者，胸满，呕逆，飧泄，狐疝，遗尿，闭癃。

为此诸病，盛则泻之，虚则补之，热则疾之，寒则留之，陷下则灸之，不盛不虚，以经取之。盛者，寸口大一倍于人迎；虚者，寸口反小于人迎也。

肝，足厥阴之脉，起于大趾丛毛之际，〔“丛毛”，即三毛。〕足厥阴之大敦也，上循足跗上廉，去内踝一寸，上踝八寸，〔中都之上。〕交出太阴之后，〔厥阴在中。〕上腘内廉，循股阴，入毛中，过阴器，抵小腹，夹胃，属肝，络胆，厥阴与少阳为表里也，上贯膈，布胁肋，〔足三阴自足走胸，太阴行身之前，少阴行身之后，厥阴行身之侧。〕循喉咙之后，上入颃颡，连目系，上出额，与督脉会于颠；其支者，从目系下颊里，环唇内；其支者，复从肝别贯膈，上注肺，而交于手太阴经。

此十二经之一周也，是即营气所行之次。十二经孔穴，详见《素问·气穴、气府》诸篇。

经脉十二者，伏行分肉之间，深不可见，其可见者，手太阴过于外踝之上，无所隐故也。诸脉之浮而常见者，皆络脉也。经脉为里，支而横者为络，络之别者为孙。盛而血者疾诛之，盛者泻之，虚者饮药以补之。”

“手太阴过于外踝之上”，即寸口也。〔“经脉为里”至末，旧误在《脉度》〕

雷公曰：“何以知经脉之与络脉异也？”

黄帝曰：“经脉者，常不可见也，其虚实也，以气口知之，脉之见者，皆络脉也。诸络脉皆不能经大节之间，必行绝道而出入，复合于皮中，其会皆现于外。”

雷公曰："小子无以明其然也。"

黄帝曰："六经络，手阳明少阳之大络，起于五指间，上合肘中。饮酒者，卫气先行皮肤，先充络脉，络脉先盛，故卫气已平，营气乃满，而经脉大盛。脉之猝然动者，皆邪气居之，留于本末，不动则热，不坚则陷且空，不与众同，是以知其何脉之动也。故诸刺络脉者，必刺其结上甚血者。虽无结，急取之，以泻其邪而出其血，留之发为痹也。

"大节"，大关节也，经脉必由大节而行，络脉不能经大节之间，必行经脉之绝道而出入，〔"绝道"，经脉不行之处。〕周络一身，复合于皮肤之中，其所会合，皆现于外也。六经络脉，手阳明少阳之大络，起于五指间，上合于肘中。〔手阳明之络，名偏历，分络于大指食指，出合谷之次，别走太阴；手少阳之络，名外关，散络于中指名指小指，出阳池之次，别走厥阴，是起于五指间也，即手背之青筋外露也。二脉上行，总于肘中，厥阴经曲泽之次相合。〕饮酒者，酒气剽悍，直走卫气，卫气先行皮肤，先充络脉，络脉先盛。故卫气已平，〔盛极而平。〕然后内灌于经，营气乃满，而经脉大盛。凡脉之猝然动者，皆邪气居之，留于经络之本末，不动则热，不坚则陷且空，不与众同，是以知其何脉之动也。故诸刺络脉者，必刺其结上盛血者。虽无结，亦急取之，以泻其邪而出其血，留之则发为痹病也。

凡诊络脉，脉色青则寒且痛，赤则有热。胃中寒，手鱼之络多青矣；胃中有热，鱼际络赤。其暴黑者，留久痹也；其有赤、有黑、有青者，寒热气也；其青短者，少气也。凡刺寒热者，皆多血络，必间日而一取之，血尽而止，乃调其虚实。其小而短者，少气，甚者泻之则闷，闷甚则

仆，不得言，闷则急坐之也。”

“皆多血络”，皆多蓄血之络也。

雷公曰：“愿卒闻经脉之始生。”

黄帝曰：“人始生，先成精，精成而脑髓生，骨为干，脉为营，筋为刚，肉为墙，皮肤坚而毛髪长，谷入于胃，脉道乃通，血气乃行。”

人之初生，爰有祖气，祖气一分，精神皆化，而形质初兆，则先成其精，精者，官骸之始基也。肾藏精而主骨，脑髓者，肾精所结，故精成而脑髓生。脑髓生则骨立，骨为之干，脉为之营，筋为之刚，肉为之墙，皮肤以生，毛髪续长，形完胎落，谷入于胃，脉道乃通，血气乃行。此经脉所由生也。

经别二十一

黄帝问于岐伯曰：“余闻人之合于天道也，内有五脏，以应五音、五色、五味、五时、五位也，外有六腑，以应六律，六律建阴阳诸经，而合之十二月、十二辰、十二节、十二时、十二经水、十二经脉者，此五脏六腑之所以应天道。夫十二经脉者，人之所以生，病之所以成；人之所以治，病之所以起；学之所始，工之所止也；粗之所易，上之所难也。请问其离合出入奈何?”

岐伯稽首再拜曰：“明乎哉问也！此粗之所过，上之所息也，请卒言之。

“六律建阴阳诸经”，以六律建立阴阳十二经也。“上”，上工。“过”，忽而过之。“息”，谓止而究之也。

足太阳之正，别入于腘中，其一道下尻五寸，别入于肛，属于膀胱，散之肾，循膂，当心入散，直者从膂上出于项，复属于太阳，此为一经也。

此足太阳之经别入者。

足少阴之正，至腘中，别走太阳而合，上至肾，当十四椎，出属带脉，直者系舌本，复出于项，合于太阳，此为一合。成以诸阴之别，皆为正也。

足少阴与足太阳为表里，足少阴之正，至腘中而合太阳，此为一合也。诸阳经之正，成以诸阴之别道相合，皆为正脉，非支络也。

足少阳之正，绕髀，入毛际，合于厥阴，别者入季胁之间，循胸里，属胆，散之上肝，贯心，以上夹咽，出颐颔中，散于面，系目系，合少阳于外眦也。

此足少阳之经别入者。

足厥阴之正，别跗上，上至毛际，合于少阳，与别俱行，此为二合也。

足厥阴与足少阳为表里，足厥阴之正，至毛际而合少阳，此为二合也。

足阳明之正，上至髀，入于腹里，属胃，散之脾，上通于心，上循咽，出于口，上頞顑，还系目系，合于阳明也。

此足阳明之经别入者。

足太阴之正，上至髀，合于阳明，与别俱行，上结于咽，贯舌中，此为三合也。

足太阴与足阳明为表里，至髀上而合阳明，此为三合也。

手太阳之正，指地，别于肩解，入腋，走心，系小肠也。

此手太阳之经别入者。“指地”者，在外而内行也。

手少阴之正，别入于渊腋两筋之间，属于心，上走喉咙，出于面，合目内眦，此为四合也。

手少阴与手太阳为表里，至内眦而合太阳，此为四合也。“渊腋”，穴名。

手少阳之正，指天，别于巅，入缺盆，下走三焦，散于胸中也。

此手少阳之经别入者。“指天”，在内而外行也。

手心主之正，别下渊腋三寸，入胸中，别属三焦，出循喉咙，出耳后，合少阳完骨之下，此为五合也。

手心主与手少阳为表里，至完骨而合少阳，此为五合也。“完骨”，耳后骨。

手阳明之正，从手循膺乳，别于肩髃，入柱骨，下走大肠，属于肺，上循喉咙，出缺盆，合于阳明也。

此手阳明之经别入者。

手太阴之正，别入渊腋少阴之前，入走肺，散之大肠，上出缺盆，循喉咙，复合于阳明，此为六合也。

手太阴与手阳明为表里，至喉咙而合阳明，此为六合也。“渊腋”，足少阳穴。“少阴”，手少阴经。

手太阴之别，名曰列缺，起于腕上分间，并太阴之经，直入掌中，散入于鱼际。其病实则手锐掌热，虚则欠故，小便遗数，取之去腕半寸，别走阳明也。

“列缺”，穴名，在经渠后，手太阴自此别走于阳明。“并太阴之经”，太阴之正经也。手阳明起于手指，故实则手锐掌热。〔“锐掌”，掌之尽处。〕“欠故”，伸腰开口，以舒郁闷也。“取之去腕半寸，别走阳明之穴”，即列缺也。

手少阴之别，名曰通里，去腕一寸半，别而上行，循经入于心中，系舌本，属目系。其实则支膈，虚则不能言，取之掌后一寸，别走太阳也。

“通里”，穴名，在阴隙后，手少阴自此别走手太阳。“支膈”，膈上偏支作满，金被火刑，肺气不降也。“不能言”，心主言也。〔《难经》：“肺主声，入心为言。”〕“掌后一寸，别走太阳”，即通里也。

手心主之别，名曰内关，去腕二寸，出于两筋之间，循经以上，系于心，包络心系。实则心痛，虚则为头强，取之两筋间也。

“内关”，穴名，手心主自此别走手少阳。“取之两筋间”，即内关也。

手阳明之别，名曰偏历，去腕三寸，别入太阴，其别者，上循臂，乘肩髃，上曲颊，偏齿，其别者，入耳，合于宗脉。实则龋聋，虚则齿寒痹隔，取之所别也。

“偏历”，穴名，手阳明自此别走手太阴。“偏齿”，半边之齿也。“合于宗脉”，耳者，宗脉之所聚也。“龋”，齿病也。“痹隔”，经络痹塞不通也。“取之所别”，即偏历也。后仿此。

手太阳之别，名曰支正，上腕五寸，内注少阴，其别者，上走肘，络肩髃。实则节弛肘废，虚则生疣，小者如指痂疥，取之所别也。〔疣，音尤。〕

“支正”，穴名，手太阳自此别走手少阴。“疣”，赘瘤也。“小者如指痂疥”，如指上所生之疥粒也。

手少阳之别，名曰外关，去腕二寸，外绕臂，注胸中，合心主。病实则肘挛，虚则不收，取之所别也。

“外关”，穴名，手少阳自此别走手心主。

足阳明之别，名曰丰隆，去踝八寸，别走太阴，其别者，循胫骨外廉，上络头项，合诸经之气，下络喉嗌。其病气逆则喉痹瘁[①]喑，实则狂癫，虚则足不收，胫枯，取之所别也。

“丰隆”，穴名，足阳明自此别走足太阴。“瘁”，憔瘁也。

足太阳之别，名曰飞扬，去踝七寸，别走少阴。实则鼽窒，头背痛，虚则鼽衄，取之所别也。

“飞扬”，穴名，足太阳自此别走足少阴。

足少阳之别，名曰光明，去踝五寸，别走厥阴，下络足跗。实则厥，虚则痿躄，坐不能起，取之所别也。

“光明”，穴名，足少阳自此别走足厥阴。

足太阴之别，名曰公孙，去本节之后一寸，别走阳明，其别者，入络肠胃。厥气上逆则霍乱，实则肠中切痛，虚则鼓胀，取之所别也。

“公孙”，穴名，足太阴自此别走足阳明。

足少阴之别，名曰大钟，当踝后，绕跟，别走太阳，其别者，并经上走于心包下，外贯腰脊。其病气逆则烦闷，实则闭癃，虚则腰痛，取之所别也。

“大钟”，穴名，足少阴自此别走足太阳。

足厥阴之别，名曰蠡沟，去内踝五寸，别走少阳，其别者，循胫上睾，结于茎。其病气逆则睾肿卒疝，实则挺长，虚则暴痒，取之所别也。〔睾，音高。〕

---

① 国中按：“瘁”，明代马莳，清初张志聪，均视为是“猝”的误写，品味经义，当以“猝”为是。

“蠡沟”，穴名，足厥阴自此别走足少阳。“睾”，丸，阴囊也。

任脉之别，名曰尾翳，下鸠尾，散于腹。实则腹皮痛，虚则痒搔，取之所别也。

“尾翳”，穴名，任脉自此别走冲、督。“鸠尾”，蔽心骨，穴名。详尾翳，当是中庭别名，中庭在鸠尾之上，故曰下鸠尾，散于腹。旧注谓为会阴，非。

督脉之别，名曰长强，夹膂，上项，散头上，下当肩胛左右别走太阳，入贯膂。实则脊强，虚则头重，高摇之，夹脊之有过者，取之所别也。

“长强”，穴名，督脉自此别走任、冲。下当肩胛左右，又别走太阳。“高摇之”，头之高也。

脾之大络，名曰大包，出渊腋下三寸，布胸胁。实则身尽痛，虚则百节尽皆纵，此脉若罗络之血者，皆取之脾之大络脉也。

“大包”，穴名，脾为五脏之长，故另有大络罗列也。此脉所部，若有络血罗列可见者，皆取之大包。《素问·生机正脏论》:“胃之大络，名曰虚里”，脾胃皆有大络也。

凡此十五络者，实则必现，虚则必下。视之不见，求之上下，人经不同，络脉异所别也。〔自手太阴之别以下十六段，旧误在《经脉》〕

诸经之别，皆络脉也，共十五络。实则必现于外，虚则必下，不可见也。视之而不见，当求之上下之间，盖以人经虚实不同，络脉异于其所别走之处故也。

经筋二十二

足少阳之筋，起于小趾次趾，上结外踝，上循胫外廉，结于膝外廉；其支者，别走外辅骨，上走髀，前者结于伏兔之上，后者结于尻；其直者，上乘䏚季胁，上走腋前廉，系于膺乳，结于缺盆；直者，上出腋，贯缺盆，出太阳之前，循耳后，上额角，交巅上，下走颔，上结于頄；支者，结于目眦，为外维。

其病小趾次趾支转筋，引膝外转筋，不可屈伸，腘筋急，前引髀，后引尻，即上乘䏚季胁痛，上引缺盆膺乳颈，维筋急，从左之右，右目不开，上过右角，并跷脉而行，左络于右，故伤左角，右足不用，命曰维筋相交。

治在燔针劫刺，以知[①]为数，以痛为腧，名曰孟春痹也。

"伏兔"，膝上六寸股外高肉。"尻"，尾，尾骶骨。"䏚肋"，季胁尽处软肋骨。"頄"，颧颊间骨。"维筋"，维络头项胸膺之筋。少阳甲木从左右行，故右目不开，右足不用，以其维筋自左而右交也，故命曰维筋相交。"以知为数"，"知"，觉也。"以痛为腧"，痛者，是其腧穴也。"孟春痹"

① 国中按："知"指病愈。《金柜要略》"饮服三丸，日三服。不知，增至七八丸，以小便利，腹中温为知。"《方言》云："知，愈也。南楚病愈者谓之瘥，或谓之间，或谓之知，知，通语也。"钱绎《笺疏》云："凡人病甚，则错乱无知，既瘥，则明了快意，故愈谓之慧，知亦谓之慧。"又按："愈"，《说文》作"瘉"，可见"愈、瘉"音同可通借，实为古人之借字也。今简体均用作"愈"，即不标准，亦不规范，祖宗即为我们造出病瘉之"瘉"，何不用之？

者，足少阳应正月之气也，义见《阴阳系日月》中。

足太阳之筋，起于足小趾，上结于踝，斜上结于膝，其下循足外踝，结于踵，上循跟，结于腘；其别者，结于腨外，上腘中内廉，与腘中并，上结于臀，上夹脊，上项；其支者，别入结于舌本；其直者，结于枕骨，上头，下颜，结于鼻；其支者，为目上网，下结于頄；其支者，从腋后外廉结于肩髃；其支者，入腋下，上出缺盆，上结于完骨；其支者，出缺盆，斜上出于頄。

其病小趾支跟肿痛，腘挛，脊反折，项筋急，肩不举，腋支缺盆中纽痛，不可左右摇。

治在燔针劫刺，以知为数，以痛为腧，名曰仲春痹也。

"颜"，额上也。"完骨"，耳后骨。"小趾支跟肿痛"，痛连脚跟也。"腋支缺盆中纽痛"，纽折作痛，如物支拄也。"仲春痹"，足太阳应二月之气也。

足阳明之筋，起于中三趾，结于跗上，斜外上加于辅骨，上结于膝外廉，直上结于髀枢，上循胁，属脊；其直者，上循骭，结于膝；其支者，结于外辅骨，合少阳；其直者，上循伏兔，上结于髀，聚于阴器，上腹而布，至缺盆而结，上颈，上夹口，合于顺，下结于鼻，上合于太阳，太阳为目上网，阳明为目下网。其支者，从颊结于耳前。

其病足中趾支胫转筋，脚跳坚，伏兔转筋，髀前肿，㿉疝，腹筋急，引缺盆及颊，猝口僻，急者目不合，热则筋纵，目不开，颊筋有寒则急，引颊移口，有热则筋弛纵，缓不胜收，故僻。

治之以马膏，膏其急者，以白酒和桂，以涂其缓者，以桑钩钩之，即以生桑灰置之坎中，高下以坐等，以膏熨急颊，且饮美酒，啖美炙肉，不饮酒者，自强也，为之三

抚而已。

治在燔针劫刺，以知为数，以痛为腧，名曰季春痹也。

“骭”，胫骨也。“伏兔”，股外丰肉，足阳明经脉所行，故穴名伏兔。“聚于阴器”，阴阳总宗筋之会，会于气街，而阳明为之长也。〔《素问·痿论》语。〕“脚跳坚”，脚筋跳动而坚硬也。“桑钩钩之”，使口正而不僻也。“高下以坐等”，令坎中高下与人坐相等也。“三抚而已”，熨后抚摩病上，三次而愈也。“季春痹”，足阳明应三月之气也。

手阳明之筋，起于大指次指之端，结于腕，上循臂，上结于肘外，上臑，结于髃；其支者，绕肩胛，夹脊；直者，从肩髃上颈；其支者，上颊，结于𬦯；直者，上出手太阳之前，上左角，络头，下右颔。

其病当所过者支痛及转筋，肩不举，颈不可左右视。

治在燔针劫刺，以知为数，以痛为腧，名曰孟夏痹也。

“上左角，络头，下右颔”，左手之筋也。右手之筋，上右角，络头，下左颔。阳明之脉，左之右，右之左，筋亦如是。“孟夏痹”，手阳明应四月之气也。

手太阳之筋，起于小指之上，结于腕，上循臂内廉，结于肘内锐骨之后，弹之应小指之上，入结于腋下；其支者，后走腋后廉，上绕肩胛，循颈，出走太阳之前，结于耳后完骨；其支者，入耳中；直者，出耳上，下结于颔，上属目外眦。

其病小指支肘内锐骨后廉痛，循臂阴，入腋下，腋下痛，腋后廉痛，绕肩胛引颈而痛，应耳中鸣痛，引颔，目瞑，良久乃得视，颈筋急则为筋瘘颈肿，寒热在颈，其为肿者，复而锐之，本支者，上曲牙，循耳前，属目外眦，上颔，结于角，其痛当所过者支转筋。

治在燔针劫刺，以知为数，以痛为腧，名曰仲夏痹也。

“弹之应小指之上”，弹之痠麻，应于小指之上也。“颈筋急”，则为筋瘘颈肿，瘰疬病也。“复而锐之”，复刺而用锐针，即小针也。“仲夏痹”，手太阳应五月之气也。

手少阳之筋，起于小指次指之端，结于腕，上循臂，结于肘，上绕臑外廉，上肩，走颈，合手太阳；其支者，当曲颊，入系舌本；其支者，上曲牙，循耳前，属目外眦，上乘颔，结于角。

其病当所过者即支转筋，舌卷。

治在燔针劫刺，以知为数，以痛为腧，名曰季夏痹也。

“季夏痹”，手少阳应六月之气也。

足太阴之筋，起于大趾之端内侧，上结于内踝；其直者，络于膝内辅骨，上循阴股，结于髀，聚于阴器，上腹，结于脐，循腹里，结于肋，散于胸中；其内者，着于脊。

其病足大趾支内踝痛，转筋痛，膝内辅骨痛，阴股引髀而痛，阴器纽痛，上引脐，两胁痛，引膺中脊内痛。

治在燔针劫刺，以知为数，以痛为腧，名曰孟秋痹也。

“孟秋痹”，足太阴应七月之气也。

足少阴之筋，起于小趾之下，并足太阴之筋，斜走内踝之下，结于踵，与太阳之筋合而上，结于内辅之下，并太阴之筋而上循阴股，结于阴器，循脊内，夹膂，上至项，结于枕骨，与足太阳之筋合。

其病足下转筋，及所过而结者皆痛及转筋，病在此者，主痫瘛及痉，在外者不能俯，在内者不能仰，故阳病者，腰反折，不能俯，阴病者，不能仰。

治在燔针劫刺，以知为数，以痛为腧，在内者，熨引饮药，此筋折纽，纽发数甚者，死不治，名曰仲秋痹也。

“痫”，惊也。“瘛”，筋急而抽引也。“痉”，筋短而身劲也。筋脉短急，其在外者，即不能俯；〔“外”，身后也。〕其在内者，即不能仰，故太阳病者，腰反折，不能俯，其经行身之后也；少阴病者，身伛偻，不能仰，其经行身之前也。〔少阴自前而行于后。〕“此筋折纽”，折其枢纽也。“纽发数甚”，折纽数发而数甚也。“仲秋痹”，足少阴应八月之气也。

足厥阴之筋，起于大趾之上，上结于内踝之前，上循胫，上结内辅之下，上循阴股，结于阴器，络诸筋。

其病足大趾支内踝之前痛，内辅痛，阴股痛，转筋，阴器不用，伤于内则不起，伤于寒则阴缩入，伤于热则纵挺不收。

治在行水清阴气，其病转筋者，治在燔针劫刺，以知为数，以痛为腧，名曰季秋痹也。

“结于阴器”，肝主筋，前阴者，宗筋之所聚也。“络诸筋”，前阴皆联络于诸筋也。“伤于内则不起”，纵欲伤精，则阴痿也。“伤于寒则阴缩入”，寒则筋急也。“伤于热则纵挺不收”，热则筋松也。“治在行水清阴气”，热则补肾水，以清阴分之热也。“季秋痹”，足厥阴应九月之气也。

手厥阴之筋，起于中指，与太阴之筋并行，结于肘内廉，上臂阴，结腋下，下散前后，夹胁；其支者，入腋，散胸中，结于胁。

其病当所过者支转筋，前及胸痛，息贲。

治在燔针劫刺，以知为数，以痛为腧，名曰孟冬痹也。

“息贲”，喘息贲逆。“孟冬痹”，手厥阴应十月之气也。

手少阴之筋，起于小指之内侧，结于锐骨，上结肘内廉，上入腋，交太阴，夹乳里，结于胸中，循胸下系于脐。

其病内急，心承伏梁，下为肘网，当所过者支转筋，筋痛。

治在燔针劫刺，以知为数，以痛为腧，其成伏梁，唾脓血者，死不治，名曰仲冬痹也。

“锐骨”，掌后锐骨。“肘网”，肘如网罗牵引。“仲冬痹”，手少阴应十一月之气也。

手太阴之筋，起于大指之上，循指上行，结于鱼后，行寸口外侧，上循臂，结肘中，上臑内廉，入腋下，出缺盆，结肩前髃，上结缺盆，下结胸里，散贯贲，合贲下，抵季胁。

其病当所过者支转筋，痛甚成息贲，胁急，吐血。

治在燔针劫刺，以知为数，以痛为腧，名曰季冬痹也。

“贲”，贲门。《难经》：“胃为贲门。”〔胃之上口。〕“季冬痹”，手太阴应十二月之气也。

经筋之病，寒则反折筋急，热则筋弛纵不收，阴痿不用。阳急则反折，阴急则俯不伸。焠刺者，刺寒急也，热则筋弛不收，毋用燔针。足之阳明，手之太阳，筋急则口目为僻，眦急不能猝视，治皆如右方也。

“焠针”，即燔针，以火烧其针也。燔针治寒而筋急者，热而筋纵者，不可用也。

经水二十三

黄帝问于岐伯曰：“经脉十二者，外合于十二经水，而内属于五脏六腑。夫十二经水者，其有大小、深浅、广狭、远近各不同，五脏六腑之高下大小，受谷之多少亦不等，相应奈何？夫经水者，受水而行之；五脏者，合神气魂魄而藏之；六腑者，受谷而行之，受气而扬之；经脉者，受血而营之。合而以治奈何？刺之深浅，灸之壮数，可得闻乎？”

义详下文。

岐伯答曰：“善哉问也！天至高，不可度，地至广，不可量，此之谓也。且夫人生于天地之间，六合之内，此天之高、地之广也，非人力之所度量而至也。若夫八尺之士，皮肉在此，外可度量切循而得之，其死可解剖而视之。其脏之坚脆，腑之大小，谷之多少，脉之长短，血之清浊，气之多少，十二经之多血少气，与其少血多气，与其皆多血气，与其皆少血气，皆有大数。其治以针艾，各调其经气，固其常有合乎。”

黄帝曰：“余闻之，快于耳，不解于心，愿卒闻之。”

岐伯答曰：“此人之所以参天地而应阴阳也，不可不察。”

人之十二经脉，合于十二经水，其理玄远，天之至高不可度，地之至广不可量，何由而知天地与人相合也？且夫人生于天地之间，六合之内，渺焉中处，而天地之高广，亦非人力之所度量而至也。若夫人，则无不可度量而知，外可切循，内可解剖，其脏腑之形象，气血之多少，皆有大数。即其小者，以测大者，则经脉之与经水，固其常有合也。

足太阳外合于清水，内属于膀胱，而通水道焉；足少阳外合于渭水，内属于胆；足阳明外合于海水，内属于胃；足太阴外合于湖水，内属于脾；足少阴外合于汝水，内属于肾；足厥阴外合于渑水，内属于肝；手太阳外合于淮水，内属于小肠，而水道出焉；手少阳外合于漯水，内属于三膲；手阳明外合于江水，内属于大肠；手太阴外合于河水，内属于肺；手少阴外合于济水，内属于心；手心主外合于漳水，内属于心包。

手足太阳，皆主水道，足太阳以寒水主令，手太阳以丙火而化寒水也。

凡此五脏六腑十二经水者，外有源泉而内有所禀，此皆内外相贯，如环无端，人经亦然。故天为阳，地为阴，腰以上为天，腰以下为地。故海以北者，为阴；湖以北者，为阴中之阴；漳以南者，为阳；河以北至漳者，为阳中之阴；漯以南至江者，为阳中之太阳。此一隅之阴阳也，所以人与天地相参也。”

经脉之阴阳配于经水之阴阳，故人与天地相参。

黄帝曰：“夫经水之应经脉也，其远近浅深，水血之多少各不同，合而以刺之奈何？”

岐伯答曰：“足阳明，五脏六腑之海也，其脉大血多，气盛热壮，刺此者不深弗散，不留不泻也。足阳明刺深六分，留十呼；足太阳深五分，留七呼，足少阳深四分，留五呼；足太阴深三分，留四呼；足少阴深二分，留三呼；足厥阴深一分，留二呼。手之阴阳，其受气之道近，其气之来疾，其刺深者皆无过二分，其留皆无过一呼，其少长、大小、肥瘦，以意料①之，命曰法天之常。灸之亦然。灸而过此者，得恶火，则骨枯脉涩，刺而过此者，则脱气。”

---

① 国中按：“料”，原文作“科”，当是传抄误写。又按：“以意料之，”宋明诸本均作“以心撩之。”“撩”是“料”的假借字，故改为“料”。

此言刺法深浅之度，留针迟速之候。

黄帝曰：“夫经脉之小大，血之多少，肤之薄厚，肉之坚脆，及膕[①]之小大，可为量度乎？”

岐伯答曰：“其可为度量者，取其中度也，不甚脱肉，而血气不衰也。若夫度之人消瘦而形肉脱者，恶可以度量刺乎？审、切、循、扪、按，视其寒温盛衰而调之，是谓因适而为之真也。”

可为度量者，取其人之中度也，此不甚脱肉，而血气不衰者也。若夫所度之人，消瘦而形肉脱者，则不可以度量刺，宜审、切、循、扪、按，视其寒温盛衰而调之，是谓因其所适而为之真也。”〔“真”，切当也〕。

阴阳清浊二十四

黄帝曰：“余闻十二经脉以应十二经水者，其五色各异，清浊不同，人之血气若一，应之奈何？”

岐伯曰：“人之血气，苟能若一，则天下为一矣，恶有乱者乎？”

黄帝曰：“余问一人，非问天下之众。”

岐伯曰：“夫一人者，亦有乱气，天下之众，亦有乱人，其合为一耳。”

黄帝曰：“愿闻人气之清浊。”

岐伯曰：“受谷者浊，受气者清。清者注阴，浊者注

---

① 国中按：“膕”，原书误作“腘”，故改之。又按：“为之真也”，“真”当是“正”之避讳字，经文当作“为之正也。”

阳。浊而清者，上出于咽；清而浊者，则下行。清浊相干，命曰乱气。”

“干”，犯也。

黄帝曰：“夫阴清而阳浊，浊者有清，清者有浊，清浊别之奈何?”

岐伯曰：“气之大别，清者上注于肺，浊者下走于胃。胃之清气，上出于口；肺之浊气，下注于经，内积于海。”

“胃之清气，上出于口”，所谓浊而清者，上出于咽也。“肺之浊气，下注于经，内积于海”，所谓清而浊者，则下行也。“海”，胃也。

黄帝曰：“诸阳皆浊，何阳独甚乎?”

岐伯曰：“手太阳独受阳之浊，手太阴独受阴之清。其清者上走孔窍，其浊者下行诸经。诸阴皆清，足太阴独受其浊。”

“孔窍”，上膲诸官窍也。

黄帝曰：“治之奈何?”

岐伯曰：“清者其气滑，浊者其气涩，此气之常也。故刺阴者，深而留之；刺阳者，浅而疾之；清浊相干者，以数调之也。”

“数”，法也。

灵枢悬解卷之三终

卷四

经　络

本腧二十五

黄帝问于岐伯曰：“凡刺之道，必通十二经络之所终始，络脉之所别处，五腧之所留，六腑之所与合，四时之所出入，五脏之所流处，阔狭之度，浅深之状，高下所至，愿闻其解。”

岐伯曰：“请言其次也。”

“十二经络之所终始”，十二经之起止也。“络脉之所别处”，经别之十五络脉也。“五腧之所留”，井、荥、腧、经、合五穴之所在也。“六腑之所与合”，六腑与五脏表里相配合也。“四时之所出入”，四时阴阳之出入也。“五脏之所流处”，五脏之荥穴，经气之所流也。〔所流为荥。〕“阔狭之度”，言其远近。“浅深之状”，言其浮沉。“高下所至”，言其上下也。

肺出于少商，少商者，手大指端内侧也，为井木；流于鱼际，鱼际者，手鱼也，为荥；注于太渊，太渊，鱼后一寸，陷者中也，为腧；行于经渠，经渠，寸口中也，动而不居，为经；入于尺泽，尺泽，肘中之动脉也，为合。手太阴经也。〔“荥”，音营。〕

此手太阴肺经之五腧。“手鱼”，手大指根丰肉，其形如鱼。“际”，边也。“动而不居”，不止也。

心出于中冲，中冲，手中指之端也，为井木；流于劳宫，劳宫，掌中中指本节之内间也，为荥；注于大陵，大陵，掌后两骨之间，方下者也，为腧；行于间使，间使之道，两筋之间，三寸之中也，有过则至，无过则止，为经；入于曲泽，曲泽，肘内廉下，陷者之中也，屈而得之，为合。手少阴经也。

此手少阴心经之五腧。五腧皆手厥阴之穴，《逆顺肥瘦》[①]："手少阴之脉独无腧，诸邪之在于心者，皆在于心之包络"是也。

肝出于大敦，大敦者，足大趾之端，及三毛之中也，为井木；流于行间，行间，足大趾间也，为荥；注于太冲，太冲，行间上二寸，陷者之中也，为腧；行于中封，中封，内踝之前一寸，半陷者之中，使逆则郁，使和则通，摇足而得之，为经；入于曲泉，曲泉，辅骨之下大筋之上也，屈膝而得之，为合。足厥阴经也。

此足厥阴肝经之五腧。"使"，使道也。〔《素问·十二脏相使》："使道闭塞而不通。"〕"使逆则郁"，使道逆则郁塞，肝木下陷，则经脉阻闭也。

脾出于隐白，隐白者，足大趾之端内侧也，为井木；流于大都，大都，本节之后，下陷者之中也，为荥；注于太白，太白，腕骨之下也，为腧；行于商丘，商丘，内踝之下，陷者之中也，为经；入于阴之陵泉，阴之陵泉，辅骨之下，陷者之中也，伸而得之，为合。足太阴经也。

此足太阴脾经之五腧。

---

① 国中按：此段引文出自《灵枢·邪客》，云《逆顺肥瘦》者，乃黄氏自编入此篇者。

肾出于涌泉，涌泉者，足心也，为井木；流于然谷，然谷，然骨之下者也，为荥；注于太溪，太溪，内踝之后，跟骨之上，陷者中也，为腧；行于复留，复留，上内踝二寸，动而不休，为经；入于阴谷，阴谷，辅骨之后，大筋之下，小筋之上也，按之应手，屈膝而得之，为合。足少阴经也。

此足少阴肾经之五腧。

膀胱出于至阴，至阴者，足小趾之端也，为井金；流于通谷，通谷，本节之前，外侧也，为荥；注于束骨，束骨，本节之后，陷者中也，为腧；过于京骨，京骨，足外侧大骨之下也，为原；行于昆仑，昆仑，外踝之后，跟骨之上也，为经；入于委中，委中，腘中央也，为合，委而取之。足太阳经也。

此足太阳膀胱经之六腧。

胆出于窍阴，窍阴者，足小趾次趾之端也，为井金；流于夹溪，夹溪，足小趾次趾之间也，为荥；注于临泣，临泣，上行一寸半，陷者中也，为腧；过于丘墟，丘墟，外踝之前，下陷者中也，为原；行于阳辅，阳辅，外踝之上辅骨之前，及绝骨之端也，为经；入于阳之陵泉，阳之陵泉，膝外陷者中也，为合，伸而得之。足少阳经也。

此足少阳胆经之六腧。

胃出于厉兑，厉兑者，足大趾次趾之端也，为井金；流于内庭，内庭，次趾外间也，为荥；注于陷谷，陷谷，上中趾内间，上行二寸，陷者中也，为腧；过于冲阳，冲阳，足跗上五寸，陷者中也，为原，摇足而得之；行于解溪，解溪，上冲阳一寸半，陷者中也，为经；入于下陵，下陵，膝下三寸，胻骨外三里也，为合；复下三里三寸，为巨虚上廉，复下上廉三寸，为巨虚下廉，大肠属上，小肠属下，足阳明胃脉也。大肠小肠皆属于胃，足阳明经也。

此足阳明胃经之六腧。“大肠属上”，巨虚上廉也；“小肠属下”，巨虚下廉也。此总是足阳明胃脉，以胃为六腑之长，故大肠小肠皆属于胃。

大肠者，上合手阳明，出于商阳，商阳，大指次指之端也，为井金；流于本节之前，二间，为荥；注于本节之后，三间，为腧；过于合谷，合谷，在大指歧骨之间，为原；行于阳溪，阳溪，在两筋间，陷者中也，为经；入于曲池，曲池，在肘外辅骨，陷者中也，为合，屈臂而得之。手阳明经也。

此手阳明大肠经之六腧。

小肠者，上合手太阳，出于小泽，小泽，小指之端也，为井金；流于前谷，前谷，在手外廉，本节前，陷者中也，为荥；注于后溪，后溪，在手外侧，本节之后也，为腧；过于腕骨，腕骨，在手外侧，腕骨之前也，为原；行于阳谷，阳谷，在锐骨之下，陷者中也，为经；入于小海，小海，在肘内大骨之外，去端半寸，陷者中也，为合，伸臂而得之。手太阳经也。

此手太阳小肠经之六腧。

三膲者，上合于手少阳，出于关冲，关冲，手小指次指之端也，为井金；流于腋门，腋门，小指次指之间也，为荥；注于中渚，中渚，本节之后，陷者中也，为腧；过于阳池，阳池，在腕上，陷者之中也，为原；行于支沟，支沟，上腕上三寸，两骨之间，陷者中也，为经；入于天井，天井，在肘外大骨之上，陷者中也，为合，屈肘乃得之。三膲下腧，在于足太阳之前，少阳之后，出于腘中外

廉，名曰委阳，是太阳络也，手少阳经也。

此手少阳三膲经之六腧。“委阳”，足太阳穴。

是谓五脏六腑之腧，五五二十五腧，六六三十六腧也。六腑皆出足之三阳，上合于手者也。

脏腑之脉，虽分手足，其实本是同经，以六阴之经，升于足而降于手，六阳之经，升于手而降于足。故六腑之经，皆出足之三阳，而上合于手，手之三阳，即足三阳之上半也。五脏五腧，井木、荥火、腧土、经金、合水；六腑六腧，井金、荥水、腧木、经火、合土。义详《六十四难》，六腑多一原穴，当与腧穴俱属木也。

三膲者，足太阳少阴之所将，太阳之别也，上踝五寸，别入贯腨肠，出于委阳，并太阳之正，入络膀胱，约下膲，实而闭癃，虚则遗尿，遗尿则补之，闭癃则泻之。

三膲者，足太阳少阴之所将领，是太阳之别也。上外踝五寸，别太阳而入贯腨肠，〔腿肚。〕出于太阳之委阳，并太阳之正经，入络膀胱，约束下膲。相火实，则膀胱闭癃；相火虚，则小便遗尿。三膲，为少阳相火。遗尿则补之，益其相火；闭癃则泻之，泄其相火也。

肺合大肠，大肠者，传导之腑；心合小肠，小肠者，受盛之腑；肝合胆，胆者，中正之腑；脾合胃，胃者，五谷之腑；肾合膀胱，膀胱者，津液之腑。少阳属肾，肾上连肺，故将两脏。三膲者，中渎之腑也，水道出焉，属膀胱，是孤之腑也。是六腑之所与合者。

《素问·十二脏相使》：“大肠者，传导之官，变化出焉；小肠者，受盛之官，化物出焉；胆者，中正之官，决断出焉；膀胱者，州都之官，津液藏焉；三膲者，决渎之官，水道出焉。”少阳三膲属肾，肾上连肺，以辛金而生癸水，故兼将两脏。缘三膲者，中渎之腑也，水道出焉，属于膀胱，是以并将于肾。盖水善藏，火善泄，膀胱以州都之官，津液藏焉，不能出也，得三膲之经并太阳之正，入络膀胱，泄以相火之力，则州都冲决，水道出矣，故曰决渎之官，此曰中渎之腑，以其下行于川渎之中也。其所以决渎而出水者，相火在肾，温生风木，以疏泄之也。心主者，心之包络，非脏也。三膲虽与心主表里，而心主无脏，是三膲为孤之腑也。脏腑相合，是六腑之所与合者。〔答帝问“六腑之所与合”语。〕

缺盆之中，任脉也，名曰天突；一次，任脉侧之动脉，足阳明也，名曰人迎；二次脉，手阳明也，名曰扶突；三次脉，手太阳也，名曰天窗；四次脉，足少阳也，名曰天容；五次脉，手少阳也，名曰天牖；六次脉，足太阳也，名曰天柱；七次脉，颈中央之脉，督脉也，名曰风府。腋内动脉，手太阴也，名曰天府；腋下三寸，手心主也，名曰天池。

手足六阳，皆行于颈，其位次如此。手之三阴，自胸走手，脉在腋内与腋下。

足阳明，夹喉之动脉，其腧在膺中；手阳明，次在其腧外，不至曲颊一寸；手太阳，当曲颊；足少阳，在耳下曲颊之后；手少阳，出耳后，上加完骨之上；足太阳，夹项大筋之中髮际；阴尺动脉，在五里。五腧之禁也。

足阳明，夹喉之动脉，即人迎也，其腧在膺中，气户、库房之穴也；手阳明，次在其腧外，不至曲颊一寸，即扶突也；手太阳，当曲颊，即天窗也；足少阳，在耳下曲颊之后，即天容也；〔足少阳颈中无穴，天容是手太阳经穴。〕手少阳，出耳后，上加完骨之上，即天牖也；足太阳，夹项大筋之中髮际，即天柱也；阴尺动脉，在五里，手太阴尺泽之后，手阳明之五里也。《小针解》："夺阴者死，言取尺之五里，五往者也。"《玉板》："迎之五里，五往而脏之气尽矣。"以上诸穴，是五腧之禁也。〔"禁"，不可刺。〕

刺上关者，呿不能欠；刺下关者，欠不能呿。刺犊鼻者，屈不能伸；刺两关者，伸不能屈。

"上关"，足少阳之客主人，开口取之，刺之则呿不能欠。〔"呿"，开口也。《庄子》："公孙龙口呿不合。""欠"，开口而即合也。〕"下关"，足阳明经穴，闭口取之，刺之则欠不能呿。"犊鼻"，足阳明经穴，却足取之，刺之则屈不能伸。"两关"，手厥阴之内关、手少阳之外关，伸手取之，刺之则伸不能屈。此皆禁刺之穴也。

春取络脉诸荥大经分肉之间，甚者深取之，间者浅取之。夏取孙络诸腧肌肉皮肤之上。秋取诸合，余如春法。冬取诸井诸腧之分，欲深而留之。此四时之序，气之所处，病之所舍，脏之所宜。"

根结二十六

岐伯曰："天地相感，寒暑相移，阴阳之道，孰少孰多？阴道偶，阳道奇，发于春夏，阴气少，阳气多，阴阳不调，何补何泻？发于秋冬，阳气少，阴气多，阴气盛而阳气衰，故茎叶枯槁，湿雨下归，阴阳相移，何泻何补？奇邪离经，不可胜数，不知根结，五脏六腑，折关败枢，开合而走，阴阳大失，不可复取。九针之玄，要在终始，

故能知终始，一言而毕，不知终始，针道咸绝。

天地相感，寒暑相移，阴阳之道，孰少孰多？阴道偶〔双数为偶，如二、四、六、八、十。〕阳道奇，〔单数为奇，如一、三、五、七、九。〕春夏阳旺，发于春夏，阴气少，阳气多，此当何补何泻？秋冬阴旺，发于秋冬，阳气少，阴气多，阴气盛而阳气衰，故茎叶枯槁，不沾天地之泽，湿雨下归其根，〔湿生于地，雨降于天。〕阴阳相移，〔前盛今衰，前衰今盛。〕此当何补何泻？阴阳变化，奇邪离经，〔离常。〕淫泆流衍，不可胜数，然病机虽繁，悉有根结。〔"根"，始。"结"，终。〕不知根结，五脏六腑，折关败枢，开合而走，阴阳大失，不可复取。九针之玄，其要全在终始，终始即根结也，故能知终始，一言而毕，得其要也，不知终始，针道咸绝，失其要也。

太阳根于至阴，结于命门，命门者，目也；阳明根于厉兑，结于颡大，颡大者，钳耳也；少阳根于窍阴，结于窗笼，窗笼者，耳中也。太阳为开，阳明为合，少阳为枢。开折，则皮肉节渎而暴病起矣，故暴病者，取之太阳，视有余不足。渎者，皮肉郁焦而弱也。合折，则气无所止息而痿疾起矣，故痿疾者，取之阳明，视有余不足。无所止息者，正气稽留，邪气居之也。枢折，即骨摇而不安于地，故骨摇者，取之少阳，视有余不足。骨摇者，节缓而不收也，所谓骨摇者，摇故也。当穷其本也。

太阳根于至阴，〔太阳井穴，在足小趾〕结于命门，命门者，目内眦之睛明也。〔穴名。〕阳明根于厉兑，〔阳明井穴，在足次趾〕结于颡大，〔大迎在颃颡之上，故曰颡大。〕颡大者，钳耳下之大迎也。〔穴名。"钳耳"，犹言夹耳也。〕少阳根于窍阴，〔少阳井穴，在足名趾〕，结于窗笼，窗笼者，耳中之听宫也。〔穴名。听宫在耳前，手太阳穴，足少阳之所会也。〕太阳，阳之将衰，在表，为开；阳明，阳之正盛，在里，为合；少阳，未盛未衰，在中，为枢。〔表里之半。〕故开折则表阳不固，皮肉节渎而暴病起矣，〔风寒外感。〕故暴病者，取之太阳，〔仲景《伤寒》太阳经病是也。〕视其有余不足，以为补泻。节渎者，皮肉郁焦而软弱也。〔《难经》："手太阴气绝，则津液去，皮节伤。""节渎"，节节伤败也。〕。合折则里阳不运，中气无所止息而痿疾起矣，故痿疾者，取之阳明，〔义详《素问·痿论》〕视其有余不足，以为补泻，无所止息者，正气稽留不布，〔中气壅阻，不能四达，是无所归宿也。〕而邪气居之也。枢折即骨摇而不安于地，故骨摇者，取之少阳，视其有余不足，以为补泻。骨摇者，节缓而不收也，所谓骨摇者，摇故也，以肝主筋，而诸筋皆聚于节，肝胆同气，筋膜松懈，则节缓而不收，故骨摇而不健，所谓骨摇者，骨节摇动不坚故也，故当穷其根本也。太阳之病在皮毛，阳明之病在肌肉，少阳之病在筋膜，各有其部也。

太阴根于隐白，结于太仓；少阴根于涌泉，结于廉泉；厥阴根于大敦，结于玉英，络于膻中。太阴为开，厥阴为合，少阴为枢。开折，则仓廪无所输膈洞，膈洞者，取之太阴，视有余不足。开折者，气不足而生病也。合折，即气绝而善悲，悲者，取之厥阴，视有余不足。枢折，则脉有所结而不通，不通者，取之少阴，视有余不足。有结者，皆取之不足。

太阴根于隐白，〔太阴井穴，在足大趾〕结于太仓，太仓，任脉之中脘也；〔穴名。〕少阴根于涌泉，〔少阴井穴，在足心。〕结于廉泉，廉泉，任脉之穴也；厥阴根于大敦，〔厥阴井穴，在足大趾。〕结于玉英，玉英，任脉之玉堂也，络于膻中，膻中，心主之宫城也。〔《胀论》语。〕太阴，阴之将衰，在外，为开；厥阴，阴之交尽，在内，为合；少阴，未衰未盛，在中，为枢。〔内外之交。〕开折则仓廪无所输纳而胸膈空洞，膈洞者，取之太阴，视其有余不足。开折者，脾气不足而生病也。〔脾虚不能化谷。〕合折即气绝而善悲，〔木虚金旺，肝为肺刑，燥胜则悲。〕悲者，取之厥阴，视其有余不足。枢折则脉有所结而不通，〔心主脉，水胜火负，则脉不通。〕不通者，取之少阴，视其有余不足。凡有结者，皆取之不足，以其阴中之阳亏也。

足太阳根于至阴，流于京骨，注于昆仑，入于天柱、飞扬也。

天柱在项，飞扬在足。

足阳明根于厉兑，流于冲阳，注于下陵，入于人迎、丰隆也。

人迎在颈，丰隆在足。

足少阳根于窍阴，流于丘墟，注于阳辅，入于天容、光明也。

天冲在头，〔“天容”，手太阳穴，当是天冲。〕光明在足。

手太阳根于小泽，流于阳谷，注于小海，入于天窗、支正也。

天窗在颈，支正在手。

手阳明根于商阳，流于合谷，注于阳溪，入于扶突、偏历也。

扶突在颈，偏历在手。

手少阳根于关冲，流于阳池，注于支沟，入于天牖、外关也。

天牖在颈，外关在手。〔余腧具详《本腧》〕

此所谓十二经之盛络，皆当取之。

手足六阳，左右十二经诸腧，是其盛络，乃经脉盛大之处，针刺者，皆当取之。

标本二十七〔旧本误名《卫气》，按经文正之。〕

黄帝曰："五脏者，所以藏精神魂魄者也；六腑者，所以受水谷而行化物者也。其气内干五脏，而外络肢节。其浮气之不循经者，为卫气；其精气之行于内者，为营气。阴阳相随，外内相贯，如环之无端，亭亭淳淳[①]乎，孰能穷之。然其分别阴阳，皆有标本虚实所离之处。能别阴阳十二经者，知病之所生；候虚实之所在者，能得病之高下；知六腑之气街者，能知解结契绍于门户；能知虚实之坚软者，知补泻之所在；能知六经之标本者，可以无惑于天下。"

"亭亭淳淳"，浑沦无迹之意。"气街"，气之道路也。"绍"，续也。"解结契绍"，解其槃结而契〔"契"，合。〕其断续也。

岐伯曰："博哉！圣帝之论！臣请尽意悉言之。足太阳之本，在跟以上五寸中，标在两络命门，命门者，目也；足少阳之本，在窍阴之间，标在窗笼之前，窗笼者，耳也；足阳明之本，在厉兑，标在人迎，颊夹颃颡也；足少阴之

① 国中按："亭亭"，乍亭乍止之态；"淳淳"，流动不息之貌。喻营卫血气，周身运行，如水之流溢，虽集留之处甚多，仍按其流行方向，循行不息，难觅其端。

本，在内踝下上三寸中，标在背腧与舌下两脉也；足厥阴之本，在行间上五寸所，标在背腧也；足太阴之本，在中封前上四寸之中，标在背腧与舌本也。

手太阳之本，在外踝之后，标在命门之上一寸也；手少阳之本，在小指次指之间上二寸，标在耳后上角下外眦也；手阳明之本，在肘骨中，上至别阳，标在颜下合钳上也；手少阴之本，在锐骨之端，标在背腧也；手心主之本，在掌后两筋之间二寸中，标在腋下三寸也；手太阴之本，在寸口之中，标在腋内动也。

足太阳之本，在跟以上五寸中，跗阳也，标在两络命门，命门者，目睛明也；〔睛明左右两穴，故曰两络。〕足少阳之本，在窍阴之间，〔穴名。〕标在窗笼之前，窗笼者，耳听宫也；足阳明之本，在厉兑，〔穴名。〕标在人迎，颊夹颃颡之旁也；足少阴之本，在内踝下上三寸中，太溪也，标在背腧，肾腧也，舌下两脉，廉泉也；〔任脉穴。〕足厥阴之本，在行间上五寸所，中封也，标在背腧，肝腧也；足太阴之本，在中封前上四寸之中，三阴交也，标在背腧，脾腧也，舌本，舌根也。

手太阳之本，在外踝之后，支正也，标在命门之上一寸，足太阳之攒竹也；〔手足太阳之会〕。手少阳之本，在小指次指之间上二寸，液门也，标在耳后上角下外眦，丝竹孔也；手阳明之本，在肘骨中，曲池也，上至别阳，疑是肘髎别名，标在颜下，〔庭下。〕合钳上，〔即《根结》钳耳。〕足阳明之颊车也；手少阴之本，在锐骨之端，神门也，标在背腧，心腧也；手心主之本，在掌后两筋之间二寸中，内关也，标在腋下三寸，天池也；手太阴之本，在寸口之中，太渊也，标在腋内动脉，天府也。

凡候此者，下虚则厥，下盛则热，上虚则眩，上盛则热痛。故实者绝而止之，虚者引而起之。

请言气街，胸气有街，腹气有街，头气有街，胫气有街。故气在头者，止之于脑；气在胸者，止之膺与背腧；气在腹者，止之背腧与冲脉于脐左右之动脉者；气在胫者，止之于气街与承山踝上以下。取此者，用毫针，必先按而在久应于手，乃刺而予之。所治者，头痛眩仆，腹痛中满暴胀，及有新积。痛可移者，易已也，积不痛，难已也。”

“气街”，气之通衢也。胸旁曰膺。“背腧”，足太阳经诸脏腑之腧也。脐左右之动脉，肓腧、天枢诸穴也〔“肓腧”，足少阴穴。“天枢”，足阳明穴。〕气在胫者，止之于气街，足阳明经穴。“承山”，足太阳经穴。取此者，用毫针，取此四街也。“刺而予之”，予之以针也。“所治者”，四街之所治者也。

动腧二十八

黄帝曰：“经脉十二，而手太阴、足少阴、阳明独动不休何也？”

岐伯曰：“是阳明胃脉也。胃为五脏六腑之海，其清气上注于肺，肺气从太阴而行之，其行也，以息往来，故人一呼脉再动，一吸脉亦再动，呼吸不已，故动而不止也。”

经脉十二，而手太阴之太渊，〔在关上。〕足少阴之太溪，〔在足内踝后。〕足阳明之人迎、〔在喉旁。〕冲阳，〔在足跗上。〕独动而不休，是阳明胃脉之力也。胃为五脏六腑之海，其清气上注于肺，肺气从太阴之经而行之，其行也，以息往来，故人一呼脉再动，一吸脉亦再动，呼吸不已，气行经中，上下环周，故动而不止。盖经之动，气送之也，气统于肺，而胃为化气之原，故悉属阳明胃脉之力也。

黄帝曰：“气之过于寸口也，上十焉息？下八焉伏？何道从还？不知其极。”

岐伯曰：“气之离脏也，猝然如弓弩之发，如水之下岸，上于鱼以反衰，其余气衰散以逆上，故其行微。”

“寸口”，手太阴之动脉也。《难经》：“从关至尺，是尺内，阴之所治也；从关至鱼际，是寸口内，阳之所治也，阴得尺中一寸，阳得寸内九分。”“气之过于寸口也，上十焉息，下八焉伏”，上谓尺中，下谓寸口，以手之三阴，自胸走手，其气先至尺中，故尺中为上，后至寸口，故寸口为下。尺得一寸，是上十也；〔十分为寸。〕寸得九分，是下九也。曰下八者，以脉有覆溢，溢则上鱼而寸反十分，覆则下尺而寸至八分，帝问覆脉之寸短而尺长，故曰下八。上而尺中，脉动十分，十分之外，气从焉息？下而寸口，脉动八分，八分之外，气从焉伏？是从何道而还？不知其极。盖气之离脏而走手也，猝然如弓弩之发，如水之自高而下岸也，气力壮大，是以鼓动应指，及其上于鱼际，气力反以衰乏，其余气衰散以逆上，故其行微而不见鼓动也。将上鱼际，而脉力已衰，故寸口不及一寸，但得八分也。〔寸口正在鱼际之分。〕

黄帝曰：“足之阳明何因而动？”

岐伯曰：“胃气上注于肺，其悍气上冲头者，循咽，上走孔窍，循眼系，入络脑，出顑，下客主人，循牙车，合阳明，并下人迎，此胃气别走于阳明者也。故阴阳上下，

其动也若一。故阳病而阳脉小者为逆，阴病而阴脉大者为逆，阴阳俱静俱动，若引绳相倾者病。”

胃气上注于肺，而其悍气之上冲于头者，循咽管而上走孔窍，循眼系而入络于脑，出颇，〔鬓骨之上。〕而下客主人，〔足少阳穴。〕循牙车，〔即颊车。〕而合阳明之本经，并下喉旁人迎之动脉，此胃气之别走于阳明者也。故阳明行气于三阳，脉动于人迎；太阴行气于三阴，脉动于寸口。阴阳上下，〔人迎在上为阳，寸口在下为阴。〕其动也若一，阳明何故不动也！故阳病而阳脉小者为逆，阳不及阴也；阴病而阴脉大者为逆，阴过于阳也。阴阳俱静俱动，若引绳相倾者病，反其阴静阳动之常也。

黄帝曰：“足少阴何因而动？”

岐伯曰：“冲脉者，十二经之海也，与少阴之大络起于肾下，出于气街，循阴股内廉，斜入腘中，循胫骨内廉，并少阴之经，下入内踝之后，入足下，其别者，斜入踝，出属跗上，入大趾之间，注诸络，以温足胫，此脉之常动者也。”

冲脉者，十二经之海也，与少阴之大络俱起于肾下，出于阳明之气街，循阴股内廉，〔内之下廉。〕斜入腘中，循胫骨内廉，〔膝下腿骨。〕并少阴之经，下入内踝之后，入足下，其别者，斜入内踝，出属跗上，入大趾之间，〔交厥阴肝经。〕灌注诸络，以温足胫。〔血富于冲，冲为八奇经之一。八奇经，皆脉络也〕。少阴与冲脉并行，此亦脉之常动者也。

背腧二十九

黄帝问于岐伯曰："愿闻五脏之腧出于背者。"

岐伯曰："胸中大腧在杼骨之端，肺腧在三椎之间，心腧在五椎之间，膈腧在七椎之间，肝腧在九椎之间，脾腧在十一椎之间，肾腧在十四椎之间，皆夹脊相去三寸所。则欲得而验之，按其处，应在中而痛解，乃其腧也。

背者，胸之府也。〔《素问·脉要精微论》语。〕故胸中大腧在背上杼骨之端，足太阳之大杼穴也。自大杼而下，肺腧在三椎之间，〔脊骨一节为一椎，俗本皆作焦，非。〕心腧在五椎之间，膈腧在七椎之间，肝腧在九椎之间，脾腧在十一椎之间，肾腧在十四椎之间。皆夹脊骨两旁相去三寸所，在足太阳经之里行。则欲得而验之，试按其处，应在于中而痛解，〔"解"，松懈也。〕乃其腧也。

灸之则可，刺之则不可，气盛则泻之，虚则补之。以火补者，毋吹其火，须自灭也；以火泻者，疾吹其火，传其艾，须其火灭也。"

背腧可灸不可刺，气盛则以火泻之，虚则以火补之。以火补者，毋吹其火，须自灭也；以火泻者，疾吹其火，乃传其艾，须其火之自灭，而后易艾也。

四时气三十

黄帝问于岐伯曰："夫四时之气，各不同形，百病之起，皆有所生，灸刺之道，何者为定？"

岐伯答曰："四时之气，各有所在，灸刺之道，得气穴而定。故春取经、血脉、分肉之间，甚者深刺之，间者浅刺之；夏取盛经孙络，取分间，绝皮肤；秋取经腧，邪在腑，取之合；冬取井荥，必深以留之。"

春取经、血脉、分肉之间，甚者深刺之，间者浅刺之，〔《本腧》："春取络脉、诸荥、大经分肉之间，甚者深取之，间者浅取之"。〕《素问·刺志》："春取络脉分肉间，春者经脉长深，其气少，不能深入，故取络脉分肉间"。夏取盛经孙络，取分肉间，绝皮肤，〔《本腧》："夏取诸腧、孙络、肌肉皮肤之上"。〕《刺志》："夏取盛经、分腠，所谓盛经者，阳脉也，绝肤而病去者，邪居浅也。"秋取经腧，邪在腑，取之合，〔《本腧》："秋取诸合。"〕《刺志》："秋取经腧，阳气在合，阴气初盛，故取腧以泻阴邪，取合以虚阳邪。"冬取井荥，必深以留之，〔《本腧》："冬取诸井、诸腧之分，欲深而留之"。〕《刺志》："冬取井荥，阳气衰少，阴气盛坚，故取井以下阴逆，取荥以实阳气。"

黄帝曰："余闻刺有五变，以主五腧，愿闻其故。"

岐伯曰："人有五脏，五脏有五变，五变有五腧，故五五二十五腧，以应五时。"

黄帝曰："愿闻五变。"

岐伯曰："肝为牡脏，其色青，其时春，其日甲乙，其

音角，其味酸；心为牡脏，其色赤，其时夏，其日丙丁，其音徵，其味苦；脾为牝脏，其色黄，其时长夏，其日戊己，其音宫，其味甘；肺为牝脏，其色白，其时秋，其日庚辛，其音商，其味辛；肾为牝脏，其色黑，其时冬，其日壬癸，其音羽，其味咸。是为五变。”

黄帝曰：“以主五腧奈何？”

岐伯曰：“脏主冬，冬刺井；色主春，春刺荥；时主夏，夏刺腧；音主长夏，长夏刺经；味主秋，秋刺合。是谓五变以主五腧。”

黄帝曰：“诸原安合？以致六腧？”

岐伯曰：“原独不应五时，以经合之，以应其数，故六六三十六腧。”

黄帝曰：“何谓脏主冬，时主夏，音主长夏，味主秋，色主春？愿闻其故。”

岐伯曰：“病在脏者，取之井；病变于色者，取之荥；病时间时甚者，取之腧；病变于阴者，取之经；经满而血者，病在胃及以饮食不节得病者，取之于合。故命曰味主合，是谓五变也。”

五脏五腧，井、荥、腧、经、合，故命曰味主合，是谓五变也。原独不应五时，以经合之，并主长夏，以应其数，故六腑之六六三十六腧，合于五脏之五五二十五腧也。长夏为至阴，故病变于阴者，取之经。〔此段旧误在“《顺气一日分为四时》。〕

黄帝曰：“余闻五脏六腑之气，荥腧所入为合，令何道从入？入安连过？愿闻其故。”

岐伯答曰：“此阳脉之别入于内，属于腑者也。”

黄帝曰：“荥腧与合，各有名乎？”

岐伯答曰："荥腧治外经，合治内腑。"

黄帝曰："治内腑奈何？"

岐伯答曰："取之于合。"

黄帝曰："合各有名乎？"

岐伯答曰："胃合入于三里，大肠合入于巨虚上廉，小肠合入于巨虚下廉，三膲合入于委阳，膀胱合入于委中央，胆合入于阳陵泉。"

黄帝曰："取之奈何？"

岐伯答曰："取之三里者，低跗取之；巨虚者，举足取之；委阳者，屈伸而取之；委中者，屈而取之；阳陵泉者，正竖膝，予之齐，下至委中之阳取之。取诸外经者，揄伸而从之。"

脏腑之腧，所出为井，所流为荥，所注为腧，所行为经，所入为合。五脏六腑之气，荥、腧所入为合，是令何道从入？入而安所连属？安所过往？此阳脉之别入于内，属于腑者，是从别道而入，连属于腑，过往于其本腑之所合者也。故荥腧治外经，合治内腑，治内腑者，取之于合，以其入属于腑也。胃合入于三里，足阳明之穴也；大肠之合在曲池，巨虚上廉，足阳明穴；〔手三阳下合足三阳。〕小肠之合在小海，巨虚下廉，足阳明穴；三膲之合在天井，委阳，足太阳穴；膀胱合入于委中央，足太阳穴；胆合入于阳陵泉，足少阳穴。"正竖膝，予之齐"，正竖两膝，使与之齐也。"下至委中之阳"，谓委中之前，阳关之下，即阳陵泉之分也。"取诸外经"，谓取荥腧诸穴。"揄伸而取之"，舒展伸布而取之也。

黄帝曰："愿闻六腑之病。"

岐伯答曰："胃病者，腹膜胀，胃脘当心而痛，上支两

胁，膈咽不通，饮食不下，面热，两跗之上脉竖陷者，足阳明病，此胃脉也，取之三里。

阳明行身之前，下于面而行足跗，故面热及跗上脉陷为足阳明病，此胃之脉也。

大肠病者，肠中切痛而鸣濯濯，冬月重感于寒即泄，当脐而痛，不能久立，与胃同候，鱼络血者，手阳明病，取之巨虚上廉。

“鱼络”，鱼际之络，手阳明脉，起大指旁鱼际也。

小肠病者，小腹痛，腰脊控睾而痛，时窘之后，当耳前热，若寒甚，若独肩上热甚，及手小指次指之间热，若脉陷者，手太阳病，此其候也，取之巨虚下廉。

手太阳起小指，绕肩胛，交肩上，循颈，上颊，却入耳中，故耳前肩上及手小指热，为手太阳病。

三膲病者，腹气满，小腹尤坚，不得小便，窘急，溢则水，留即为胀，候在足太阳之外大络，大络在太阳少阳之间，亦现于脉，取委阳。

“不得小便，窘急，溢则水，留即为胀”，三膲者，决渎之官，水道出焉，水道不通，故小便窘急，水留为胀也。〔小肠病，时窘急在后，三膲病则窘急在前。〕其候在足太阳之外大络，大络在太阳少阳之间，是其位也，故亦现于大络之脉，现于脉，手少阳经病也。

膀胱病者，小腹遍肿而痛，以手按之，即欲小便而不得，肩上热，若脉陷，及足小趾外廉及胫踝后皆热，取委中央。

足太阳脉循肩髆，贯腨内，出踝外，至小趾外侧，故肩上胫踝及小趾外廉皆热，此亦足太阳经病也。

胆病者，善太息，口苦，呕宿汁，心下憺憺，恐人将

捕之，嗌中吤吤然，数唾，候在足少阳之本末，亦视其脉之陷下者灸之，其寒热者，取阳陵泉。”

足少阳之本末，其本在头，其末在足。其经之本末有陷下者，亦少阳经之病也。

黄帝曰：“刺之有道乎?”

岐伯答曰：刺此者，必中气穴，毋中肉节。中气穴则针游于巷，中肉节即皮肤痛，补泻反则病益笃，中筋则筋缓，邪气不出，与其正气相搏，乱而不去，返还内着。用针不审，以顺为逆也。

“必中气穴”，所谓得气穴为定也。“巷”，隧道也。“返还内着”，返还于内，着而不去也。〔以上八段，旧误在《邪气脏腑病形》。〕

逆顺肥瘦三十一

黄帝问于岐伯曰：“余闻针道于夫子，众多毕悉矣。夫子之道，应若失，而据未有坚然者也。夫子之问学熟乎?将审察于物而心生之乎?”

岐伯曰：“圣人之为道者，上合于天，下合于地，中合于人事，必有明法，以起度数，法式检押，乃后可传焉。故匠人不能释尺寸而意短长，废绳墨而起平水也；工人不能置规而为圆，去矩而为方。知用此者，固自然之物，易用之教，逆顺之常也。”

“众多毕悉”，诸法皆尽也。“应若失，而据未有坚然者”，言应手而病若失，虽痼疾盘据，未有坚然不消者也。“法式检押”，有法式以为之检押也。

黄帝曰：“愿闻自然奈何？”

岐伯曰：“临深决水，不用功力，而水可竭也，循掘决冲，而经可通也，此言气之滑涩，血之清浊，行之逆顺也。”

黄帝曰：“临深决水奈何？”

岐伯曰：“血清气浊，疾泻之，则气竭焉。”

黄帝曰：“循掘决冲奈何？”

岐伯曰：“血浊气涩，疾泻之，则经可通也。

自然者，如临深决水，不用功力，而水可竭也，如循掘决冲，开其瘀塞，而经可通也，此言气之滑涩，血之清浊，气之逆顺，因其自然而不违也。“循掘决冲”，循其开掘之道，决其冲要，使之流通也。

黄帝曰：“愿闻人之黑白、肥瘦、小长，各有数乎？”

岐伯曰：“年质壮大，血气充盈，肤革坚固，此肥人也，广肩，腋项肉薄，皮厚而黑色，唇临临然，其血黑以浊，其气涩以迟。其为人也，贪于取与，因加以邪，刺此者，深而留之，多益其数也。”

黄帝曰：“刺瘦人奈何？”

岐伯曰：“瘦人者，皮薄色少，肉廉廉然，薄唇轻言，其血清气滑，易脱于气，易损于血，刺此者，浅而疾之。”

“肉廉廉然”，减削之意。

黄帝曰：“刺常人奈何？”

岐伯曰：“视其黑白，各为调之。其端正敦厚者，其气血和调，刺此者，毋失常数也。”

黄帝曰："刺壮士真骨[①]者奈何？"

岐伯曰："刺壮士真骨，坚肉缓节，监监然，此人重则气涩血浊，刺此者，深而留之，多益其数，轻则气滑血清，刺此者，浅而疾之。"

"壮士真骨"，其骨坚实也。"监监"，坚固之意。"人重"者，体重也。"轻"者，身轻也。

黄帝曰："刺婴儿奈何？"

岐伯曰："婴儿者，其肉脆，血少，气多弱，刺此者，以毫针，浅刺而疾发针，日再可也。"

黄帝曰："逆顺五体者，言人骨节之小大，肉之坚脆，皮之厚薄，血之清浊，气之滑涩，脉之长短，血之多少，经络之数，余已知之矣，此皆布衣匹夫之士也。夫王公大人，血食之君，身体柔脆，肌肉软弱，血气剽悍滑利，其刺之徐疾、浅深、多少，可得同之乎？"

"逆顺五体"，谓肥人、瘦人、常人、壮士、婴儿五等也。

岐伯答曰："膏粱菽藿之味，何可同也！气滑则出疾，气涩则出迟，气悍则针小而入浅，气涩则针大而入深，深则欲留，浅则欲疾。以此观之，刺布衣者，深以留之，刺大人者，微以徐之，此皆因气之剽悍滑利也。"

黄帝曰："形气之逆顺奈何？"

岐伯曰："形气不足，病气有余，是邪胜也，急泻之；形气有余，病气不足，急补之；形气不足，病气不足，此阴阳气俱不足也，不可刺之，刺之则重不足，重不足则阴

---

① 国中按："真骨"，张介宾《类经》曰："壮士之骨多坚，故曰真骨。"指成年壮汉，骨胳强壮，肌肉圆满有力。

阳俱竭，气血皆尽，五脏空虚，筋骨髓枯，老者绝灭，壮者不复矣；形气有余，病气有余，此谓阴阳俱有余也，急泻其邪，调其虚实。故曰‘有余者泻之，不足者补之’，此之谓也。刺不知逆顺，正邪相搏，满而补之，则阴四溢，肠胃充郭，肝肺内膜，阴阳相错；虚而泻之，则经脉空虚，血气枯竭，肠胃僵辟[①]，皮肤薄着，毛腠夭焦，予之死期。故曰用针之要，在于知调阴与阳，调阴与阳，精气乃光，合形与气，使神内藏。故曰上工平气，中工乱脉，下工绝气危生，下工不可不慎也。必审五脏变化之病，五脉之应，经络之实虚，皮之柔粗，而后取之也。”〔“僵”，音聂。“辟”，同僻。〕

“肠胃僵辟”，僵，畏怯也；“辟”，邪僻也。〔二段旧误在《根结》〕

黄帝曰：“脉行之逆顺奈何？”

岐伯曰：“手之三阴，从脏走手，手之三阳，从手走头；足之三阳，自头走足，足之三阴，自足走腹。”

黄帝曰：“少阴之脉独下行何也？”

岐伯曰：“不然。夫冲脉者，五脏六腑之海也，五脏六腑皆禀焉。其上者，出于颃颡，渗诸阳，灌诸经。其下者，注少阴之大络，出于气街，循阴股内廉，入腘中，伏行骭骨内，下至内踝之后，属而别；其下者，并于少阴之经，渗三阴；其前者，伏行出跗属，下循跗，入大趾间，渗诸络而温肌肉。故别络结，则跗上不动，不动则厥，厥则寒矣。”

---

① 国中按：“僵”，诸家解作“畏怯、虚怯”，是视“僵”为“慑”也，但解字不准确。“僵辟”，当是“襵襞”，义为褶皱。“肠胃襵襞”，即肠胃瘪陷皱褶。此说当为正解，乃王冰之说也。

黄帝曰："何以明之？"

岐伯曰："以言导之，切而验之，其非必动，后乃可明逆顺之行也。"

黄帝曰："窘乎哉！圣人之为道也，明于日月，微于毫厘，其非夫子，孰能道之也！"

"手之三阴，从脏走手"，顺也；"手之三阳，从手走头"，逆也；"足之三阳，自头走足，顺也，足之三阴，自足走腹"，逆也。义详《经脉》。足三阴皆上行，少阴之脉独下行者，是冲脉也。冲脉者，五脏六腑十二经脉之海，故五脏六腑皆禀焉。其上行者，腧在于足太阳之大杼，出于颃颡，渗诸阳络而灌诸阴经；其下行者，注足少阴之大络，出于阳明之气街，循阴股内廉而入腘中，伏行骭骨之内，〔"骭骨"，胫骨。〕下至内踝之后，属于少阴而别行；其再下者，并于少阴之经，渗于三阴；其前行者，伏行出跗属，下循足跗，入大趾间，渗诸络而温肌肉，故别络结涩，则跗上不动，不动则厥，厥则寒矣。〔跗上不动，阳明之冲阳不动也。〕何以明其为冲脉之厥逆也？先以言导之，后切而验之，其原非必动之脉，此不为逆，若必动，而或不动，〔跗上动脉，若太阴太冲，阳明冲阳。〕因知其逆。如此，然后可明逆顺之行也。

黄帝问于岐伯曰："余愿闻持针之数，纳针之理，从舍之意，捍皮开腠理奈何？脉之曲折，出入之处，焉至而出？焉至而止？焉至而徐？焉至而疾？焉至而入？六腑之腧于身者，余愿尽闻少序别离之处，离而入阴，别而入阳，此何道而从行？愿尽闻其方。"

岐伯曰："帝之所问，针道毕矣。"

黄帝曰："愿卒闻之。"

岐伯曰："手太阴之脉，出于大指之端，内屈，循白肉际，至本节之后太渊，留以澹；外屈，上于本节下；内屈，与阴诸络会于鱼际，数脉并注，其气滑利，伏行壅骨之下；外屈，出于寸口而行，上至于肘内廉，入于大筋之下；内屈，上行臑阴，入腋下；内屈，走肺，此顺行逆数之曲折也。心主之脉，出于中指之端；内屈，循中指内廉以上，留于掌中，伏行两骨之间；外屈，出两筋之间，骨肉之际，其气滑利，上二寸；外屈，出两筋之间，至肘内廉，入于小筋之下，留两骨之会，上入于胸中，内络于心脉。"

"焉至而出"，脉之所出也，所出为井；"焉至而止"，脉之所结也；〔详见《根结》。〕"焉至而徐"，脉之所行也；〔所行为经。〕"焉至而疾"，脉之所流也；〔所流为荥。〕"焉至而入"，脉之所入也。〔所入为合。〕"大指之端"，少商，井也。"内屈，循白肉际，至本节之后太渊"，腧也。"留以澹"，气停留而澹荡，如水波之动摇也。"外屈，上于本节下。内屈，与阴诸络会于鱼际"，荥也。诸阴皆会于此，数脉并注，其气滑利，伏行掌后高骨之下。〔"壅骨"，即高骨也。〕"外屈，出于寸口而行经渠"，经也。"上至肘内廉，入于大筋之下"，尺泽，合也。由此上行臑阴，〔臂内嫩肉曰臑。〕入腋下而走肺。手之三阴，从胸走手为顺，此则从手逆数而至于胸，此顺行逆数之曲折也。"中指之端"，中冲，井也；"掌中"，劳宫，荥也；"两骨"，两筋骨肉之际，大陵，腧也；"两筋之间"，间使，经也；"肘内廉，小筋之下，两骨之会"，曲泽，合也。由此上入于胸内，络于心脉。此亦手心主顺行逆数之曲折也。

黄帝曰："手少阴之脉独无腧何也？"

岐伯曰："少阴，心脉也，心者，五脏六腑之大主也，

精神之所舍也，其脏坚固，邪弗能容也，容之则心伤，心伤则神去，神去则死矣。故诸邪之在于心者，皆在于心之包络，包络者，心主之脉也，故独无腧焉。”

黄帝曰：“少阴独无腧者不病乎？”

岐伯曰：“其外经病而脏不病，故独取其经于掌后锐骨之端，其余脉出入曲折，行之徐疾，皆如手厥阴心主之脉也，故《本腧》者，皆因其气之虚实徐疾以取之。是为因冲而泻，因衰而补，如是者，邪气得去，正气坚固，是谓因天之序。

“掌后锐骨之端”，神门，腧也。少阴经病而脏不病，故独取其经于掌后锐骨之端神门一腧，所以治经病也。其余脉之出入曲折，行之徐疾，皆如手厥阴心主之脉行，故《本腧》一篇，心之五腧取于心主者，皆因其气之虚实徐疾相同，是以取之也。“冲”，盛满也。《本腧》所载少阴之腧，皆心主之腧，是少阴无腧也。而此有掌后锐骨之一腧，以治经病，然则脏病无腧，经病则有腧也。《甲乙经》：“少冲为井，少府为荥，神门为腧，灵道为经，少海为合[①]”，义本于此。

黄帝曰：“持针纵舍[②]奈何？”

岐伯曰：“必先明知十二经脉之本末，皮肤之寒热，脉之盛衰滑涩。其脉滑而盛者，病日进；虚而细者，久以持；大以涩者，为痛痹；阴阳如一者，病难治；其本末尚热者，

① 国中按：句中“少冲、少府、少海”之“少”字，均应作“小”，此属假借之字，故应改之。

② 国中按：古“纵、从”互用，此处当是“从”之借字。本文前后凡三用“纵舍”，均应作“从舍”。《类经》云：“纵，言从缓；舍，言弗用也。”此书云：“纵舍者，迎随也。”读此段，《类经》似是；读全文，本书义显。“从”，顺也，随也。“舍”，迎也，逆也。“从”易知，而“舍”难明。

病尚在；其热以衰者，其病亦去矣。持其尺，察其肉之坚脆、小大、滑涩、寒温、燥湿，因视目之五色，以知五脏，而决生死；视其血脉，察其色，以知其寒热痛痹。”

黄帝曰：“持针纵舍，余未得其意也。”

岐伯曰：“持针之道，欲端以正，安以静，先知虚实，而行疾徐，左手执骨，右手循之，毋以肉裹[①]，泻欲端以正，补必闭肤，辅针导气，邪气淫泆，正气得居。”

“纵”，纵针以取之也。“舍”，舍针而去之也。“阴阳如一”，即寸口人迎相等也。“持其尺，察其肉，视目之五色，视血脉，察其色”，义详《论疾诊尺》。

黄帝曰：“擗皮开腠理奈何？”

岐伯曰：“因其分肉，左别其肤，微纳而徐端之，适神不散，邪气得去。”

“左别其肤”，左手分别其皮部也。〔以上四段，旧误在《邪客》〕

灵枢悬解卷四终

① 国中按：“毋、裹”二字，原文作“无、果”，当属假借，故改之。又按：“无以肉果，”诸本作“无与肉果”，当以“与”字为是，此句当作“毋与肉裹”。

卷五

营　卫

脉度三十二

黄帝曰："愿闻脉度。"

岐伯答曰："手之六阳，从手至头，长五尺，五六三丈；手之六阴，从手至胸，长三尺五寸，三六一丈八尺，五六三尺，合二丈一尺；足之六阳，从足上至头，八尺，六八四丈八尺；足之六阴，从足至胸中，六尺五寸，六六三丈六尺，五六三尺，合三丈九尺；跷脉，从足至目，七尺五寸，二七一丈四尺，二五一尺，合一丈五尺；督脉、任脉，各四尺五寸，二四八尺，二五一尺，合九尺。凡都合一十六丈二尺，此气之大经隧也。

"隧"，道也。

五脏常内阅[①]于上七窍也，故肺气通于鼻，肺和则鼻能知香臭矣；心气通于舌，心和则舌能知五味矣；肝气通于目，肝和则目能辨五色矣；脾气通于口，脾和则口能知五谷矣；肾气通于耳，肾和则耳能闻五音矣。五脏不和则七窍不通，六腑不和则留结为痈。故邪在腑则阳脉不和，阳脉不和则气留之，气留之则阳气盛矣，阳气太盛则阴脉不

---

① 国中按："阅"当作"穴"，乃通假字。诸家解作"历、通"，虽义通，但非正解，作"穴"义则文通理顺。即五脏之气，常通过内在之孔穴，上达七窍。

和，阴脉不和则血留之，血留之则阴气盛矣。阴气太盛，则阳气不能营也，故曰关；阳气太盛，则阴气弗能营也，故曰格；阴阳俱盛，不行相营，故曰关格。关格者，不得尽期而死也。”

此与《终始》、《禁服》关格义同。

黄帝曰：“气独行五脏，不营六腑何也？”

岐伯曰：“气之不得无行也，如水之流，如日月之行不休。故阴脉营其脏，阳脉营其腑，如环之无端，莫如其纪，终而复始。其流溢之气，内溉脏腑，外濡腠理。”

帝因五脏开窍五官，而疑经脉独营五脏，不营六腑。其实阴脉营其脏，阳脉营其腑，两不偏也。

黄帝曰：“跷脉安起安止？何气营水？”

岐伯答曰：“跷脉者，少阴之别，起于然骨之后，上内踝之上，直上循阴股，入阴，上循胸里，入缺盆，上出人迎之前，入烦，属目内眦，合于太阳、阳跷而上行，气并相还则为濡目，气不营则目不合。”

阴跷者，足少阴之别，起于少阴之照海，别少阴而上行，交足太阳之睛明。阳跷者，足太阳之别，起于太阳之申脉，别太阳而上行，亦交于足太阳之睛明。

黄帝曰：“跷脉有阴阳，何脉当其数？”

岐伯答曰：”男子数其阳，女子数其阴，当数者为经，其不当数者为络也。”

跷脉有阴阳，左右四脉，而《脉度》中只有二跷，此以何脉当其数？盖男子数其阳跷，女子数其阴跷，其当数者经脉，不当数者为络脉也。

五十营三十三

黄帝曰："余愿闻五十营奈何？"

岐伯答曰："天周二十八宿。宿三十六分，天气行一周，千八分，日行二十八宿，人经脉上下、左右、前后二十八脉，"周身十六丈二尺"，以应二十八宿，漏水下百刻，以分昼夜。人一呼脉再动，气行三寸；一吸脉亦再动，气行三寸，呼吸定息，气行六寸；十息，气行六尺，日行二分；二百七十息，气行十六丈二尺，气行交通于中，一周于身，下水二刻，日行二十五分。所谓交通者，并行一数也。

"二十八脉"，十二经脉，左右二十四脉，合任、督、二跷，共二十八脉。"周身十六丈二尺"，数详《脉度》、《经脉》。"二刻"，一周。"气行交通于中"，所谓交通者，诸经并行一周之数也。

五百四十息，气行再周于身，下水四刻，日行四十分；二千七百息，气行十周于身，下水二十刻，日行五宿二十分；一万三千五百息，气行五十营于身，水下百刻，日行二十八宿，漏水皆尽，脉终矣，凡行八百一十丈也。故五十营备，得尽天地之寿矣。

五十营备与天度符合，故得尽天地之寿。

一日一夜五十营，以营五脏之精，不应数者，名曰狂生。所谓五十营者，五脏皆受气。持其脉口，数其至也，五十动而不一代者，五脏皆受气；四十动一代者，一脏无

气；三十动一代者，二脏无气；二十动一代者，三脏无气；十动一代者，四脏无气；不满十动一代者，五脏无气，予之短期，要在《终始》。所谓五十动而不一代者，以为常也，以知五脏之期。予之短期者，乍数乍疏也。〔此段旧误在《根结》。〕

“狂生”，其生不长也。《终始》，本经篇名。

营气三十四

黄帝曰：“营气之道，纳谷为宝。谷入于胃，乃传之肺，流溢于中，布散于外，精专者，行于经隧，常营无已，终而复始，是谓天地之纪。

营卫者，经络之气血，气行脉外曰卫，血行脉中曰营。营卫二气，皆水谷所化，故营气之道，以纳谷为宝。营气，血脉中之气也。谷入于胃，消化于脾，脾气散精，乃传之于肺。肺主气，气化津，津则流溢于中，气则布散于外。剽悍者，行于脉外，是为卫气；精专者，行于经隧，是谓营气。〔地道曰隧。《左传》曰：“晋候请隧”。注：“隧为地道”，以葬也。“经隧”，经中之道也。〕常营无已，〔“营”，行也。《诗》：“营营青蝇”。注：“营营，往来貌”。〕终而复始，是谓天地之纪也。

故气从手太阴出，注手阳明，上行注足阳明，下行至跗上，注大趾间，与足太阴合，上行抵脾。

营气从手太阴肺经出，注手阳明大肠经，上行注足阳明胃经，下行至跗上，与足太阴脾经相合，上行抵脾。手之三阴，自胸走手，交手三阳；手之三阳，自手走头，交足三阳；足之三阳，自头走足，交足三阴；足之三阴，自足走胸，交手三阴。营气之行度如此。手太阴传于手阳明，足阳明传于足太阴，是太阴阳明之行度也。

从脾注心中，循手少阴，出腋，下臂，注小指，合手太阳，上行乘腋，出䪼内，注目内眦，上巅，下项，合足太阳；循脊，下尻，下行注小趾之端，循足心，注足少阴，上行注肾。

从脾注心中，循手少阴心经，出腋，下臂，注于小指，合于手太阳小肠经；上行乘腋，出䪼内，〔目下曰䪼〕注目内眦，〔足太阳之睛明。〕上巅，下项，合于足太阳膀胱经；循脊，下尻，〔尾骶。〕下行注小趾之端，循足心，注足少阴肾经，上行注肾。手少阴传于手太阳，足太阳传于足少阴，是少阴太阳之行度也。

从肾注心，外散于胸中，循心主脉，出腋，下臂，出两筋之间，入掌中，出中指之端，还注小指次指之端，合手少阳；上行注膻中，散于三焦，从三焦注胆，出胁，注足少阳；下行至跗上，复从跗注大趾间，合足厥阴，上行至肝。

从肾注心，外散于胸中，循手厥阴心主脉，出腋，下臂，出于两筋之间，入掌中，出中指之端，还注小指次指之端，合于手少阳三焦经；上行注膻中，散于三焦，从三焦注于胆，出胁，注于足少阳胆经；下行至跗上，复从跗上注大趾间，合于足厥阴肝经，上行至肝。手厥阴传于手少阳，足少阳传于足厥阴，此厥阴少阳之行度也。

从肝上注肺，上循喉咙，入颃颡之窍，究于畜门；其支别者，上额，循巅，下项中，循脊，入骶，是督脉也；络阴器，上过毛中，入脐中，上循腹里，入缺盆，下注肺中，复出手太阴。此营气之所行也，逆顺之常也。”

从肝上注肺，上循喉咙，入颃颡之窍，究于畜门〔“究”，竟也。“畜门”，喉上通鼻之门也。〕其支别者，上额，循颠，下项中，循脊骨，入尾骶，是督脉也；由尾骶入，前行，络阴器，上过毛中，入脐中，上循腹里，入于缺盆，是任脉也；自缺盆下注肺中，复出于手太阴。此营气之所行也，是经脉逆顺之常也。

卫气行三十五

黄帝问于伯高曰：“愿闻卫气之行，出入之合何如？”

伯高曰：“岁十有二月，日十有二辰，子午为经，卯酉为纬。天周二十八宿，而一面七星，四七二十八星，房昴为纬，虚张为经。房至毕为阳，昴至心为阴，阳主昼，阴主夜。卫气之行，一日一夜五十周于身，日行于阳二十五周，夜行于阴二十五周，周于五脏。

“十二辰”，十二支也。定而不移者为经，动而不居者为纬。“子午”，南北二极，不动，为经，日月五星，自卯而升，自酉而降，往来如织，是以为纬。天周二十八宿，而一面七星，角、亢、氐、房、心、尾、箕七星在东；斗、牛、女、虚、危、室、壁七星在北；奎、娄、胃、昴、毕、觜、参七星在西；井、鬼、柳、星、张、翼、轸七星在南。四七共二十八星，房昴东西为纬，虚张南北为经。房至毕，十四宿，位在卯、辰、巳、午、未、申，为阳；昴至心，十四宿，位在酉、戌、亥、子、丑、寅，为阴。阳主昼，阴主夜。卫气之行，一日一夜五十周于身，日行于阳二十五周，周于六经，六阳之经；夜行于阴二十五周，周于五脏。

是故平旦阴尽，阳气出于目，目张则气上行于头，循项，下足太阳，循背，下至小趾之端。

平旦阴尽，阳气出于目内眦之睛明，人醒目张，则阳气上行于头，循项下足太阳经，循背下至小趾之端，此卫气之行于足太阳也。

其散者，别于目内眦，下手太阳，下至小指之间外侧。

此卫气之行于手太阳也。

其散者，至于目锐眦，下足少阳，注小趾次趾之间。

此卫气之行于足少阳也。

以上循手少阳之分侧，下至小指次指之间。

此卫气之行于手少阳也。

别者，以上至耳前，合于颔脉，注足阳明，以下行至跗上，入中趾之间。

"颔脉"，足阳明脉之行于面者。此卫气之行于足阳明也。

其散者，从耳下下手阳明，入大指次指之间，入掌中。

此卫气之行于手阳明也。

其至于足也，入足心，出内踝下，行阴分，复合于目，为一周。

其至于足也，入足心，出内踝下，行阴分，复合于目，自足少阴之涌泉而循少阴之经，交足太阳之睛明也，是为一周。〔卫气至足，入足心，由足少阴而交足太阳。至手，入掌中，亦当由手少阴而交手太阳也。〕

是故日行一舍，人气一周，与十分身之八；日行二舍，人气行三周于身，与十分身之六；日行三舍，人气行于身五周，与十分身之四；日行四舍，人气行于身七周，与十

分身之二；日行五舍，人气行于身九周；日行六舍，人气行于身十周，与十分身之八；日行七舍，人气行于身十二周，与十分身之六；日行十四舍，人气二十五周于身有奇分，与十分身之二。阳尽于阴，阴受气矣。

一宿为一舍，二十八宿，昼夜周天，二十八舍。〔舍者，日月五星之所舍也。〕，卫气昼夜周天五十度，日行昼夜周天二十八舍，计日行一舍，卫气当行一周与十分身之七分八厘五毫有奇，曰十分身之八者，举其大数也。日行七舍，人气当行十二周与十分身之四分九厘有奇，曰十分身之六者，亦举其大数也。日行十四舍，自房至毕，为一昼，人气当行二十五周与十分身之二。二者，其奇分也。

其始入于阴，常从足少阴注于肾，肾注于心，心注于肺，肺注于肝，肝注于脾，脾复注于肾，为一周。是故夜行一舍，人气行于阴脏一周，与十分脏之八，亦如阳行之二十五周，而复合于目。阴阳一日一夜，合有奇分十分身之四，与十分脏之二，人之所以卧起之时有早晚者，奇分不尽故也。"

其入于阴，常从足少阴之经而注于肾，肾注于心，心注于肺，肺注于肝，肝注于脾，脾复注于肾，是为一周。〔以传其所胜为次序。〕是故夜行一舍，人气行于阴脏一周，与十分脏之八，夜行十四舍，人气行于阴脏二十五周与十分脏之二，亦如阳行之二十五周，而复合于目，交于足太阳之睛明。阴阳一日一夜，合有奇分十分身之二与十分脏之二，总而计之，是十分身之四也。所以人之卧起之时有早晚之不同者，奇分之零数不尽故也。

黄帝曰："卫气之在于身也，上下往来不以期，候气而刺之奈何？"

伯高曰："分有多少，日有长短，春秋冬夏，各有分理，常以平旦为纪，以夜尽为始。是故一日一夜，水下百刻，二十五刻者，半日之度也，常如是而毋已，日入而止，随日之长短，各以为纪而刺之。谨候其时，病可与期，失时反候，百病不治。故曰刺实者，刺其来也；刺虚者，刺其去也。此言气存亡之时，以候虚实而刺之，是故谨候气之所在而刺之，是谓逢时。病在于三阳，必候其气在阳分而刺之；病在于三阴，必候其气在阴分而刺之。

春分以后，昼多夜少，昼长夜短；秋分以后，昼少夜多，昼短夜长。是分有多少，日有长短也。由二分以合二至，春秋冬夏，各有一定之分理。常以平旦为一日之纲纪，以夜尽为平旦之始初。一日一夜，水下百刻，二十五刻者，半日之度也，漏水续下，常如是毋已，以至日入而止，随其日之长短，各以为纪，测其在何经络而刺之。谨候其时，病可与之相齐，失时反候，则百病不治。故曰刺实者，刺其来也，迎其气至而泻之也；刺虚者，刺其去也，随其气往而补之也。此言经气存亡之时，以候其虚实而刺之也。是故谨候气之所在而刺之，是谓逢时。大凡病在于三阳，必候其气在阳分而刺之；病在于三阴，必候其气在阴分而刺之。此定法也。

水下一刻，人气在太阳；水下二刻，人气在少阳；水下三刻，人气在阳明；水下四刻，人气在阴分。

卫气一周。

水下五刻，人气在太阳；水下六刻，人气在少阳；水下七刻，人气在阳明；水下八刻，人气在阴分。

卫气二周。

水下九刻，人气在太阳；水下十刻，人气在少阳；水

下十一刻，人气在阳明；水下十二刻，人气在阴分。

卫气三周。

水下十三刻，人气在太阳；水下十四刻，人气在少阳；水下十五刻，人气在阳明；水下十六刻，人气在阴分。

卫气四周。

水下十七刻，人气在太阳；水下十八刻，人气在少阳；水下十九刻，人气在阳明；水下二十刻，人气在阴分。

卫气五周。

水下二十一刻，人气在太阳；水下二十二刻，人气在少阳；水下二十三刻，人气在阳明；水下二十四刻，人气在阴分。

卫气六周。

水下二十五刻，人气在太阳，此半日之度也。

卫气二刻一周，半日二十五度，应行十二周半，此仅六周，一周四刻，于数未合。

从房至毕一十四舍，水下五十刻，日行半度。回行一舍，水下三刻与七分刻之四。《大要》曰：'常以日之加于宿上也，人气在太阳。'是故日行一舍，人气行三阳与阴分。常如是毋已，天与地同纪，纷纷盼盼[①]，终而复始。一日一夜，水下百刻而终矣。"〔"盼"字讹，旧注音葩，古本原作"芸"。〕

"回"，运行也。日行一舍，计水下三刻与七分刻之四。《大要》曰：常以日之加于宿上也，〔以日行之数加于宿度之上。〕分而推之，因知人气之在太阳。是故日行一舍，人气行三阳与阴分，一周于身而零十分之八。常如是毋已，天

① 国中按："盼，读 pā，音葩。《类经》云："纷纷盼盼，言于纷纭丛杂之中，而条理不乱也。"

与地同此纪度，纷纷昐昐，终而复始。日夜千周，水下百刻，而五十度之数尽矣。

卫气失常三十六

黄帝曰："余闻刺有三变，何谓三变？"

伯高曰："有刺营者，有刺卫者，有刺寒痹之留经者。"

黄帝曰："刺三变者奈何？"

伯高曰："刺营者出血，刺卫者出气，刺寒痹者内热。"

黄帝曰："营卫寒痹之为病奈何？"

伯高答曰："营之生病也，寒热少气，血上下行，卫之生病也，气痛时来时去，怫忾贲响，风寒客于肠胃之中，寒痹之为病也，留而不去，时痛而皮不仁。"〔此段旧误在《寿夭刚柔》。〕

"怫忾"，气郁而不畅也。"贲响"，奔冲而鸣转也。

黄帝曰："卫气之留于腹中，蓄积不行，郁蕴不得常所，使人支胁，胃中满，喘呼逆息者，何以去之？"

伯高曰："其气积于胸中者，上取之；积于腹中者，下取之；上下皆满者，旁取之。"

黄帝曰："取之奈何？"

伯高答曰："积于上者，泻人迎、天突、喉中；积于下者，泻三里与气街；上下皆满者，上下取之，与季胁之下一寸；重者，鸡足取之。诊视其脉大而弦急，及绝不至者，及腹皮急甚者，不可刺也。"

卫气之留于腹者，蓄积不行，郁蕴不得常所，支胁胃满，喘呼逆息，即卫之生病，气痛时来时去，怫忾贲响，风寒客于肠胃之中也，帝复述其义，而词不同耳。“人迎”，足阳明穴；“天突、喉中”，任脉穴；〔“喉中”，即廉泉也。〕“三里、气街”，足阳明穴；“季胁之下一寸”，足厥阴之章门也；“鸡足取之”，攒刺其处，参布如鸡足也。

黄帝曰：“刺寒痹内热柰何？”

伯高答曰：“刺布衣者，以药熨、火焠之；刺大人者，以药熨之。”

黄帝曰：“药熨柰何？”

伯高答曰：“用淳酒二十斤，蜀椒一升，干姜一斤，桂心一斤。凡四种，皆㕮咀，渍酒中，用绵絮一斤，细白布四丈，并入酒内，置酒马屎煴中，盖封涂，勿使泄。五日五夜，出布绵絮，曝干之，干复渍，以尽其汁。每渍必晬其日，乃出干。干，并用滓与绵絮，复布为复巾，长六七尺，为六七巾。用生桑炭炙巾，以熨寒痹所刺之处，令热入至于病所。寒复炙巾以熨之，三十遍而止。汗出以巾拭身，亦三十遍止。起步内中，毋见风。每刺必熨，如此病已矣。此所谓内热也。”〔此段旧误在《寿夭刚柔》。〕

“马屎煴中”，马粪火中煨之也。“晬日”，周日也。“生桑炭炙巾”者，桑炭能去风寒湿痹也。“令热入至于病所”，汗出寒消，则痹通矣。“内热”，内寒化而为内热也。

营卫生会三十七

黄帝问于岐伯曰：“人焉受气？阴阳焉会？何气为营？何气为卫？营安从生？卫于焉会？老壮不同气，阴阳异位，

愿闻其会。”

岐伯答曰：“人气受于谷，谷入于胃，以传于肺，五脏六腑皆以受气，其清者为营，浊者为卫，营在脉中，卫在脉外，营周不休，五十而复大会，阴阳相贯，如环无端。卫气行于阴二十五度，行于阳二十五度，分为昼夜，气至阳而起，至阴而止。故曰日中为阳陇，为重阳；夜半为阴陇，为重阴。太阴主内，太阳主外，各行二十五度，分为昼夜。夜半为阴陇，夜半后而阴衰，平旦阴尽而阳受气矣；日中为阳陇，日西而阳衰，日入阳尽而阴受气矣。夜半而大会，万民皆卧，命曰合阴，平旦阴尽而阳受气，如是无已，与天地同纪。

“陇”，盛也。“太阴”，三阴之长，故主内。“太阳”，三阳之长，故主外。“夜半而大会，万民皆卧”，卫气大会于五脏，阳入之阴则静，故万民皆卧，纯阴主事，故命曰合阴。

黄帝曰：“营卫之行也，上下相贯，如环之无端，今有其猝然遇邪气及逢大寒，手足懈惰，其脉阴阳之道，相输之会，行相失也，气何由还？”

岐伯曰：“夫四末阴阳之会者，此气之大络也，四街者，气之径路也，故络绝则径通，四末解则气从合，相输如环。”

黄帝曰：“善！此所谓‘如环无端，莫知其纪，终而复始’，此之谓也。”

四末阴阳之会者，此气之大络也，大络十五，皆自本经而走其所合，〔表里相合。〕是阴阳之所会也。〔义详《经别》〕“街”，衢也。“四街者，气之径路”，是四肢经气之所通达也。“四末解则气从合”，合者，诸经之所合，如十二

经之合穴也。〔此段旧误在《动腧》〕

黄帝曰：“老人之不夜瞑者，何气使然？少壮之不昼瞑者，何气使然？”

岐伯答曰：“壮者之气血盛，其肌肉滑，气道通，营卫之行，不失其常，故昼精而夜瞑。老者之气血衰，其肌肉枯，气道涩，五脏之气相搏，其营气衰少而卫气内伐，故昼不精，夜不瞑。”

“五脏之气相搏”，脏气失常，彼此相争，鼓搏不宁也。卫气内伐，阳根伐削，卫气夜失收藏而昼不生长，是以寤寐反常也。

黄帝曰：“愿闻营卫之所行，皆何道从来？”

岐伯曰：“营出于中膲，卫出于下膲。”

黄帝曰：“愿闻三膲之所出。”

岐伯答曰：“上膲出于胃上口，并咽，以上贯膈而布胸中，走腋，循太阴之分而行，还至阳明，上至舌，下足阳明，常与营俱行于阳二十五度，行于阴亦二十五度，一周也，故五十度而复大会于手太阴矣。”

“营出于中膲”，中膲受气取汁，变化而赤，是谓血也。〔《决气》语。〕“卫出于下膲”，阳根于下也。卫出下膲，而中膲受谷，泌糟粕，蒸津液，出其精微，上注于肺，化而为血，以奉生身，则营亦出于上膲也。其实营卫皆出于中膲，无非水谷之所化也。上膲出于胃之上口，并咽喉，以上贯胸膈而布胸中，此上膲之部，宗气之所在也。其旁行者，外走两腋，循手太阴肺经之分而行，还至手阳明经，上至于舌，下交足阳明经，常与营气俱行于阳二十五度，行于阴亦二十五度，此昼夜之一周也。故五十度毕，明旦寅时而复大会于手太阴矣。以营气者，宗气之行于经脉者也，宗气位居上膲，故与营气俱行也。

黄帝曰："愿闻中膲之所出。"

岐伯答曰：中膲亦并胃中，出上膲之后，此所受气者，泌糟粕，蒸津液，化其精微，上注于肺脉，乃化而为血，以奉生身，莫贵乎此，故独得行于经隧，命曰营气。"

中膲亦并胃中，出于上膲之后，"后"，下也。此中膲之部，中脘之分也。此所受于中宫之气者，泌其糟粕，〔"泌"，分也，泌糟粕者，犹酒既酿熟，与糟粕分别之也。〕蒸为津液，出其精微，上注于肺脉，化而为血，以奉生身，莫贵乎此，所谓中膲受气取汁，变化而赤，是谓血也，故独得行于经隧之中，命曰营气。

黄帝曰："夫血之与气，异名同类，何谓也？"

岐伯答曰："营卫者，精气也，血者，神气也，血之与气，异名同类焉。故夺血者无汗，夺汗者无血，人生有两死而无两生。"

营化于谷精，卫化于谷气，营卫者，人之精气也。血藏魂，魂生神，神者，血中温气所化也。温气西行，肺金收之，温变为凉，化成肺气。气盛于肺，而究其根本，实原于血，是血者，人之神气所由来也。故血温而升则化气，气清而降则化血，血之与气，其名虽异，其类本同。汗者，卫气之蒸泄，而亦营气所酝酿，是以夺血者无发其汗，夺汗者无出其血。汗脱亦死，血脱亦死，人生有两死而无两生也。

黄帝曰："愿闻下膲之所出。"

岐伯答曰："下膲者，别回肠，注于膀胱，而渗入焉。故水谷者，常并居于胃中，成糟粕，而俱下于小肠，而成下膲。渗而俱下，济泌别汁，循下膲而渗入于膀胱焉。"

下膲者，州都之会，水别回肠，注于膀胱，而渗入焉，此下膲之部，州都之会所也。故水谷者，常并居于胃中，既成糟粕，俱下于小肠，而成下膲。水谷齐下，谷滓传于大肠，水滓别于大肠，渗而俱下，济泌别汁，〔“济”，齐；“泌”，分也。言水谷自此齐分而别汁也。〕循下膲而渗入膀胱焉。

黄帝曰：“人饮酒，酒亦入胃，谷未熟而小便独先下何也？”

岐伯答曰：“酒者，熟谷之液也，其气悍以清，故后谷而入，先谷而液出也。”

酒者，熟谷之津液也，其气悍以清，较之谷尤为易化，故后谷而入，先谷而出也。

黄帝曰：“人有热，饮食下胃，其气未定，汗则出，或出于面，或出于背，或出于身半，其不循卫气之道而出何也？”

岐伯曰：“此外伤于风，内开腠理，毛蒸理泄，卫气走之。此气剽悍滑疾，见开而出，故不得从其道，命曰漏泄。”

风性疏泄，外伤于风，内开腠理，毛蒸理泄，卫气因而走之。此气剽悍滑疾，见其窍开，顺流而出，故不得从其隧道，命曰漏泄。

黄帝曰：“善！余闻上膲如雾，中膲如沤，下膲如渎，此之谓也。”

“上膲如雾”，气盛于上也。“下膲如渎”，水盛于下也。“中膲如沤”，气水之交，水欲化气，气欲化水，泡波起灭，象如水沤也。

神　　气

本神三十八

黄帝问于岐伯曰：“凡刺之法，必先本于神，血脉营气精神，此五脏之所藏也，至其淫泆离脏，则精神散失，魂魄飞扬，志意恍乱，智虑去身者，何因而然乎？天之罪欤？人之过乎？何谓德、气、生、精、神、魂、魄、心、意、志、思、智、虑？请问其故。”

精、神、魂、魄、意，是谓五神。本于神者，本于五神也。

岐伯答曰：“天之在我者，德也；地之在我者，气也，德流气迫而生者也。故生之来谓之精，两精相抟谓之神，随神往来者谓之魂，并精出入者谓之魄，所以任物者谓之心，心有所忆谓之意，意之所存谓之志，因志而存变谓之思，因思而远谋谓之虑，因虑而处物谓之智。

人秉天地之中气而生，天之在我者，五行之德也，地之在我者，五行之气也。五神者，德流于上，气迫于下而生者也。精者，生化之始基也，故生之方来谓之精，人身形象之根源，神气之室宅也。而阴阳之理，本自互生，其所以化精者，以其中有神也。此神之来，不在精后，当其男女交时，两精相抟，凝此一段祖气，清虚灵妙，是谓之神。神者，阳气之灵者也，而究其由来，实化于魂，魂以半阳而化纯阳，则神发焉，故随神往来者谓之魂。精者，阴液之粹者也，而究其根本，实生于魄，魄以半阴而生纯阴，则精盈焉，故并精出入者谓之魄。神藏于心，众理皆备，所以载任万物者，谓之心；心有所忆念，谓之意；意之所存注，谓之志；因志而存其变化，谓之思；因思而加以远谋，谓之虑；因虑而善于处物，谓之智也。

肝藏血，血舍魂，肝气虚则恐，实则怒；心藏脉，脉舍神，心气虚则悲，实则笑不休；脾藏营，营舍意，脾气虚则四肢不用，五脏不安，实则腹胀，泾溲不利；肺藏气，气舍魄，肺气虚则鼻塞不利少气，实则喘喝胸盈仰息；肾藏精，精舍志，肾气虚则厥，实则胀，五脏不安。必审五脏之病形，以知其气之虚实，谨而调之也。

肝藏血，血舍魂，〔魂以血为宅舍也。〕魂者，血中之温气所化，神之母也。肝木主怒，生于肾水，肾水主恐，肝气虚则生意不遂，陷于肾水而为恐，实则生气勃发而为怒，怒者，生气虽旺而未能茂长也。心藏脉，脉舍神，神者，脉中之阳灵，魂之子也。肺金主悲，克于心火，心火主笑，心气虚则长令不遂，侮于肺金而为悲，实则长令畅茂而笑不休，笑者，阳气升达而心神酣适也。脾藏营，营舍意，营血虽藏于肝，而实化于脾。肾水温升，则生肝血，而非脾土左旋，则水不温升，故脾主藏营，〔营者，脉中之血。〕神藏于心，志藏于肾，意者，神志之中气也。以水火交济，全赖二土，水升火降，会于中宫，神志相感，则化而为意。脾主四肢，四肢之动转者，意使之也，脾气虚则中气不运，四肢失秉，故废而不用。土者，四维之母，母病子馁，故五脏不安。脾为太阴湿土，实则湿旺土郁而腹胀。肝为风木，主疏泄水道，土湿木遏，升气不达，则疏泄失政，故泾溲不利。〔小便淋涩。〕肺藏气，气舍魄，魄者，气中之清汁所结，精之父也。肺窍于鼻，宗气统焉，肺气虚则鼻塞不利而少气，实则宗气郁满，喘喝不宁，胸盈而仰息。肾藏精，精舍志，志者，精中之阴灵，魄之子也。肾主蛰藏，肾气虚则阳根升泄，寒水上逆而为厥，〔四肢寒冷，昏愦无知。〕实则水旺土湿，腹满作胀，寒水侮土，四维皆病，故五脏不安。五脏虚实，化生诸病，必审五脏之病形，以知其气之虚实，谨而调剂之也。

故智者之养生也，必顺四时而适寒暑，和喜怒而安居处，节阴阳而调刚柔，如是则邪僻不至，长生久视。

智者养生，五神和平，不实不虚，故病去而年永。

是故怵惕思虑者则伤神，神伤则恐惧流淫而不止。因悲哀动中者，竭绝而失生。盛怒者，迷惑而不治；喜乐者，神惮散而不藏；恐惧者，神荡惮而不收；忧愁者，气闭塞而不行。

悲哀伤肺，肺金刑克肝木，故木气竭绝而失生。盛怒伤肝，肝胆同气，甲木刑克戊土，胃气上逆，神魂失归，故心君迷惑而不治。肺金主敛，肾水主藏，喜乐伤心，君火升泄，故神明惮散而不藏。恐惧伤肾，水陷金浮，肺气失根，收敛不行，故神志荡惮而不收。愁忧伤脾，中气不运，故土气闭塞而不行，脾为四脏之母，病则不能行气于四旁故也。

心怵惕思虑则伤神，神伤则恐惧自失，破䐃脱肉，毛悴色夭，死于冬。

“恐惧自失”，水胜火也。脾主肉，破䐃脱肉，火死土败也；肺主皮毛，毛悴，肺金败也；肝主色，色夭，肝木败也。“死于冬”，水灭火也。

肺喜乐无极则伤魄，魄伤则狂，狂者意不存人，皮革焦，毛悴色夭，死于夏。

“死于夏”，火刑金也。

肝悲哀动中则伤魂，魂伤则狂妄不精，不精则不正，当人阴缩而筋挛，两胁骨不举，毛悴色夭，死于秋。

肝主筋，前阴，宗筋之聚，脉循阴器而行两胁，故阴缩而筋挛，两胁骨不举。“死于秋”，金克木也。

脾盛怒而不解则伤意，意伤则闷乱，四肢不举，毛悴色夭，死于春。

“死于春”，木贼土也。

肾忧愁而不止则伤志，志伤则善忘其前言，腰脊不可以俯仰屈伸，毛悴色夭，死于季夏。恐惧而不解则伤精，精伤则骨痠痿厥，精时自下。

肾水失藏，故善忘。其位在腰，其脉贯脊，故腰脊不可俯仰屈伸。“死于季夏”，土刑水也。精伤髓败，故不能养骨而生乙木，骨枯木陷，故痠软而痿厥。蛰藏失政，风木陷泄，故精时自下。

是故五脏主藏精者也，不可伤，伤则失守而阴虚，阴虚则无气，无气则死矣。是故用针者，察观病人之态，以知精神魂魄之存亡，得失之意，五者以伤，针不可治之也。”

阳气根于阴精，阴虚则阳根散乱而无气，无气则人死矣。

决气三十九

黄帝曰：“余闻人有精、气、津、液、血、脉，余意以为一气耳，今乃辨为六名，余不知其所以然？”

岐伯曰："两神相抟，合而成形，常先身生，是谓精。"

男女交感，两神相抟，合而成形，化生一滴神水，常先此身而生，以立官骸之基，是谓精。阴者，阳之宅也。胎之初生，先结祖气，祖气在中，含抱阴阳。阳升则化火，阴降则化水，火旺则神发，水旺则精凝。神根于精，故精暖而不驰走，精根于神，故神清而不飞扬。精神俱先身生，实阳倡而阴随，非阴先而阳后也。

黄帝曰："何谓气？"

岐伯曰："上膲开发，宣五谷味，熏肤，充身，泽毛，若雾露之溉，是谓气。"

脾肺同经而共气，〔脾肺皆为太阴，是谓同经；肺以辛金而化湿土，是谓同气。〕水谷消化，脾气散精，上归于肺，肺居上膲，宗气统之。上膲开发，宣五谷之味，熏于皮肤，充于周身，泽于毛髮，若雾露之滋溉，是谓气。脾主五味，肺主五气，五气者，五味之所化，所谓土生金也。物之润泽，莫过于气，气如雾露，氤氲洒扬，化而为水，故熏泽皮肉，充灌筋骨，不病枯槁。所谓上膲如雾者，是下膲如渎之上源也。

黄帝曰："何谓津？"

岐伯曰："腠理发泄，汗出溱溱，是谓津。"

"溱溱"，涣然流漓之象。

黄帝曰："何谓液？"

岐伯曰："谷入气满，淖泽注于骨，骨属屈伸滑泽，补益脑髓，皮肤润泽，是谓液。"

气降则生水，谷入气满，化为淖泽，注于骨节，骨节联属之处，屈伸滑泽，因以补益脑髓，润泽皮肤，是谓液。津属阳在外者，液属阴在内者也。

黄帝曰："何谓血？"

岐伯曰："中焦受气取汁，变化而赤，是谓血。"

中焦脾土，受谷气而化阴汁，是谓脾精。取此阴汁，输之于肝经，木中火胎，温养熏蒸，变化而赤，是谓血也。

黄帝曰："何谓脉？"

岐伯曰："壅遏营气，令无所避，是谓脉。"

血行脉中，故不流溢。

黄帝曰："六气者，有余不足，精气之多少，脑髓之虚实，血脉之清浊，何以知之？"

岐伯曰："精脱者，耳聋；气脱者，目不明；津脱者，腠理开，汗大泄；液脱者，骨属屈伸不利，色夭，脑髓消，胫痠，耳数鸣；血脱者，色白，夭然不泽；脉脱者，其脉空虚。此其候也。"〔痠，音酸。〕

肾窍于耳，精脱则阳根下拔，浊气升塞，是以耳聋。气化于金，其性收敛，气脱则收敛失政，阳光散乱，故目不明。

黄帝曰："六气者，贵贱何如？"

岐伯曰："六气者，各有部主也，其贵贱善恶，可为常主，然五谷与胃为大海也。

当令为贵，退气为贱，守正则善，化邪则恶，虽有贵贱善恶，实皆可为常主，〔经常之主气。〕各当其部，不可少也。然六气皆化于土，五谷与胃，为其大海，六气者，大海之支流耳。

津液五别四十

旧本讹作《五癃津液别》取本篇“此津液五别”语正之

黄帝问于岐伯曰：“水谷入于口，输于肠胃，其液别为五，天寒衣薄则为尿与气，天热衣厚则为汗，悲哀气并则为泣，中热胃缓则为唾，邪气内逆则气为之闭塞而不行，不行则为水胀，余知其然也，不知其何由生？愿闻其道。”

岐伯曰：“水谷皆入于口，其味有五，各注其海，津液各走其道。故三膲出气，以温肌肉，充皮肤，为津，其留而不行者，为液。天暑衣厚则腠理开，故汗出；寒留于分肉之间，聚沫则为痛；天寒则腠理闭，气湿不行，水下流于膀胱，则为尿与气。五脏六腑，心为之主，耳为之听，目为之候，肺为之相，肝为之将，脾为之卫，肾为之主外。故五脏六腑之津液，尽上渗于目，心悲气并则心系急，心系急则肺举，肺举则液上溢。夫心系与肺，不能常举，乍上乍下，故咳而泣出矣。中热则胃中消谷，消谷则虫上下作，肠胃充郭故胃缓，胃缓则气逆，故唾出。五谷之津液，和合而为膏者，内渗入于骨孔，补益脑髓，而下流于阴股。阴阳不和，则使液溢而下流于阴，髓液皆减而下，下过度则虚，虚故腰背痛而胫痠。阴阳气道不通，四海闭塞，三膲不泻，津液不化，水谷并行肠胃之中，别于回肠，留于下膲，不得渗膀胱，则下膲胀，水溢则为水胀。此津液五别之逆顺也。

尿、汗、泣、唾、水，是为五液。三膲出气，以温肌肉，充皮肤，随气化而流行者，则为津；其留而不行者，则为液；天暑衣厚则腠理开，故液泄而为汗；寒闭皮毛，液不得泄，留于分肉之间，聚而为沫则为痛；天寒表闭，气湿不得外行，水下流于膀胱则为尿；心悲气并，系急肺举，液上溢于目则为泣；中热消谷，胃缓气逆则为唾。水之下行，有精有粗，精者化而为精液，粗者化而为溲尿，精液宜藏而水尿宜泄。精液者，渗骨孔而益脑髓，下流阴股，以注膝胫，阴阳不和，精液溢泄，下流阴窍，髓液皆减，下甚则虚，虚故腰背痛而膝胫痠，此精液之不藏者也。溲尿者，渗膀胱，以成川渎，下流尿孔，以泄水湿，阴阳不通，四海闭塞，三膲不泻，津液不化，水流下膲，而不渗膀胱，则为鼓胀，水溢经络，则为水胀，此水尿之不泻者也。此津液五别之或逆或顺也。脾为之卫，脾主肌肉，以为护卫也。肾为之主外，肾主骨骼，以为外坚也。

灵枢悬解卷五终

卷六

脏　　象

海论四十一

黄帝问于岐伯曰："余闻刺法于夫子，夫子之所言，不离于营卫血气。夫十二经脉者，内属于腑脏，外络于肢节，夫子乃合之于四海乎？"

岐伯答曰："人亦有四海，十二经水。经水者，皆注于海，海有东西南北，命曰四海。"

黄帝曰："以人应之奈何？"

岐伯曰："人有髓海，有血海，有气海，有水谷之海，凡此四者，以应四海也。"

黄帝曰："远乎哉，夫子之合人于天地四海也，愿闻应之奈何？"

岐伯曰："必先明知阴阳表里荥[①]输所在，四海定矣。"

黄帝曰："定之奈何？"

岐伯曰："胃者，水谷之海，其输上在气街，下至三里；冲脉者，为十二经之海，其输上在于大杼，下出于巨虚之上下廉；膻中者，为气之海，其输上在于柱骨之上下，前在于人迎；脑为髓之海，其输上在于其盖，下在风府。"

---

① 国中按："荥"，当作"营"，属同音假借，非"五腧穴"之"荥"，"营输"，营运输注之义。指四海流动输注之方位。

“气街”，即气冲。“三里”，足阳明经穴。“大杼”，足太阳经穴。“巨虚上下廉”，足阳明经穴。“膻中者”，心主之宫城，宗气之所在也。“柱骨”，项后天柱骨，柱骨上下，即督脉之哑门、大椎也。“人迎”，足阳明经穴。“盖”，脑盖骨，督脉之囟会。“风府”，督脉穴。

黄帝曰：“凡此四海者，何利何害？何生何败？”

岐伯曰：“得顺者生，得逆者败，知调者利，不知调者害。”

黄帝曰：“四海之逆顺奈何？”

岐伯曰：“气海有余者，气满胸中，闷息面赤；气海不足，则气少不足以言。血海有余，则常想其身大，怫然不知其所病；血海不足，亦常想其身小，狭然不知其所病。水谷之海有余，则腹满；水谷之海不足，则饥不受谷食。髓海有余，则轻劲多力，自过其度；髓海不足，则脑转耳鸣，胫痠眩冒，目无所见，懈怠安卧。”

黄帝曰：“余已闻逆顺，调之奈何？”

岐伯曰：“审守其腧而调其虚实，无犯其害，顺者得复，逆者必败。”

黄帝曰：“善！”

“怫然”，大貌。“狭然”，小貌。

肠胃四十二

黄帝问于伯高曰：“余愿闻六腑传谷者，肠胃之大、小、长、短，受谷之多少奈何？”

伯高曰："请尽言之。谷所从出入、浅深、远近、长短之度。唇至齿，长九分，口广二寸半；齿以后至会厌，深三寸半，大容五合；舌重十两，长七寸，广二寸半；咽门重十两，广一寸半，至胃长一尺六寸；胃纡曲屈，伸之长二尺六寸，大一尺五寸，径五寸，大容三斗五升；小肠后附脊，左环回周叠积，回运环返十六曲，大二寸半，径八分分之少半，长三丈三尺，其注于回肠者，外附于脐上；回肠当脐，左环回周叶积而下，回运环返十六曲，大四寸，径一寸寸之少半，长二丈一尺；广肠附脊，以受回肠，左环叶积，上下辟大八寸，径二寸寸之大半，长二尺八寸。肠胃所入至所出，长六丈四寸四分，回曲环返三十二曲也。"

"会厌"，在咽喉上，分别气食二管之开合者也。"回肠"，大肠。"广肠"，直肠。"叶积"，即叠积也。"辟大"，宽大也。〔辟与闢同。〕

平人绝谷四十三

黄帝曰："愿闻人之不食，七日而死何也？"

伯高曰："臣请言其故。胃大一尺五寸，径五寸，长二尺六寸，横屈，受水谷三斗五升，其中之谷长留二斗，水一斗五升而满；小肠大二寸半，径八分分之少半，长三丈二尺，受谷二斗四升，水六升三合合之大半；回肠大四寸，径一寸寸之少半，长二丈一尺，受谷一斗，水七升半；广肠大八寸，径二寸寸之大半，长二尺八寸，受谷九升三合八分合之一。肠胃之长，凡五丈八尺四寸，受水谷九斗二升一合合之大半，此肠胃所受水谷之数也。

通计肠胃受谷之数如此。

平人胃满则肠虚，肠满则胃虚，更虚更满，故气得上下，五脏安定，血脉和利，精神乃居。神者，水谷之精气也。肠胃之中，长留谷二斗，水一斗五升，上膲泄气，出其精微，剽悍滑疾，下膲下溉诸肠。平人日再后，后二升半，一日中五升，七日五七三斗五升，而留水谷尽矣，故平人不食饮，七日而死者，水谷精气津液皆尽故也。”

平人胃满则肠虚，肠满则胃虚，更虚更满，无所壅碍，故气得上下，升降莫阻，清浊当位，则五脏安定，血脉和利，然后精神乃居，不至飞走。神者，水谷精气之所化也。肠胃之中，常留谷二斗，水一斗五升。水谷之气，归于上膲，上膲输泄此气，出其精微，剽悍滑疾，传之下膲，以溉诸肠，〔六腑皆曰肠，义见《难经》。〕肠胃得精气充养，所以不死。平人一日再后，大便二行。一后二升半，一日中共去五升，七日五七三斗五升，而所留之水谷尽去矣，故平人不食饮，七日而死者，水谷之精气津液皆尽故也。

五味四十四

黄帝曰：“愿闻谷有五味，其入五脏，分别奈何？”

伯高曰：“胃者，五脏六腑之海也，水谷皆入于胃，五脏六腑皆禀气于胃。五味各走其所喜，谷味酸，先走肝；谷味苦，先走心；谷味甘，先走脾；谷味辛，先走肺；谷

味咸，先走肾。谷气津液以行，营卫大通，乃化糟粕，以次传下。”

谷气化津，津液以行，灌注营卫，营卫大通。清者已化精气，浊者乃化糟粕，以次传下。

黄帝曰：“营卫之行奈何？”

伯高曰：“谷始入于胃，其精微者，先出于胃之两膲，以溉五脏，别出两行营卫之道。其大气之抟而不行者，积于胸中，命曰气海，出于肺，循喉咽，故呼则出，吸则入。天地之精气，其大数常出三入一，故谷不入，半日则气衰，一日则气少矣。”

谷入于胃，消化之后，其精微者，先糟粕而出于胃腑，之于上下两膲，以溉五脏，“之”，至也。然后分别而出，两行营卫之道，精专者，行于脉中，剽悍者，行于脉外，异道别出，此营卫之所以行也。其大气之抟而不行者，不行于经络，积于胸中，命曰气海，出于肺部，循喉咽而行呼吸，故呼则气出，吸则气入。此气虽积于胸中，不行经络，而经络之气，实与此通，呼则无经而不升，吸则无经而不降，即下降之经，呼亦小升，上升之经，吸亦小降。经脉之动，全因于此，不动则不行也。天地之精气，其大数常出多而入少，出者三分，伐泄之途，随处皆是，入者一分，惟赖水谷滋养而已，故谷不入，半日则气衰，一日则气少矣。

黄帝曰：“谷之五味，可得闻乎？”

伯高曰：“请尽言之。五谷：粳米甘，麻酸，大豆咸，麦苦，黄黍辛；五果：枣甘，李酸，栗咸，杏苦，桃辛；五畜：牛甘，犬酸，猪咸，羊苦，鸡辛；五菜：葵甘，韭酸，藿咸，薤苦，葱辛；五色，黄色宜甘，青色宜酸，黑色宜咸，赤色宜苦，白色宜辛。凡此五者，各有所宜。五

宜，所言五色者。脾病者，宜食粳米饭、牛肉、枣、葵；心病者，宜食麦、羊肉、杏、薤；肾病者，宜食大豆黄卷、猪肉、栗、藿；肝病者，宜食麻、犬肉、李、韭；肺病者，宜食黄黍、鸡肉、桃、葱。肝色青，宜食甘，粳米饭、牛肉、枣、葵皆甘；心色赤，宜食酸，犬肉、麻、李、韭皆酸；脾色黄，宜食咸，大豆、猪肉、栗、藿皆咸；肺色白，宜食苦，麦、杏、羊肉、薤皆苦；肾色黑，宜食辛，黄黍、鸡肉、桃、葱皆辛。五禁，肝病禁辛，心病禁咸，脾病禁酸，肾病禁甘，肺病禁苦。〔“粳”，音庚。〕

“五宜”者，合其所宜也。“五禁”者，犯其所禁也。“大豆黄卷”，大豆芽也。〔芽生一寸，干为黄卷。〕

五味论四十五

黄帝问于少俞曰：“五味入于口也，各有所走，各有所病。酸走筋，多食之，令人癃；咸走血，多食之，令人渴；辛走气，多食之，令人洞心；苦走骨，多食之，令人变呕；甘走肉，多食之，令人闷心。余知其然也，不知其何由？愿闻其故。”

“洞心”，心中空洞也。“闷心”，心中郁闷也。

少俞答曰：“酸入于胃，其气涩以收，上之两膲，弗能出入也，不出即留于胃中，胃中和温，则下注膀胱，膀胱之脆薄以懦，得酸则缩绻，约而不通，水道不行，故癃。阴者，积筋之所终也，故酸入而走筋矣。”

酸入于胃，其气收涩，故上走二膲，〔上中二膲。〕弗能出入。不出即留于胃中，胃中阳气得此酸收，生其和温，郁满莫容，则传其所胜，下注膀胱。膀胱之脆薄以懦弱，最易收敛，一得酸气，缩绻不伸，上下之窍皆闭，约结不通，水道不利，故小便癃。前阴者，积筋之所终也，肝木主筋而味酸，故酸入而走筋矣。木主疏泄，喜辛散而恶酸收，癃者，木气酸收，疏泄之令不行也。

黄帝曰："咸走血，多食之，令人渴何也？"

少俞曰："咸入于胃，其气上走中膲，注于脉则血气走之，血与咸相得则凝，凝则胃中汁注之，注之则胃中竭，竭则咽路焦，故舌本干而善渴。血脉者，中膲之道也，故咸入而走血矣。"

咸入于胃，其气上走中膲而注于脉，以肾味咸，心主脉，水性克火，传其所胜也。脉者，血之府也，咸注于脉则血气走之，得咸而凝，血凝则胃汁注之，注之则胃中汁竭，汁竭则咽路焦涸，故舌本干燥而善渴。血脉者，中膲之隧道也，〔中膲受气取汁，变化而赤，是谓血，行于脉中，以为道路。〕咸入于脉，与血相逢，故咸入而走血矣。

黄帝曰："辛走气，多食之，令人洞心，何也？"

少俞曰："辛入于胃，其气走于上膲，上膲者，受气而营诸阳者也，姜韭之气熏之，营卫之气不时受之，久留心下，故洞心。辛与气俱行，故辛入而与汗俱出。"

辛入于胃，其气走于上膲，以辛性升散也。上膲者，受谷气而营于诸阳之经者也，姜韭辛烈之气熏之，营卫之气不时受之，发泄不藏。心者，宗脉之所聚也，气泄脉空，心宫虚豁，故久留心下，而成洞心。辛与气俱行，气得辛散而发泄，故辛入而与汗俱出，是辛入而走气也。

黄帝曰："苦走骨，多食之，令人变呕何也？"

少俞曰："苦入于胃，五谷之气皆不能胜苦，苦入下脘，三膲之道皆闭而不通，故变呕。齿者，骨之所终也，入而复出，知其走骨也，故苦入而走骨矣。"

苦入于胃，五谷之气皆不能胜之，直入下脘，三膲之道得此苦味，皆闭而不通，不得下泄，则逆而上涌，故变呕吐。齿居上部，骨之所终也，入而复出，经历齿牙，知其走骨，故苦入而走骨矣。

黄帝曰："甘走肉，多食之，令人闷心何也？"

少俞曰："甘入于于胃，其气弱小，不能上至于上膲，而与谷留于胃中，令人柔润者也，胃柔则缓，缓则虫动，虫动则令人闷心。其气外通于肉，故甘走肉。"

甘入于胃，其气弱小，以得土气之冲和，其性不烈也。弱小，故不能上至于上膲，而与谷气留于胃中，气滞津凝，令人柔润。胃柔则缓，缓则虫动，〔虫生于木，土郁木遏，虫不舒畅，是以动也。〕，虫动气阻，故令人闷心。其气外通于肉，故甘走肉也。

骨度四十六

黄帝问于伯高曰："《脉度》言经脉之长短，何以立之？"

"何以立之"，何以立其度数也。

伯高曰："先度其骨节之大小、广狭、长短，而脉度定矣。"

黄帝曰："愿闻众人之度，人长七尺五寸者，其骨节之

大小、长短各几何?”

伯高曰:“头之大骨围二尺六寸。胸围四尺五寸。腰围四尺二寸;髪所覆者,颅至项尺二寸。髪以下至颐,长一尺,君子中折;结喉以下,至缺盆中,长四寸;缺盆以下,至髑,长九寸,过则肺大,不满则肺小;髑骬以下,至天枢,长八寸,过则胃大,不及则胃小;天枢以下,至横骨,长六寸半,过则回肠广长,不满则狭短;横骨长六寸半;横骨上廉以下,至内辅之上廉,长一尺八寸;内辅之上廉以下,至下廉,长三寸半;内辅下廉,下至内踝,长一尺三寸;内踝以下至地,长三寸;膝腘以下,至跗属,长一尺六寸;跗属以下至地,长三寸。故骨围大则太过,小则不及。

头之大骨围二尺六寸,髑髅骨也。〔男子头骨共八片,旧注蔡州人多一片,共九片,脑后有二缝,一横一直。女子头骨共六片,脑后有横缝,无直缝。〕胸围四尺五寸,两乳之周围也。〔胸前横骨三条,左右胁骨共十二条。女子多肈夫骨二条,左右共十四条。〕腰围四尺二寸,七节之周围也。〔《素问·刺禁论》:“七节之旁,中有小心。”〕此取头胸腰骨之围数,即其横广,以推其纵长也。髪所覆者,颅至项尺二寸,前髪际以下曰颅,后髪际以下曰项,此前后发际之度也。髪以下至颐长一尺。此以下言其纵长之度,人有短长,其度不一,君子中而折之,取其中数,以定准则。结喉以下至缺盆中长四寸,缺盆,项下横骨中陷中也。缺盆以下至髑骬长九寸,髑骬,蔽心骨也。〔即鸠尾骨。〕此当肺之所居,故过则肺大,不满则肺小。髑骬以下至天枢长八寸,天枢,足阳明穴,在脐旁二寸,〔《素问,至正要论》:“身半以上,天气主之;身半以下,地气主之。半者,所谓天枢是也。”〕此当胃之所居,故过则胃大,不及则胃小。天枢以下至横骨长六寸半，横骨，阴毛中曲骨也。此当回肠所居，故过则回肠广长，不满则狭短。横骨长六寸半，横骨上廉以下至内辅之上廉长一尺八寸，内辅，膝内辅骨也。内辅之上廉以下至下廉长三寸半。内辅下廉下至内踝长一尺三寸。内踝以下至地长三寸。膝腘以下至跗属长一尺六寸。“腘”，膝后曲处也。“跗”，足背。“跗属”，足跗所属之部也。跗属以下至地长三寸。此人身前面纵长之度也。其长短之度，视其头胸腰骨之围数，骨围大则太过，小则不及，折中数以推之，则得其大凡矣。

角以下至柱骨，长一尺；行腋中不见者，长四寸；腋以下至季胁，长一尺二寸；季胁以下至髀枢，长六寸；髀枢以下至膝中，长一尺九寸；膝以下至外踝，长一尺六寸；外踝以下至京骨，长三寸；京骨以下至地，长一寸。

角以下至柱骨长一尺。“角”，耳上高骨。“柱骨”，肩上竖骨。〔颈骨。〕行腋中不见者长四寸。腋以下至季胁长一尺二寸，“季胁”，胁下尽处也。季胁以下至髀枢长六寸，股骨曰髀，髀骨缝曰髀枢。髀枢以下至膝中长一尺九寸。膝以下至外踝长一尺六寸。“京骨”，足太阳穴，在小趾后。京骨以下至地长一寸。此侧面纵长之度也。

项发以下至背骨，长二寸半；膂骨以下至尾骶，二十一节，长三尺，上节长一寸四分分之一，故上七节至于膂骨九寸八分分之七，奇分在下。

“项发以下至背骨，长二寸半”，“背骨”，脊骨之大椎也。“膂骨以下至尾骶二十一节，长三尺”，“膂骨”，即脊骨，脊骨二十四节，除项上三椎，自大椎以下计二十一节。“尾骶”，脊骨之末节，即尻骨也。脊骨上粗下细，其上之节，每长一寸四分分之一，即一寸四分一厘也，故上七节至于膂骨长九寸八分分之七，即九寸八分七厘也，下节渐短，其奇分不尽之数，在下节匀之，以合三尺之数。此后面纵长之度也。

肩至肘，长一尺七寸；肘至腕，长一尺二寸半；腕至中指本节，长四寸；本节至其末，长四寸半。

此臂手纵长之度也。

耳后当完骨者，广九寸；耳前当耳门者，广一尺三寸；两颧之间，相去七寸；两乳之间，广九寸半；两髀之间，广六寸半；足长一尺二寸，广四寸半。

“耳后当完骨者，广九寸”，“完骨”，足少阳穴，左右相去广九寸。“耳前当耳门者，广一尺三寸”，“耳门”，手太阳听宫之分，左右相去一尺三寸，头围二尺六寸之半也。两颧之间，相去七寸；两乳之间，广九寸半；两髀之间，广六寸半；足长一尺二寸，广四寸半。此上下横广之度也。

此众人之骨度也，所以立经脉之长短也。是故视其经脉之在于身也，其现浮而坚，其现明而大者，多血，细而沉者，多气也。”

此众人之骨度也，折衷其数，所以立经脉之长短也。

外　候

本脏四十七

黄帝问于岐伯曰：“人之血气精神者，所以奉生而周于性命者也；经脉者，所以行血气而营阴阳，濡筋骨，利关

节者也；卫气者，所以温分肉，充皮肤，肥腠理，司开合者也；志意者，所以御精神，收魂魄，适寒温，和喜怒者也。是故血和则经脉流行，营复阴阳，筋骨劲强，关节清利矣；卫气和则分肉解利，皮肤调柔，腠理致密矣；志意和则精神专直，魂魄不散，悔怒不起，五脏不受邪矣；寒温和则六腑化谷，风痹不作，经脉通利，肢节得安矣。此人之平常也。

五脏者，所以藏精神、血气、魂魄者也。六腑者，所以化水谷而行津液者也。此人之所以俱受于天也，无智愚贤不肖，无以相倚也。然有其独尽天寿，而无邪僻之病，百年不衰，虽犯风雨猝寒大暑，犹弗能害也；有其不离屏蔽室内，无怵惕之恐，然犹不免于病者何也？愿闻其故。”

“倚”，偏也。

岐伯曰：“窘乎哉问也！五脏者，所以参天地，副阴阳，而运四时，化五节者也。五脏者，固有大小、高下、坚脆、端正、偏倾者，六腑亦有小大、长短、厚薄、结直、缓急。凡此二十五者，各不同，或善或恶，或吉或凶，请言其方。

“二十五者”，一脏五变，五五二十五变。

心小，则安，邪弗能伤，易伤以忧；心大，则忧不能伤，易伤于邪；心高，则满于胸中，悗而善忘，难开以言；心下，则脏外，易伤于寒，易恐以言；心坚，则脏安守固；心脆，则善病消瘅热中；心端正，则和利难伤；心偏倾，则操持不一，无守司也。

“悗”，闷也。

肺小，则少饮，不病喘喝；肺大，则多饮，善病胸痹喉痹逆气；肺高，则上气肩息咳；肺下，则居贲迫肺，善

胁下痛；肺坚，则不病咳上气；肺脆，则善病消瘅易伤；肺端正，则和利难伤；肺偏倾，则胸遍痛也。〔贲，同奔。〕

“居贲迫肺”，谓居处逼窄，不能顺降，宗气贲逆，迫于肺脏也。

肝小，则脏安，无胁下之病；肝大，则逼胃迫咽，苦膈中，且胁下痛；肝高，则上支贲切，胁悗，为息贲；肝下，则逼胃，胁下空，胁下空则易受邪；肝坚，则脏安难伤；肝脆，则善病消瘅易伤；肝端正，则和利难伤；肝偏倾，则胁下痛也。

“息奔”，喘息奔逆也。《难经》：“肺之积，曰息贲。”

脾小，则脏安，难伤于邪；脾大，则苦凑䏚而痛，不能疾行；脾高，则䏚引季胁而痛；脾下，则下加于大肠，下加于大肠则脏苦受邪；脾坚，则脏安难伤；脾脆，则善病消瘅易伤；脾端正，则和利难伤；脾偏倾，则善满善胀也。

“䏚”，胁尽软处。“季胁”，小肋骨也。

肾小，则脏安难伤；肾大，则善病腰痛，不可以俯仰，易伤于邪；肾高，则苦背膂痛，不可以俯仰；肾下，则腰尻痛，不可以俯仰，为狐疝；肾坚，则不病腰背痛；肾脆，则善病消瘅易伤；肾端正，则和利难伤；肾偏倾，则苦腰尻痛也。

凡此二十五变者，人之所苦常病。”

肾位在腰，故多腰病。

黄帝曰：“何以知其然也？”

岐伯曰：“赤色小理者，心小；粗理者心大；无髑骬者，心高；髑骬小短举者，心下；髑骬长者，心下坚；髑骬弱小以薄者，心脆；髑骬直下不举者，心端正；髑骬倚

一方者，心偏倾也。〔“髃骬”，音结于。〕

“髃骬”，蔽心骨也。

白色小理者，肺小；粗理者，肺大；巨肩反膺陷喉者，肺高；合腋张胁者，肺下；好肩背厚者，肺坚；肩背薄者，肺脆；背膺厚者，肺端正；胁偏疏者，肺偏倾也。

“巨肩反膺陷喉”，肩大胸高而喉缩也。“合腋张胁”，腋合而胁张也。

青色小理者，肝小；粗理者，肝大；广胸反骹者，肝高；合胁兔骹者，肝下；胸胁好者，肝坚；胁骨弱者，肝脆；膺腹好相得者，肝端正；胁骨偏举者，肝偏倾也。〔“骹”，音敲。〕

“反骹”，胁骨外张也。“兔骹”，胁骨低下，如伏兔也。

黄色小理者，脾小；粗理者，脾大；揭唇者，脾高；唇下纵者，脾下；唇坚者，脾坚；唇大而不坚者，脾脆；唇上下好者，脾端正；唇偏举者，脾偏倾也。

“揭唇”，唇上反也。

黑色小理者，肾小；粗理者，肾大；高耳者，肾高；耳后陷者，肾下；耳坚者，肾坚；耳薄不坚者，肾脆；耳好前居牙车者，肾端正；耳偏高者，肾偏倾也。

凡此诸变者，持则安，减则病也。”

“持”，平也。

帝曰：“善！然非余之所问也。愿闻人之有不可病者，至尽天寿，虽有深忧大恐，怵惕之志，犹不能减也；甚寒大热，不能伤也。其有不离屏蔽室内，又无怵惕之恐，然不免于病者何也？愿闻其故。”

岐伯曰：“五脏六腑，邪之舍也，请言其故。五脏皆小者，少病，苦焦心，大忧愁；五脏皆大者，缓于事，难使

以忧；五脏皆高者，好高举措；五脏皆下者，好出人下；五脏皆坚者，无病；五脏皆脆者，不离于病；五脏皆端正者，和利得人心；五脏皆偏倾者，邪心而善盗，不可以为人平，反复言语也。"

"不可以为人平"，"平"，准也。

黄帝曰："愿闻六腑之应。"

岐伯答曰："肺合大肠，大肠者，皮其应；心合小肠，小肠者，脉其应；肝合胆，胆者，筋其应；脾合胃，胃者，肉其应；肾合三膲膀胱，三膲膀胱者，腠理毫毛其应。"

六腑合于五脏，其应亦同也。

黄帝曰："应之奈何？"

岐伯曰："肺应皮。皮厚者，大肠厚；皮薄者，大肠薄；皮缓腹裹大者，大肠大而长；皮急者，大肠急而短；皮滑者，大肠直；皮肉不相离者，大肠结。

"肺应皮"，皮即大肠之应也。

心应脉。皮厚者，脉厚，脉厚者，小肠厚；皮薄者脉薄，脉薄者小肠薄；皮缓者脉缓，脉缓者，小肠大而长；皮薄而脉冲小者，小肠小而短；诸阳经脉皆多纡屈者，小肠结。

"心应脉"，脉即小肠之应也。"冲"，虚也。

脾应肉。肉䐃坚大者，胃厚；肉䐃么者，胃薄；肉䐃小而么者，胃不坚；肉䐃不称身者，胃下，胃下者下脘约不利；肉䐃不坚者，胃缓；肉䐃无少累者，胃急；肉䐃多少累者，胃结，胃结者上脘约不利也。

"脾应肉"，肉即胃之应也。"䐃"，大肉。"么"，薄也。

肝应爪。爪厚色黄者，胆厚；爪薄色红者，胆薄；爪坚色青者，胆急；爪濡色赤者，胆缓；爪直色白无约者，胆直；爪恶色黑多纹者，胆结也。

“肝应爪”，爪即胆之应也。

肾应骨。密理厚皮者，三膲膀胱厚；粗理薄皮者，三膲膀胱薄；疏腠理者，三膲膀胱缓；皮急而无毫毛者，三膲膀胱急；毫毛美而粗者，三膲膀胱直；稀毫毛者，三膲膀胱结也。”

“肾应骨”，骨即三膲膀胱之应也。

黄帝曰：“厚薄美恶皆有形，愿闻其所病。”

岐伯曰：“视其外应，以知其内脏，则知所病矣。”

外有何应，则病在何脏也。

五阅五使四十八

黄帝问于岐伯曰：“余闻刺有五官五阅[①]，以观五气，五气者，五脏之使也，五时之副[②]也，愿闻其五使当安出？”

岐伯曰：“五官者，五脏之阅也。”

黄帝曰：“五脉安出？五色安现？愿闻其所出，令可为常。”

岐伯曰：“脉出于气口，色现于明堂，五色更出，以应五时，各如其常，经气入脏，必当治里。”

帝曰：“善！五色独决于明堂乎？”

---

① 国中按：“阅”，《类经》云：“阅，外候也。五脏藏于中，五官见于外，内外相应，故为五脏之阅。”即显现于外，可察可看，司外揣内之依据也。

② 国中按：《类经》云：“副，配合也。”“五时”，春、夏、长夏、秋、冬，配合人之五脏，即春肝、夏心、长夏脾、秋肺，冬肾也；合五行，即肝木、心火、脾土、肺金、肾水；合五色，即肝青、心赤、脾黄、肺白、肾黑，此天人合一之学也。

岐伯曰："五官以辨，阙庭必张，乃立明堂。明堂广大，蕃蔽现外，方壁高基，引垂居外，五色乃治，平博广大，寿中百岁。见此者，刺之必已，如是之人，血气有余，肌肉坚致，故可苦以针。"

"阅"，观也。五官者，五脏之阅也，五官乃五脏之开窍，故可以观五脏也。脉出于气口，气口者，手太阴之动脉也。色现于明堂，明堂，鼻也。五色更出，以应五时，各如其常，倘经气入脏，则必当治里，以其为五脏之使，五时之副，〔配也。〕故外应四时，而内候五脏。所以色决于明堂者，明堂，面部之中，五官之纲纪也。凡五官以辨，〔分明。〕阙庭必张〔"阙"者，眉间也。"庭"者，颜也。"张"，开张也。〕乃立明堂。明堂广大，蕃蔽现外，〔"蕃"，颊侧也。"蔽"，耳门也。〕方壁高基，〔"壁"，墙壁也，肉为之墙。"基"，骨骼也。〕引垂居外，〔"垂"，边陲也。〕五色乃治，〔平治。〕平博广大，寿中百岁。此血气有余之人，肌肉坚致，故可以针苦之，刺之必愈也。

黄帝曰："愿闻五官。"

岐伯曰："鼻者，肺之官也；目者，肝之官也；口唇者，脾之官也；舌者，心之官也；耳者，肾之官也。"

黄帝曰："以官何候？"

岐伯曰："以候五脏。故肺病者，喘息鼻张；肝病者，眦青；脾病者，唇黄；心病者，舌卷短，颧赤；肾病者，颧与颜黑。"

以五官之五色而候五脏也。

黄帝曰："其色殆者何如？"

岐伯曰："五官不辨，阙庭不张，小其明堂，蕃蔽不现，又卑其墙，墙下无基，垂角去外，如是者，虽平常殆，

况加病哉！

“垂角去外”，外无边角也。“虽平常殆，况加病哉”，虽平常亦常危殆，况加疾病，而现恶色哉！

黄帝曰：“五色之现于明堂，以观五脏之气，左右高下，各有形乎？”

岐伯曰：“腑脏之在中也，各以次舍，左右上下，各如其度也。”

脏腑在腹中，各有左右上下之次舍，其现于面部之左右上下，亦各如其度也。

黄帝曰：“《本脏》以身形、肢节、䐃肉，候五脏六腑之小大焉，今夫王公大人、临朝即位之君而问焉，谁可扪循之而后答乎？”

岐伯曰：“身形肢节者，脏腑之盖也，非面部之阅也。”

黄帝曰：“五脏之气，阅于面者，余已知之矣，以肢节知而阅之奈何？”

岐伯曰：“五脏六腑，肺为之盖，巨肩陷喉，候现其外。”

黄帝曰：“善！”

岐伯曰：“五脏六腑，心为之主，缺盆为之道，骺骨有余，以候髑骬。”

黄帝曰：“善！”

岐伯曰：“肝者主为将，使之候外，欲知坚固，视目小大。”

黄帝曰：“善！”

岐伯曰：“脾者主为卫，使之迎粮，视唇舌好恶，以知吉凶。”

黄帝曰：“善！”

岐伯曰："肾者主为外，使之远听，视耳好恶，以知其性。"

黄帝曰："善！愿闻六腑之候。"

岐伯曰："六腑者，胃为之海，广骸，大颈，张胸，五谷乃容；鼻隧以长，以候大肠；唇厚，人中长，以候小肠；目下裹大，其胆乃横；鼻孔在外，膀胱漏泄；鼻柱中央起，三膲乃约。此所以候六腑者也。上下三等，脏安且良矣。"

身形肢节者，脏腑之盖也，"盖"，华盖也。"骷骨"，即膝骨也。"髑骭"，蔽心骨也。脾者主为卫，五脏六腑之护卫也。"骸"，颐骨也。"上下三等"，上中下三部相等也。〔此段旧误在《师传》。〕

五色四十九

雷公问于黄帝曰："五色独决于明堂乎？小子未知其所谓也。"

黄帝曰："明堂者，鼻也；阙者，眉间也；庭者，颜也；蕃者，颊侧也；蔽者，耳门也。其间欲方大，去之十步，皆现于外，如是者，寿必中百岁。"

此解上篇五官以辨，阙庭必张一段。所谓色现于明堂者，鼻为五官之长，其实五官皆不可略也。

雷公曰："五官之辨奈何？"

黄帝曰："明堂骨高以起，平以直，五脏次于中央，六腑夹其两侧，首面上于阙庭，王宫在于下极，五脏安于胸中，正色以致，病色不现，明堂润泽以清，五官恶得无辨乎！"

雷公曰："其不辨者，可得闻乎？"

黄帝曰："五色之现也，各出其色部，部骨陷者，必不免于病矣，其色部乘袭者，虽病甚，不死矣。"

雷公曰："官五色奈何？"

黄帝曰："青黑为痛，黄赤为热，白为寒，是谓五官。"

此申明上篇五官以辨之义。明堂骨高以起，平以直，此面部之最要者，然后以次察其余官，则纲举而目张矣。五脏之色，次于中央，六腑之色，夹其两侧，首面之色，见于阙庭，王宫之色，〔心为君主，心之所在，是谓王宫。〕在于下极。〔下极，山根。〕若五脏皆安于胸腹之中，则正色以致，病色不现，明堂必润泽以清，此五官之辨也。其不辨者，五色之现，各出其部，部骨陷者，必不免于病，而色现克贼则死，其色部生旺乘袭，而不现克贼者，虽病甚，不死矣。"官五色"者，相五官之色也。"是谓五官"，是谓官五色之法也。

雷公曰："病之益甚与其方衰如何？"

黄帝曰："外内皆在焉。切其脉口滑小紧以沉者，病益甚，在中；人迎气大紧以浮者，病日甚，在外。其脉口浮滑者，病日进；人迎沉滑者，病日损。其脉口滑以沉者，病日进，在内；其人迎滑盛以浮者，病日进，在外。脉之浮沉及人迎与寸口气小大等者，病难已。病之在脏，沉而大者，易已，小为逆；病在腑，浮而大者，其病易已。人迎盛坚者，伤于寒；寸口盛坚者，伤于食。"

外内皆在者，寸口主中，人迎主外，皆当察之也。人迎主表，故盛坚则伤于寒；寸口主里，故盛坚则伤于食。

雷公曰："以色言病之间甚奈何？"

黄帝曰："其色粗以明，沉夭者，为甚；其色上行者，病日甚；其色下行，如云彻散者，病方已。五色各有脏部，有外部，有内部也。色从外部走内部者，其病从外走内；其色从内走外者，其病从内走外。病生于内者，先治其阴，后治其阳，反者益甚；其病生于阳者，先治其外，后治其内，反者益甚。其脉滑大以代而长者，病从外来，目有所见，志有所恶，此阳气之并也，可变而已。”

“色粗以明，沉夭者，为甚”，言色之粗明及沉夭者，皆为甚也。“五色各有脏部”，各有五脏发现之部也。“目有所见，志有所恶”，神志之异常也。“并”，合也。

雷公曰：“小子闻，风者，百病之始也，厥逆者，寒湿之起也，别之奈何？”

黄帝曰：“常候阙中，薄泽为风，冲浊为痹，在地为厥，此其常也，各以其色言其病。”

雷公曰：“人不病猝死，何以知之？”

黄帝曰：“大气入于脏腑者，不病而猝死矣。”

雷公曰：“病小愈而猝死者，何以知之？”

黄帝曰：“赤色出两颧，大如拇指者，病虽小愈，必猝死；黑色出于庭，大如拇指，必不病而猝死。”

“地”，面之下部也。“大气”，邪气之大者也。

雷公再拜曰：“善哉！其死有期乎？”

黄帝曰：“察色以言其时。”

雷公曰：“善乎！愿卒闻之。”

黄帝曰：“庭者，首面也；阙上者，咽喉也；阙中者，肺也；下极者，心也；直下者，肝也；肝左者，胆也；下者，脾也；方上者，胃也；中央者，大肠也；夹大肠者，肾也；当肾者，脐也。面王以上者，小肠也；面王以下者，膀胱、子处也。

此五脏六腑所现之部，所谓五脏次于中央，六腑夹其两侧也。庭者，颜也，所以候首面也；阙者，眉间；阙上者，咽喉也；阙中者，肺也；下极者，山根，心也；直下者，鼻柱，肝也；肝左者，鼻柱之左，胆也；下者，鼻准，是为面王，脾也；方上者，鼻准两旁，胃也；中央者，侧面之中，颧骨之下，大肠也；夹大肠者，颊上，肾也；当肾之下者，脐也；面王以上者，颧骨之上，小肠也；面王以下者，人中，膀胱、子处也。〔“子处”，子宫。〕

颧者，肩也；颧后者，臂也；臂下者，手也；目内眦上者，膺乳也；夹绳而上者，背也；循牙车以下者，股也；中央者，膝也；膝以下者，胫也；当胫以下者，足也；巨分者，股里也；巨屈者，膝膑也。此五脏六腑肢节之部也。

颧者，肩也；颧后者，臂也；臂下者，手也；目内眦上者，阙下两旁，膺乳也；夹绳而上者，颊外，〔颊外曰绳。〕背也；循牙车以下者，〔牙床。〕股也；中央者，两牙车之中央，膝也；膝下者，胫也；当胫以下者，足也；巨分者，口旁大纹，股里也；巨屈者，颊下曲骨，膝膑也。此五脏六腑肢节之部也。〔上段，脏腑之部；此段，肢节之部。〕

各有部分，用阴和阳，用阳和阴，当明部分，万举万当。能别左右，是谓大道，男女异位，故曰阴阳，审察泽夭，谓之良工。沉浊为内，浮泽为外，黄赤为风，青黑为痛，白为寒，黄而膏润为脓，赤甚者为血，痛甚为挛，寒甚为皮不仁。五色各现其部，察其浮沉，以知浅深；察其泽夭，以观成败；察其散抟，以知远近；视色上下，以知病处；积神于心，以知往今。故相气不微，不知是非，属意勿去，乃知新故。

男女异位，男左女右也。

色明不粗，沉夭为甚，不明不泽，其病不甚。其色散，驹驹然未有聚，其病散而气痛，聚未成也。男子色在于面王，为小腹痛，下为卵痛，其圆直为茎痛，高为本，下为首，狐疝㿉阴之属也。女子在于面王，为膀胱、子处之病，散为痛，抟为聚，方圆左右，各如其色形。其随而下，至骶为淫，有润如膏状，为暴食不洁。左为左，右为右，其色有邪，聚散而不端，面色所指者也。色者，青黑赤白黄，皆端满有别向。别向赤者，其色亦大于榆荚，在面王，为不月。其色上锐，首空上向，下锐下向，在左右如法。以五色命脏，青为肝，赤为心，黄为脾，白为肺，黑为肾。肝合筋，心合脉，脾合肉，肺合皮，肾合骨。肾乘心，心先病，肾为应，色皆如是。”

“驹驹”，散貌。〔如马驹散乱。〕“方圆左右”，各如其色形，其聚之之方圆，左右各如其色之形也。“其随而下，至骶为淫”，色随面王而下，当应至尾骶，而为淫泆带浊之症也。“有润如膏状，为暴食不洁”，暴食不消，泄利不洁也。“左为左，右为右，其色有邪，聚散而不端，面色所指者也”，色之左右所在，即病之左右所在，其色有邪，或聚或散，而不端正，皆随其面色所指之方，左右求之也。“端满有别向”，本部端满，而必有别走之向。假如别向赤者，其色亦大如榆荚，若在面王，则女子为不月。其色上锐，则首空而上向〔首空者，乘虚而至也。〕下锐则首空而下向，在左在右，皆如此法，此即其别走之向也。

天年五十

黄帝问于岐伯曰："愿闻人之始生，何气筑为基？何立而为楯？何失而死？何得而生？"

岐伯曰："以母为基，以父为楯，失神者死，得神者生也。"

"基"，址也。"楯"，干也。

黄帝曰："何者为神？"

岐伯曰："血气已和，营卫已通，五脏已成，神气舍心，魂魄毕具，乃成为人。"

黄帝曰："人之寿夭各不同，或夭寿，或猝死，或病久，愿闻其道。"

岐伯曰："五脏坚固，血脉和调，肌肉解利，皮肤致密，营卫之行，不失其常，呼吸微徐，气以度行，六腑化谷，津液布扬，各如其常，故能长久。"

黄帝曰："人之寿百岁而死，何以致之？"

岐伯曰："使道隧以长，基墙高以方，通调营卫，三部三里，起高骨肉满，百岁乃得终。"

"使道"，七窍也，"隧"，地道也。"隧以长"，言孔窍之深长也。"基墙"，面部之骨肉也。〔骨骼为基，蕃蔽为墙。〕"三部"，人上中下三部。"三里"，穴名，手阳明三里在肘下，足阳明三里在膝下。"起"，丰起也。〔肘膝臂胫之间，关节之大者，故欲其丰起也。〕

黄帝曰："其气之盛衰，以至其死，可得闻乎？"

岐伯曰："人生十岁，五脏始定，血气已通，其气在下，故好走；二十岁，血气始盛，肌肤方长，故好趋；三十岁，五脏大定，肌肉坚固，血脉盛满，故好步；四十岁，五脏六腑十二经脉皆大盛以平定，腠理始疏，荣华颓落，髮颇斑白，平盛不摇，故好坐；五十岁，肝气始衰，肝叶始薄，胆汁始减，目始不明；六十岁，心气始衰，苦忧悲，血气懈惰，故好卧；七十岁，脾气虚，皮肤枯；八十岁，肺气衰，魄离，故言善误；九十岁，肾气焦，四脏经脉空虚；百岁，五脏皆虚，神气皆去，形骸独居而终矣。”

“其气在下”，阳盛于下也。

黄帝曰：“其不能终寿而死者何如？”

岐伯曰：“其五脏皆不坚，使道不长，孔外以张，喘息暴疾，又卑基墙，薄脉少血，其肉不实，数中风寒，血气虚，脉不通，正邪相攻，乱而相引，故中寿而尽也。”

“孔外以张”，孔窍外露也。“其肉不实”，不坚也。“乱而相引”，邪气逆乱而相牵引也。

寿夭刚柔五十一

黄帝问于少师曰：“余闻人之生也，有刚有柔，有弱有强，有长有短，有阴有阳，愿闻其方。”

少师答曰：“阴中有阴，阳中有阳，审知阴阳，刺之有方。得病所始，刺之有理，谨度病端，与时相应，内合于五脏六腑，外合于筋骨皮肤。是故内有阴阳，外亦有阴阳。在内者，五脏为阴，六腑为阳；在外者，筋骨为阴，皮肤为阳。故曰病在阴之阴者，刺阴之荥腧；病在阳之阳者，刺阳之合；病在阳之阴者，刺阴之经；病在阴之阳者，刺络脉。故曰病在阳者，命曰风；病在阴者，命曰痹；阴阳俱病，命曰风痹。病有形而不痛者，阳之类也；无形而痛者，阴之类也。无形而痛者，其阳完而阴伤之也，急治其阴，无攻其阳；有形而不痛者，其阴完而阳伤之也，急治其阳，无攻其阴。阴阳俱动，乍有形，乍无形，加以烦心，命曰阴胜其阳，此谓不表不里，其形不久。”

“不表不里”，阴阳俱败，难分表里也，故其形不久。

黄帝问于伯高曰：“余闻形气病之先后外内之应奈何？”

伯高答曰：“风寒伤形，忧恐忿怒伤气。气伤脏，乃病脏；寒伤形，乃病形；风伤筋脉，筋脉乃应。此形气外内之相应也。”

黄帝曰：“刺之奈何？”

伯高答曰：“病九日者，三刺而已；病一月者，十刺而已。多少远近，以此衰之。久痹不去身者，视其血络，尽出其血。”

黄帝曰：“外内之应，难易之治奈何？”

伯高答曰：“形先病而未入脏者，刺之半其日；脏先病而形乃应者，刺之倍其日。此外内难易之应也。”

形病易治，故刺之半其日；脏病难治，故刺之倍其日。

黄帝问于伯高曰：“余闻形有缓急，气有盛衰，骨有大小，肉有坚脆，皮有厚薄，其以立寿夭奈何？”

伯高曰：“形与气相任则寿，不相任则夭；皮与肉相裹则寿，不相裹则夭；血气经络胜形则寿，不胜形则夭。”

“任”者，形气相敌也。“裹”者，皮肉坚固也。

黄帝曰：“何谓形之缓急？”

伯高曰：“形充而皮肤缓者则寿；形充而皮肤急者则

夭；形充而脉坚大者顺也，形充而脉小以弱者气衰，衰则危矣；若形充而颧不起者骨小，骨小则夭矣；形充而大肉䐃坚而有分者肉坚，肉坚则寿矣；形充而大肉无分理不坚者肉脆，肉脆则夭矣。此天之生命所以立形定气而视寿夭者，必明乎此立形定气，而后以临病人，决生死。”

“颧”者，骨之本也，故颧小则骨小。“大肉”，臀肉。“䐃”者，肉所结聚之处也。“坚而有分”者，有分理也。

黄帝曰：“余闻寿夭，无以度之。”

伯高曰：“墙基卑，高不及其地者，不及三十而死，其有因加疾者，不及二十而死也。”

“墙基”，面部之骨也。“地者”，面部之肉也。

黄帝曰：“形气之相胜，以立寿夭奈何？”

伯高曰：平人而气胜形者寿；病而形肉脱，气胜形者死，形胜气者危矣。”

“病而形肉脱，气胜形者”，喘息肩摇而身动也。

黄帝问于伯高曰：“何以知皮肉、血气、筋骨之病也？”

伯高曰：“色起两眉，薄泽者，病在皮；唇色青黄赤白黑者，病在肌肉；营气濡然者，病在血气；目色青黄赤白黑者，病在筋；耳焦枯，受尘垢，病在骨。”

“两眉”，阙中，其应在肺，肺主皮，故应在皮。脾窍于口，其主肌肉，口唇者，肌肉之本，故唇现五色，病在肌肉。营气濡然者，窍开汗泄，此缘血气郁蒸，故病在血气。肝窍于目，其主筋，故目现五色，病在筋。肾窍于耳，其主骨，故耳焦枯，受尘垢，病在骨。

黄帝曰：“病形何如？取之奈何？”

伯高曰：“夫百病变化，不可胜数，然皮有部，肉有柱，血气有输，骨有属。”

黄帝曰："愿闻其故。"

伯高曰："皮之部，输于四末；肉之柱，在臂胫诸阳分肉之间，与足少阴分间；血气之输，输于诸络，气血留居，则盛而起，筋部无阴无阳，无左无右，候病所在；骨之属者，骨孔之所以受益，而益脑髓者也。"

"皮之部"，在阳分，阳受气于四末，故皮之部，输于四末。"肉之柱"，肉䐃之坚厚者，皆在手足三阳分肉之间与足少阴之分间，如肘膝上下肌肉丰满之处。脾主肌肉，又主四肢，故大肉皆在臂胫。而骼上肉䐃，如臑，如股，如臀，皆足少阴之所经历。"分间"者，其分部。血气之传输，输于诸络，气血留居不行，则诸络盛满而起也。筋部无阴阳左右，候其病之所在而调之，以十二经筋无处不在也。骨之属者，谷入气满，而化津液，淖泽注于骨孔，骨孔之所以受益，而补益脑髓者也，"骨之属者"，骨节连属之处也。

黄帝曰："取之奈何？"

伯高曰："夫病变化，浮沉深浅，不可胜穷，各在其处。病间者浅之，甚者深之，间者少之，甚者众之，随变而调气，故曰上工。"

黄帝问于伯高曰："人之肥瘦、大小、寒温，有老、壮、少、小，别之奈何？"

人之肥瘦大小寒温，有老壮少小，其肥瘦大小寒温，有老壮少小之殊也。

伯高对曰："人年五十以上为老，三十以上为壮，十八以上为少，六岁以上为小。"

黄帝曰："何以度知肥瘦？"

伯高曰："人有肥，有膏，有肉。"

黄帝曰："别此奈何？"

伯高曰："䐃肉坚，皮满者，肥；䐃肉不坚，皮缓者，膏；皮肉不相离者，肉。"

黄帝曰："身之寒温奈何？"

伯高曰："膏者其肉淖，而粗理者身寒，细理者身热。脂者其肉坚，细理者热，粗理者寒。"

黄帝曰："其肥瘦大小奈何？"

伯高曰："膏者，多气而皮纵缓，故能纵腹垂腴；肉者，身体容大；脂者，其身收小。"

黄帝曰："三者之气血多少何如？"

伯高曰："膏者，多气，多气者热，热者耐寒；肉者，多血，则充形，充形则平；脂者，其血清，气滑少，故不能大。此别于众人者也。"

黄帝曰："众人奈何？"

伯高曰："众人皮肉脂膏不相加也，血与气不能相多，故其形不小不大，各自称其形，命曰众人。"

黄帝曰："善！治之奈何？"

伯高曰："必先别其三形，血之多少，气之清浊，而后调之，治无失常经。是故膏人者，纵腹垂腴；肉人者，上下容大；脂人者，虽脂不能大也。"〔以上二段，旧误在《卫气失常》。〕

"纵腹垂腴"，其腹皮丰腴，纵缓而下垂也。"身体容大"，容者，从容舒泰之象也。

灵枢悬解卷六终

卷七

外　候

五变五十二

黄帝问于少俞曰：“余闻百疾之始期也，必生于风雨寒暑，循毫毛而入腠理，或复还，或留止，或为风厥汗出，或为消瘅，或为寒热，或为留痹，或为积聚，奇邪淫泆，不可胜数，愿闻其故。夫同时得病，或病此，或病彼，意者天之为人生风乎，何其异也？”

少俞曰：“夫天之生风者，非以私百姓也，其行公平正直，犯者得之，避者得无殆，非求人而人自犯之。”

黄帝曰：“一时遇风，同时得病，其病各异，愿闻其故。”

少俞曰：“善乎哉问！请论以比匠人。匠人磨斧斤，砺刀削，斫材木。木之阴阳，尚有坚脆，坚者不入，脆者皮弛，及其交节，而缺斤斧焉。夫一木之中，坚脆不同，坚者则刚，脆者易伤，况其材木之不同，皮之厚薄，汁之多少，而各异耶？夫木之早花先生叶者，遇春霜烈风，则花落而叶萎；久曝大旱，则脆木薄皮者，枝条汁少而叶萎；久阴淫雨，则薄皮多汁者，皮溃而漉；猝风暴起，则刚脆之木，枝折杌伤；秋霜疾风，则刚脆之木，根摇而叶落。凡此五者，各有所伤，况于人乎！”

黄帝曰：“以人应木奈何？”

少俞答曰："木之所伤也，皆伤其枝，枝之刚而坚，未成伤也。人之有常病也，亦因其骨节皮肤腠理之不坚固者，邪之所舍也，故常为病也。"〔"杌"，音兀。〕

风厥、汗出、消瘅、留痹、积聚，是为风邪五变。斧斤、刀削，皆匠人之利器也，《檀弓》："宋之斤，鲁之削。""枝折杌伤"，木无枝曰杌。

黄帝曰："人之善病风厥漉汗者，何以候之？"

少俞答曰："肉不坚，腠理疏，则善病风。"

黄帝曰："何以候肉之不坚也？"

少俞答曰："䐃肉不坚而无分理者，粗理，粗理而皮不致者，腠理疏。此言其浑然者。"

肉之聚处曰䐃，即臀肉也，此肌肉之本，䐃肉不坚，则其余肉必不坚也。"此言其浑然者"，浑举其大概而言之也。

黄帝曰："人之善病消瘅者，何以候之？"

少俞答曰："五脏皆柔弱者，善病消瘅。"

黄帝曰："何以知五脏之柔弱也？"

少俞答曰："夫柔弱者，必有刚强，刚强多怒，柔者易伤也。"

黄帝曰："何以候柔弱之与刚强？"

少俞答曰："此人薄皮肤而目坚固以深者，长冲直扬，其心刚，刚则多怒，怒则气上逆，胸中蓄积，血气逆留，髋皮充肌，血脉不行，转而为热，热则消肌肤，故为消瘅。此言其人暴刚，而肌肉弱者也。"〔髋，同宽。〕

"消瘅"，即消渴。〔"瘅"，热也。〕仲景《伤寒》、《金柜》："厥阴之为病，消渴。"肝为风木，风燥亡津，是以病渴。柔弱者，必有刚强，柔弱者肺，刚强者肝也，肝气刚强则怒，肺气柔弱则易伤消瘅也。“长冲直扬”，〔《论勇》作“长衡直扬”。〕“长冲”，目珠突露也；“直扬”，直眉也。〔《诗》：“扬且之晳也”。注：“眉上横也”。〕“臗皮充肌”，血气壅阻，而皮肉充塞也。

黄帝曰：“人之善病寒热者，何以候之？”

少俞答曰：“小骨弱肉者，善病寒热。”

黄帝曰：“何以候骨之小大，肉之坚脆，色之不一也？”

少俞答曰：“颧骨者，骨之本也，颧大则骨大，颧小则骨小，皮肤薄而其肉无䐃，其臂懦懦然，其地色殆然，不与其天同色，污然独异，此其候也。臂薄者，其髓不满，故善病寒热也。”

“懦懦”，弱貌。“地”者，面之下部；天者，面之上部也。“殆然、污然”，晦而不明也。

黄帝曰：“何以候人之善病痹者？”

少俞答曰：“粗理而肉不坚者，善病痹。”

黄帝曰：“痹之高下有处乎？”

少俞答曰：“欲知其高下者，各视其部。”

“各视其部”，视其肉所不坚之部也。

黄帝曰：“人之善病肠中积聚者，何以候之？”

少俞答曰：“皮肤薄而不泽，肉不坚而淖泽，如此肠胃恶，恶则邪气留止，积聚乃伤。脾胃之间，寒温不次，邪气稍至，蓄积留止，大聚乃起。”〔“淖”，音闹。〕

“淖泽”，湿气濡滞也。

黄帝曰：“夫病形，余已知之矣，愿闻其时。”

少俞答曰：“先立其年，以知其时，时高则起，时下则殆，虽不陷下，当年有冲通，其病必起，是谓因形而生病，五变之纪也。故用针者，不知年之所加，气之盛衰，虚实

之所起，不可以为工也。”〔“故用针者”至末，误在《官针》。〕

“愿闻其时”，病起之时也。“先立其年”，立其主运之年也。“以知其时”，知其时令之生克也。“时高则起”，得生旺而病愈也。“时下则殆”，遇衰克而病危也。“虽不陷下，当年有冲通，其病必起”，虽非衰克之时，而当其年有所冲犯而感通，其病亦所必起。〔“起”，病作也。〕“是谓因形而生病，五变之纪也”，因其形虚而生病，五变之纲纪也。

黄帝曰：“有人于此，并行并立，其年之长少等也，衣之厚薄均也，猝然遇烈风暴雨，或病，或不病，或皆病，或皆不病，其故何也？”

少俞曰：“帝问何急？”

黄帝曰：“愿尽闻之。”

少俞曰：“春青风，夏阳风，秋凉风，冬寒风。凡此四时之风者，其所病，各不同形。”

黄帝曰：“四时之风病人如何？”

少俞曰：“黄色薄皮弱肉者，不胜春之虚风；白色薄皮弱肉者，不胜夏之虚风；青色薄皮弱肉者，不胜秋之虚风；赤色薄皮弱肉者，不胜冬之虚风也。”

黄色不胜春，木克土也；白色不胜夏，火克金也；青色不胜秋，金克木也；赤色不胜冬，水克火也；黑色不胜长夏，土克水也。

黄帝曰：“黑色不病乎？”

少俞曰：“黑色而皮厚肉坚，固不伤于四时之风；其皮薄而肉不坚，色不一者，长夏至而有虚风者，病矣；其皮厚而肌肉坚者，长夏至而有虚风，不病矣；其皮厚而肌肉

坚者，必重感于寒，外内皆然，乃病。”

黄帝曰：“善!”

〔此段旧误在《论勇》。〕

论疾诊尺五十三

黄帝问于岐伯曰：“余欲毋视色持脉，独调其尺，以言其病，从外知内，为之奈何?”

岐伯曰：“审其尺之缓急小大滑涩，肉之坚脆，而病形定矣。视人之目窠上微壅，如新卧起状，其颈脉动，时咳，按其手足上，窅而不起者，风水肤胀也；尺肤滑而淖泽者，风也；尺肉弱者，解㑊；安卧脱肉者，寒热，不治；尺肤滑而泽脂者，风也；尺肤涩者，风痹也；尺肤粗如枯鱼之鳞者，水泆饮也；尺肤热甚，脉盛躁者，病温也；其脉盛而滑者，病且出也；尺肤寒，其脉小者，泄，少气；尺肤炬然，先热后寒者，寒热也；尺肤先寒，久大之而热者，亦寒热也。〔“㑊”，与迹同。〕

“目窠上微壅，如新卧起状，颈脉动，时咳”段，与《水胀》篇同义，详彼篇。“解㑊”，形迹懈怠也。“病且出”者，病将外退也。“炬然”，热蒸之象。

肘所独热者，腰以上热；手所独热者，腰以下热；肘前独热者，膺前热；肘后独热者，肩背热；臂中独热者，腰腹热；肘后粗以下三四寸热者，肠中有虫；掌中热者，腹中热；掌中寒者，腹中寒；鱼上白肉有青血脉者，胃中有寒；尺炬然热，人迎大者，当夺血；尺坚大，脉小甚，少气，悗有加，立死。

掌后手大指根白肉丰起者为鱼。“炬然”，热盛之象。“人迎”，足阳明动脉，在喉旁。

诊血脉者，多赤多热，多青多痛，多黑为久痹，多赤、多黑、多青皆现者，寒热。诊寒热者，赤脉上下至瞳子，现一脉，一岁死；现一脉半，一岁半死；现二脉，二岁死；现二脉半，二岁半死；现三脉，三岁死。诊目痛，赤脉从上下者，太阳病；从下上者，阳明病；从外走内者，少阳病。目赤色者病在心，白在肺，青在肝，黄在脾，黑在肾，黄色不可名者，病在胸中。诊龋齿痛，按其阳之来，有过者独热，在左左热，在右右热，在上上热，在下下热。身痛而色微黄，齿垢黄，爪甲上黄，黄疸也。安卧，小便黄赤，脉小而涩者，不嗜食。女子手少阴脉动甚者，妊子。婴儿病，其头毛皆逆上者，必死。耳间青脉起者，掣痛。大便赤瓣，飧泄，脉小者，手足寒，难已；飧泄，脉小，手足温，易已。人病，其寸口之脉，与人迎之脉小大等，及其浮沉等者，病难已也。”

诊寒热，赤脉上下至瞳子，与《寒热篇》同。太阳为目上网，阳明为目下网，少阳行于目锐眦，故目痛。赤脉从上下者，太阳病；从下上者，阳明病；从外走内者，少阳病。手阳明脉入下齿，足阳明脉入上齿，按其阳之来，手足阳明之来也。“手少阴脉”，手少阴之神门也，动在掌后锐骨之端，胎结中宫，阻其君火降蛰之路，故神门动甚。“头毛逆上者”，皮毛焦也，故必死。“耳间青脉起者”，足少阳循耳下行，胆木上逆，故掣痛。“大便赤瓣”，红紫成块也。“手足寒”，脾阳败也。寸口候阴，人迎候阳，秋冬寸口微大，春夏人迎微大，是其常也。“小大浮沉相等”，其在秋冬则阳盛而阴衰，春夏则阴盛而阳衰，偏而不平，故病难已也。

阴阳系日月五十四

黄帝曰："余闻天为阳，地为阴，日为阳，月为阴，其合之于人奈何？"

岐伯曰："腰以上为天，腰以下为地，故天为阳，地为阴。足之十二经脉，以应十二月，月生于水，故在下者为阴；手之十指，以应十日，日生于火，故在上者为阳。"

黄帝曰："合之于脉奈何？"

岐伯曰："寅者，正月之生阳也，主左足之少阳；未者，六月，主右足之少阳；卯者，二月，主左足之太阳；午者，五月，主右足之太阳；辰者，三月，主左足之阳明；巳者，四月，主右足之阳明，此两阳合于前，故曰阳明。申者，七月之生阴也，主右足之少阴；丑者，十二月，主左足之少阴；酉者，八月，主右足之太阴；子者，十一月，主左足之太阴；戌者，九月，主右足之厥阴；亥者，十月，主左足之厥阴，此两阴交尽，故曰厥阴。

甲主左手之少阳，己主右手之少阳；乙主左手之太阳，戊主右手之太阳；丙主左手之阳明，丁主右手之阳明，此两火并合，故为阳明。庚主右手之少阴，癸主左手之少阴；辛主右手之太阴，壬主左手之太阴。

故足之阳者，阴中之少阳也；足之阴者，阴中之太阴也。手之阳者，阳中之太阳也；手之阴者，阳中之少阴也。腰以上者为阳，腰以下者为阴。其于五脏也，心为阳中之太阳，肺为阳中之少阴，肝为阴中之少阳，脾为阴中之至阴，肾为阴中之太阴。”

黄帝曰：“以治奈何？”

岐伯曰：“正月、二月、三月，人气在左，毋刺左足之阳；四月、五月、六月，人气在右，毋刺右足之阳；七月、八月、九月，人气在右，毋刺右足之阴；十月、十一月、十二月，人气在左，毋刺左足之阴。”

黄帝曰：“五行以东方为甲乙木，旺春，春色苍，主肝，肝者，足厥阴也，今乃以甲为左手之少阳，不合于数何也？”

岐伯曰：“此天地之阴阳也，非四时五行之以次行也，且夫阴阳者，有名而无形，故数之可十，离之可百，散之可千，推之可万，此之谓也。”

“天地之阴阳”，无定者；“四时五行之阴阳”，以次运行，有定者也。故曰此天地之阴阳，非四时五行之以次行也。“离之可十”，“离”，拆也。“散之可千”，“散”，分也。

黄帝曰：“愿闻身形应九野奈何？”

岐伯曰：“请言身形之应九野也。左足应立春，其日戊寅、己丑；左胁应春分，其日乙卯；左手应立夏，其日戊辰、己巳；膺喉首头应夏至，其日丙午；右手应立秋，其日戊申、己未；右胁应秋分，其日辛酉；右足应立冬，其日戊戌、己亥；腰尻下窍应冬至，其日壬子；六腑膈下三脏应中州，其大禁，大禁太一所在之日及诸戊己。凡此九者，善候八正所在之处，所主上下左右身体痈肿者，欲治之，无以其所值之日溃治之，是谓天忌日也。”〔此段旧误在《九针论》。〕

“膈下三脏”，脾、肝、肾也。太一随八节，而居八方，详见

《九宫八风》。"八正所在"，即太一所在。太一八节移居，主人上下左右八处，其所值之日，是谓天忌日，勿以其日破痈肿而取脓血也。

通天五十五

黄帝问于少师曰："余常闻人有阴阳，何谓阴人？何谓阳人？"

少师曰："天地之间，六合之内，不离于五，人亦应之，非徒一阴一阳而已也，而略言耳，口弗能遍明也。"

黄帝曰："愿略闻其意。有贤人圣人，心能备而行之乎？"

少师曰："盖有太阴之人，少阴之人，太阳之人，少阳之人，阴阳和平之人。凡五人者，其态不同，其筋骨气血各不等。"

五行有五，人亦应之，非徒一阴一阳而已，曰阴人阳人者，此略言其概耳。若推广其义，则五五又分二十五人，口弗能遍明也。

黄帝曰："其不等者，可得闻乎？"

少师曰："太阴之人，贪而不仁，下齐湛湛，好纳而恶出，心和而不发，不务于时，动而后之，此太阴之人也。〔"湛"，音沉。〕

"湛湛"，深沉之意。"不务于时，动而后之"，不躁动也。

少阴之人，小贪而贼心，见人有亡，常若有得，见人有荣，乃反愠怒，好伤好害，心嫉而无恩，此少阴之人也。

"心疾"，心媢嫉也。

太阳之人，居处于于，好言大事，无能而虚说，志发于四野，举措不顾是非，为事如常自用，事虽败而常无悔，此太阳之人也。

“于于”，舒泰之象。“志发于四野”，志大而无当也。

少阳之人，諟谛好自贵，有小小官，则高自宜，好为外交，而不内附，此少阳之人也。

“諟谛好自贵”，小有精明，审谛而出，因以自负也。“有小小官，则高自宜”，高自位置也。

阴阳和平之人，居处安静，无为惧惧，无为欣欣，婉然从物，或与不争，与时变化，尊则谦谦，谈而不治，是谓至治。

“谈而不治”，但谈其理，而不治其事，无为而治，是谓至治。

古之善用针艾者，视人五态乃治之，盛者泻之，虚者补之。”

黄帝曰：“治人之五态奈何？”

少师曰：“太阴之人，多阴而无阳，其阴血浊，其卫气涩，阴阳不和，缓筋而厚皮，不之疾泻，不能移之；少阴之人，多阴而少阳，小胃而大肠，六腑不调，其阳明脉小而太阳脉大，必审调之，其血易脱，其气易败也；太阳之人，多阳而少阴，必谨调之，无脱其阴，而泻其阳，阳重脱者易狂，阴重脱者暴死，不知人也；少阳之人，多阳而少阴，经小而络大，血中而气外，实阴而虚阳，独泻其络脉则强，气脱而疾，中气不足，病不起也；阴阳和平之人，其阴阳之气和，血脉调，谨诊其阴阳，视其邪正，安容仪，审有余不足，盛则泻之，虚则补之，不盛不虚，以经取之。此所以调阴阳，别五态之人者也。”

“实阴而虚阳”，宜实其阴而虚其阳。独泻其络脉，即虚其阳，是以强也。“安容仪”者，安详其容仪，以审之也。

黄帝曰：“夫五态之人者，相与无故，猝然新会，未知其行也，何以别之？”

少师答曰：“众人之属，不如五态之人者，故五五二十五人，而五态之人不与焉，五态之人，尤不合于众者也。”

黄帝曰：“别五态之人奈何？”

少师曰：“太阴之人，其状黮黮然黑色，念然下意，临临然长大，腘然未偻，此太阴之人也。少阴之人，其状清然窃然，固以阴贼，立而躁险，行而似伏，此少阴之人也。太阳之人，其状轩轩储储，反身折腘，此太阳之人也。少阳之人，其状立则好仰，行则好摇，两臂两肘，常出于背，此少阳之人也。阴阳和平之人，其状委委然，随随然，颙颙然，愉愉然，暶暶然，豆豆然，众皆曰君子，此乃阴阳和平之人也。〔“颙”，音雍。“黮”，音谈。“暶”，音旋。〕

“黮黮”，色黑而不明也。“念然下意”，意下而心深也。“腘然未偻”，膝屈而非偻。“委委、随随、颙颙、愉愉、暶暶、豆豆”，皆从容和适之象也。

黄帝问于伯高曰：“愿闻人之肢节以应天地奈何？”

伯高答曰：“天圆地方，人头圆足方以应之；天有日月，人有两目；天有风雨，人有喜怒；天有雷电，人有声音；天有冬夏，人有寒热；天有昼夜，人有卧起；天有列星，人有牙齿；天有阳阴，人有夫妻；天有四时，人有四肢；天有五音，人有五脏；天有六律，人有六腑；天有十日，人有手十指；辰有十二，人有足十趾、茎、垂以应之，女子不足二节，以抱人形；岁有十二月，人有十二节；岁有三百六十五日，人有三百六十节；地有高山，人有肩膝；地有山石，人有高骨；地有小山，人有小节；地有深谷，人有腋腘；地有聚邑，人有䐃肉；地有泉脉，人有卫气；地有林木，人有募筋；地有草蓂，人有毫毛；地有四时不生草，人有无子；地有九州，人有九窍；地有十二经水，人有十二经脉。此人与天地相应者也。”〔此段旧误在《邪客》。〕

阴阳二十五人五十六

黄帝曰：“余问阴阳之人何如？”

伯高曰：“天地之间，六合之内，不离于五，人亦应之，故五五二十五人之政，而阴阳之人不与焉。”

黄帝曰：“其态又不合于众者五，余已知之矣。愿闻二十五人之形，血气之所生，别而以候，从外知内，何如？”

岐伯曰：“悉乎哉问也！此先师之秘也，伯高犹不能明之也。”

黄帝避席遵循而却曰：“余闻之，得其人弗教，是谓重失，得而泄之，天将厌之，余愿得而明之，金柜藏之，不敢扬之。”

岐伯曰：“先立五形金、木、水、火、土，别其五色，异其五形之人，而二十五人具矣。”

黄帝曰：“愿卒闻之。”

岐伯曰：“慎之慎之，臣请言之。

伯高答词，在《通天》篇。“遵循”，与逡巡同。

木形之人，比于上角，似于苍帝。其为人：苍色，小头，长面，大肩背，直身，小手足，好有才，劳心，少力，多忧，劳于事，耐春夏不耐秋冬，秋冬感而病生，足厥阴，佗佗然；太角之人，比于左足少阳，少阳之上，遗遗然；左角之人，比于右足少阳，少阳之下，随随然；钛角之人，比于右足少阳，少阳之上，推推然；判角之人，比于左足少阳，少阳之下，括括然。〔“佗”，音驼。“钛”，音代。〕

足厥阴，肝经，属木。“佗佗”，筋力松懈，足膝迟重之意。“上角”，木形之全者，左之上为太角，右之下为左角，右之上为钛角，左之下为判角，〔“判”，半也。〕于上角而分左右，于左右而分上下，是木形之五人也。“比于足少阳”者，少阳与厥阴为表里，皆属木也。“遗遗、随随、推推、括括”，形容其象也。下四段，皆仿此。

火形之人，比于上徵，似于赤帝。其为人：赤色，广朋，锐面，小头，好肩背髀腹，小手足，行安地，疾心，行摇肩，背肉满，有气，轻财，少信，多虑，见事明，好颜，急心，不寿，暴死，耐春夏不耐秋冬，秋冬感而病生，手少阴，核核然；质徵之人，比于左手太阳，太阳之上，肌肌然；少徵之人，比于右手太阳，太阳之下，慆慆然；右徵之人，比于右手太阳，太阳之上，鲛鲛然；质判之人，比于左手太阳，太阳之下，支支颐颐然。〔“朋”，音引。〕

“朋”，脊肉也。此火形之五人。“质徵”，亦作太徵。“质判”，太徵之半也。

土形之人，比于上宫，似于上古黄帝。其为人：黄色，圆面，大头，美肩背，大腹，美股胫，小手足，多肉，上下相称，行安地，举足浮，安心，好利人，不喜权势，善附人也，耐秋冬不耐春夏，春夏感而病生，足太阴，敦敦然；太宫之人，比于左足阳明，阳明之上，婉婉然；加宫之人，比于左足阳明，阳明之下，坎坎然；少宫之人，比于右足阳明，阳明之上，枢枢然；左宫之人，比于右足阳明，阳明之下，兀兀然。

此土形之五人。

金形之人，比于上商，似于白帝。其为人：方面，白色，小头，小肩背，小腹，小手足，如骨发踵外，骨轻，身清廉，急心，静悍，善为吏，耐秋冬不耐春夏，春夏感而病生，手太阴，敦敦然；金太商之人，比于左手阳明，阳明之上，廉廉然；右商之人，比于左手阳明，阳明之下，脱脱然；太商之人，比于右手阳明，阳明之上，监监然；少商之人，比于右手阳明，阳明之下，严严然。

此金形之五人。

水形之人，比于上羽，似于黑帝。其为人：黑色，面不平，大头，廉颐，小肩，大腹，动手足，发行摇身，下尻长，背延延然，不敬畏，善欺绐人，戮死，耐秋冬不耐春夏，春夏感而病生，足少阴，汗汗然；太羽之人，比于右足太阳，太阳之上，颊颊然；少羽之人，比于左足太阳，太阳之下，纡纡然；众之为人，比于右足太阳，太阳之下，洁洁然；桎之为人，比于左足太阳，太阳之上，安安然。

此水形之五人。“众”，众羽。“桎”，桎羽。

是故五形之人二十五变者，众之所以相欺者是也。”

黄帝曰：“得其形，不得其色何如？”

岐伯曰：“形胜色，色胜形者，至其胜时年加，感则病行，失则忧矣。形色相得者，富贵大乐。”

黄帝曰：“其形色相胜之年时，加可知乎？”

岐伯曰：“凡年忌下上之人，大忌，常加。七岁、十六岁、二十五岁、三十四岁、四十三岁、五十二岁、六十一岁，皆人之大忌，不可不自安也，感则病行，失则忧矣。当此之时，毋为奸事，是谓年忌。”

“众之所以相欺者”，众人疑惑而不能辨也。“形胜色”者，如木形而黄色。“色胜形”者，如白色而木形也。“失则忧”者，既病而又有所失也。“加可知乎”，加以感伤，可推而知也。

黄帝曰：“夫子之言，脉之上下，气血之候，以知形气奈何？”

岐伯曰：“足阳明之上，血气盛，则髯美长；血少气多，则髯短；气少血多，则髯少；气血皆少，则无髯，两吻多画。足阳明之下，血气盛，则下毛美长至胸；血多气少，则下毛美短至脐，行则善高举足，足趾少肉，足善寒；血少气多，则肉而善瘃；血气皆少，则无毛，有则稀，枯悴，善痿厥足痹。〔“瘃”，音竹。〕

足阳明之上者，夹口，环唇，而为髯。〔口旁须。〕足阳明之下者，会于气街，而为下毛。“瘃”，足寒裂也。

足少阳之上，气血盛，则通髯美长；血多气少，则通髯美短；血少气多，则少须；气血皆少，则无须，感于寒湿则善痹，骨痛爪枯也。足少阳之下，血气盛，则胫毛美长，外踝肥；血多气少，则胫毛美短，外踝皮坚而厚；血少气多，则胻毛少，外踝皮薄而软；血气皆少，则无毛，外踝瘦，无肉。

足少阳之上者，下大迎，加颊车，而为须髯。〔在颐曰须，在颊曰髯。〕足少阳之下者，出膝外，抵绝骨，而为胫毛。

足太阳之上，血气盛，则美眉，眉有毫毛；血多气少，则恶眉，面多少理；血少气多，则面多肉；血气和，则美

色。足太阳之下，血气盛，则跟肉满，踵坚；气少血多，则瘦，跟空；血气皆少，则善转筋，踵下痛。

足太阳之上者，起目眦，上额颅，而为眉。足太阳之下者，贯腨肠，出外踝，而循踵。

手阳明之上，血气盛，则髭美；血少气多，则髭恶；血气皆少，则无髭。手阳明之下，血气盛，则腋下毛美，手鱼肉以温；血气皆少，则手瘦以寒。

手阳明之上者，夹口，交人中，而为髭。〔口上曰髭，口下曰须。〕手阳明之下者，从膈外上肩，而为腋毛。

手少阳之上，血气盛，则眉美以长，耳色美；血气皆少，则耳焦恶色。手少阳之下，血气盛，则手卷多肉以温；血气皆少，则寒以瘦；气少血多，则瘦以多脉。

手少阳之上者，出耳前，交锐眦，而为眉。手少阳之下者，起名指，循手表，而走腕。

手太阳之上，血气盛，则口多须，面多肉以平；血气皆少，则面瘦恶色。手太阳之下，血气盛，则掌肉充满；血气皆少，则掌瘦以寒。"

手太阳之上者，循颈，上颊，而为须。手太阳之下者，起小指，循外踝，而上臂。

黄帝曰："二十五人者，刺之有约乎？"

岐伯曰："美眉者，足太阳之脉气血多；恶眉者，气血少；其肥而泽者，血气有余；肥而不泽者，气有余，血不足；瘦而不泽者，气血俱不足。审察其形气有余不足而调之，可以知逆顺矣。"

黄帝曰："刺阴阳逆顺奈何？"

岐伯曰："按其寸口人迎，以调阴阳。切循其经络之凝涩、结而不通者，此于身皆为痛痹，甚则不行，故凝涩。凝

涩者，致气以温之，血和乃止。其结络者，脉结血不和，决之乃行。故曰气有余于上者，导而下之；气不足于上者，推而休之；其稽留不至者，因而迎之；寒与热争者，导而行之；其郁陈血不结者，则而与之。必明于经隧，乃能持之，必先明知二十五人，则血气之所在，左右上下，刺约毕矣。”

“必明于经隧，乃能持之”，明于经隧之滑涩行止，乃能维持之，而得其平也。

黄帝曰：“妇人无须者，无气无血乎？”

岐伯曰：“冲脉任脉，皆起于胞中，上循背里，为经络之海。其浮而外者，循腹右上行，会于咽喉，别而络唇口。血气盛则充肤热肉，血独盛则澹渗皮肤，生毫毛。今妇人之生，有余于气，不足于血，以其数脱血也，冲任之脉，不营口唇，故须不生焉。”

黄帝曰：“士人有伤于阴，阴气绝而不起，阴不用，然其须不去，其故何也？宦者独去何也？愿闻其故。”

岐伯曰：“宦者去其宗筋，伤其冲脉，血泻不复，皮肤内结，唇口不营，故须不生。”

黄帝曰：“其天宦者，未尝被伤，不脱于血，然其须不生，其故何也？”

岐伯曰：“此天之所不足也，其任冲不盛，宗筋不成，有气无血，唇口不营，故须不生。”

“天宦”，生而宦者也。

黄帝曰：“善乎哉！圣人之通万物也，若日月之光影，音声鼓响，闻其声而知其形，其非夫子，孰能明万物之精。是故圣人视其颜色：黄赤者，多热气；青白者，少热气；黑色者，多血少气；美眉者，太阳多血；通髯极须者，少阳多血；美须者，阳明多血。此其时然也。夫人之常数，太阳常多血少气，少阳常多气少血，阳明常多气多血，厥阴常多血少气，少阴常少血多气，太阴常多血少气，此天之常数也。”〔以上二段，旧误在《五音五味》。〕

“通髯极须”，其髯上下相通，而至于须也。

五音五味五十七

右徵与少徵，调右手太阳上；左商与左徵，调左手阳明上；少徵与太宫，调左手阳明上；右角与太角，调右足少阳下；太徵与少徵，调左手太阳上；众羽与少羽，调右足太阳下；少商与右商，调右手太阳下；桎羽与众羽，调右足太阳下；少宫与太宫，调右足阳明下；判角与少角，调右足少阳下；钛商与上商，调右足阳明下；钛商与上角，调左足太阳下。

太宫与上角，同右足阳明上；左角与太角，同左足阳明上；少羽与太羽，同右足太阳下；左商与右商，同左足阳明上；加宫与太宫，同左足少阳上；质判与太宫，同左手太阳下；判角与太角，同左足少阳下；太羽与太角，同右足太阳上；太角与太宫，同右足少阳上。

右徵、质徵、少徵、上徵、判徵；右角、钛角、上角、太角、判角；右商、少商、钛商、上商、左商；少宫、上宫、太宫、加宫、左宫；众羽、桎羽、上羽、太羽、少羽。

上徵与右徵同，谷麦，畜羊，果杏；手少阴，脏心；色赤，味苦，时夏。

上羽与太羽同，谷大豆，畜彘，果栗；足少阴，脏肾，色黑，味咸，时冬。

上宫与太宫同，谷稷，畜牛，果枣；足太阴，脏脾；色黄，味甘，时季夏。

上商与右商同，谷黍，畜鸡，果桃；手太阴，脏肺；色白，味辛，时秋。

上角与太角同，谷麻，畜犬，果李；足厥阴，脏肝；色青，味酸，时春。

此明“阴阳二十五人”之义。文多错误，难可强解。

病　论

口问五十八

黄帝闲居，辟左右而问于岐伯曰：“余已闻《九针》之经，论阴阳逆顺六经已毕，愿得口问。”

岐伯避席再拜曰：“善乎哉问也，此先师之所口传也。”

黄帝曰：“愿闻口传。”

岐伯答曰：“夫百病之始生也，皆生于风雨寒暑，阴阳喜怒，饮食居处，大惊猝恐，则血气分离，阴阳破散，经络厥绝，脉道不通，阴阳相逆，卫气稽留，经脉虚空，血气不次，乃失其常。论不在经者，请道其方。”

“血气不次”，错乱不循次序也。

黄帝曰：“人之欠者，何气使然？”

岐伯答曰：“卫气昼日行于阳，夜半则行于阴，阴者主夜，夜者卧。阳者主上，阴者主下，阴气积于下，阳气未尽，阳引而上，阴引而下，阴阳相引，故数欠。阳气尽，阴气盛，则目瞑；阴气尽而阳气盛，则寤矣。泻足少阴，

补足太阳。”

“欠”者，张口呵气也。卫气昼行于阳，夜行于阴，阳动则寐，阴静则寤。日暮阳衰，而未至遽尽，阴引而下，阳引而上，阴阳相引，故数欠伸。阳尽阴盛，蛰藏得政，则目瞑；阴尽阳盛，生发当令，则人寤。泻足少阴，补足太阳，阳旺而阴不能引，则欠止矣。

黄帝曰：“人之哕者，何气使然？”

岐伯曰：“谷入于胃，胃气上注于肺，今有故寒气与新谷气，俱还入于胃，新故相乱，正邪相攻，气并相逆，复出于胃，故为哕。补手太阴，泻足少阴。”

故寒新谷，入于胃中，新故相乱，正邪相攻，气并相逆，复出于胃，故为哕也。补手太阴，泻足少阴，肺气下行，则哕止矣。〔水泻土燥，胃降则肺收矣。〕

黄帝曰：“人之唏者，何气使然？”

岐伯曰：“此阴气盛而阳气虚，阴气疾而阳气徐，阴气盛而阳气绝，故为唏。补足太阳，泻足少阴。”

“唏”，敖欷也，悲叹敖欷，阴惨之象，故为阴盛阳虚。

黄帝曰：“人之噫者，何气使然？”

岐伯曰：“寒气客于胃，厥气从下上散，复出于胃，故为噫。补足太阴、阳明，一曰补眉本也。”

寒气在胃，胃气上逆，故为噫。噫者，食停而嗳气也，此脾胃之虚，故补足太阴阳明。“眉本”，足太阳之攒竹也。

黄帝曰：“人之嚏者，何气使然？”

岐伯曰：“阳气和利，满于心，出于鼻，故为嚏。补足太阳，营[①]眉本，一曰眉上也。”

---

① 国中按：“营”，原文作“荣”，属同音假借之字，故改之。

肺窍于鼻，阳气和利，满于心部，不及下行，逆行而上，出于鼻窍，故为嚏。此阳气不降，补足太阳而营其眉本，使藏气得政而阳降于下也。“眉上”，足太阳之曲差也，亦与攒竹同治。

黄帝曰：“人之太息者，何气使然？”

岐伯曰：“忧思则心系急，心系急则气道约，约则不利，故太息以伸之。补手少阴心主、足少阳，留之也。”

忧思郁结，心系急而气道约，约则气息不利，故太息以伸出之。补手少阴心主、足少阳，留之双益君相之火，使之下根，阴退湿消，肺胃下行，气道自开矣。

黄帝曰：“人之哀而泣涕出者，何气使然？”

岐伯曰：“心者，五脏六腑之主也，目者，宗脉之所聚也，上液之道也；口鼻者，气之门户也。悲哀愁忧则心动，心动则五脏六腑皆摇，摇则宗脉感，宗脉感则液道开，液道开故泣涕出焉。液者，所以灌精濡孔窍者也，故上液之道开则泣，泣不止则液竭，液竭则精不灌，精不灌则目无所见矣，故命曰夺精。补天柱，经夹颈。”

心为脏腑之主，目为宗脉所聚，上液之道，口鼻为气之门户。悲哀愁忧，动其心君，心动则脏腑摇而宗脉感，液道开而门户辟，故泣涕出焉。〔泣出于目，涕出于鼻。〕液者，所以灌精而濡孔窍者也，液道开而泣不止，则液竭而精不灌，精不灌则目无所见，故命曰夺精。补太阳之天柱，以益其水，其经夹颈项之后，其穴在柱骨之旁也。

黄帝曰：“人之涎下者，何气使然？”

岐伯曰：“饮食者，皆入于胃，胃中有热则虫动，虫动则胃缓，胃缓则廉泉开，故涎下。补足少阴。”

“廉泉”，任脉穴。“补足少阴”，以清胃气也。

黄帝曰："人之亸[①]者，何气使然？"

岐伯曰："胃不实则诸脉虚，诸脉虚则筋脉懈惰，筋脉懈惰则行阴用力，气不能复，故为亸。因其所在，补分肉间。"〔"亸"，音朵。〕

"亸"，战摇也。胃弱脉虚，筋脉懈惰，益以行阴用力〔入房。〕气不能复，故为亸。因其所在之处，补分肉之间，以助其胃也。

黄帝曰："人之振寒者，何气使然？"

岐伯曰："寒气客于皮肤，阴气盛，阳气虚，故为振寒寒慄，补诸阳。"

寒客皮毛，阴盛阳虚，鼓动于中，不能外发，故为振寒寒慄。"补诸阳者"，手足六经之阳也。

黄帝曰："人之耳中鸣者，何气使然？"

岐伯曰："耳者，宗脉之所聚也，胃中空则宗脉虚，虚则下流，脉有所竭，故耳鸣，补客主人手大指爪甲上与肉交者也。

胃气空乏，宗脉虚弱，清气下流，浊气上逆，脉有所竭，故耳鸣。"竭"者，浊阴盛而清阳竭也。足少阳脉循两耳，自头走足，补足少阳之客主人，使之降也。"手大指爪甲上与肉交者"，手太阴之少商，补之使其收敛浊气而下行也。

黄帝曰："人之自啮舌者，何气使然？"

岐伯曰："此厥逆走上，脉气辈至也，少阴气至则啮

① 国中按："亸"，读 duǒ，音朵，可与"躲"字借，故曰避也。后起字写成"亸"。《广韵》云："亸，下垂貌。"结合经文，其义当是，五体瘫软，疲惫不堪之态。又按，此字疑为古之"亸"字，亸即亸的误写，读 tán，音谈。现民间俗语云："给这哥们累亸了"，尚有此义，待考。

舌，少阳气至则啮颊，阳明气至则啮唇矣。视主病者则补之。

“厥逆走上，脉气辈至”，厥逆之气走于上焦，脉气群辈而至也。少阴之脉连舌本，故气至则啮舌；少阳之脉循耳颊，故气至则啮颊；阳明之脉环唇口，故气至则啮唇。“气至”者，气壅而不行也。“视主病者补之”，何经主病，则补何经也。

凡此十二邪者，皆奇邪之走孔窍者也。故邪之所在，皆为不足。上气不足，脑为之不满，耳为之苦鸣，头为之苦倾，目为之眩；中气不足，溲便为之变，肠为之苦鸣；下气不足，则为痿厥心闷。”

上气不足，清陷浊逆，故脑虚、耳鸣、头倾、目眩；中气不足，脾郁肝陷，故溲便变色，气滞肠鸣；下气不足，阳逆阴陷，故腿足痿厥，心宫痞闷。

黄帝曰：“治之奈何？”

岐伯曰：“肾主为欠，取足少阴；肺主为哕，取手太阴足少阴；唏者，阴与阳绝，补足太阳，泻足少阴；噫者，补足太阴、阳明；嚏者，补足太阳眉本；太息，补手少阴、心主、足少阳，留之；泣出，补天柱，经夹颈，夹颈者，头中分也；涎下，补足少阴；亸，因其所在，补分肉间；振寒者，补诸阳；耳鸣，补客主人、手大指爪甲上与肉交者；自啮舌，视主病者则补之；目眩头倾，补足外踝下，留之；痿厥心闷，刺足大趾间上二寸，留之，一曰足外踝下，留之。”

“足外踝下”，足太阳之昆仑也。“足大趾间上二寸”，足厥阴之太冲也。“留之”，留针也。

五脏气：肝主语，心主噫，脾主吞，肺主咳，肾主欠。

六腑气：胆为怒，胃为气逆、为哕，大肠小肠为泄，膀胱不约为遗尿，下焦溢为水，是谓五气所病也。

五并：精气并肝则怒，并心则喜，并脾则忧，并肺则悲，并肾则恐，是谓五精之气并于脏也。

五藏：肝藏魂，心藏神，脾藏意，肺藏魄，肾藏精，此五脏所藏也。

五主：肝主筋，心主脉，脾主肉，肺主皮，肾主骨，此五脏所主也。

五液：肝主泪，心主汗，脾主涎，肺主涕，肾主唾，此五液所出也。

五恶：肝恶风，心恶热，脾恶湿，肺恶燥，肾恶寒，此五脏所恶也。

五劳：久行伤筋，久视伤血，久坐伤肉，久卧伤气，久立伤骨，此五劳所病也。

五味：酸入肝，苦人心，甘入脾，淡入胃，辛入肺，咸入肾，是谓五味。

五走：酸走筋，苦走血，甘走肉，辛走气，咸走骨，是谓五走也。

五裁：病在筋，毋食酸；病在血，毋食苦；病在肉，毋食甘；病在气，毋食辛；病在骨，毋食咸。口嗜而欲食之，不可多矣，必自裁也，命曰五裁。

五发：阴病发于骨，阳病发于血，阴病发于肉，阳病发于冬，阴病发于夏，是谓五发。

五邪：邪入于阳，则为狂；邪入于阴，则为痹；邪入于阳，抟则为颠疾；邪入于阴，抟则为喑；阳入之于阴则静，阴出之阳则怒。是谓五邪。

此与《素问·宣明五气篇》同。

阳明多血多气，太阳多血少气，少阳多气少血，太阴多血少气，厥阴多血少气，少阴多气少血。故曰刺阳明出血气，刺太阳出血毋气，刺少阳出气毋血，刺太阴出血毋气，刺厥阴出血毋气，刺少阴出气毋血也。

足阳明太阴为表里，少阳厥阴为表里，太阳少阴为表里，是谓足之阴阳也。手阳明太阴为表里，少阳心主为表里，太阳少阴为表里，是谓手之阴阳也。

形乐志苦，病生于脉，治之以灸刺；形苦志乐，病生于筋，治之以熨引；形乐志乐，病生于肉，治之以针石；形苦志苦，病生于咽嗌，治之以甘药；形数惊恐，筋脉不通，病生于不仁，治之以按摩醪药。是谓五形志也。”〔二段旧误在《九针论》。〕

此与《素问·血气形志》相同。

大惑论五十九

黄帝问于岐伯曰：“余尝上于清冷之台，中阶而顾，匍匐而前，则惑。余私异之，窃内怪之。独瞑独视，安心定气，久而不解。独博独眩，披髪长跪，俯而视之，复久之不已也。猝然自上，何气使然？”

岐伯对曰：“五脏六腑之精气，皆上注于目而为之睛①，睛之窠为眼。骨之精为瞳子，筋之精为黑眼，血之精为络，其窠气之精为白眼，肌肉之精为约束，裹撷筋骨血气之精，

① 国中按：“睛”，原文作“精”，后之“邪中其睛，其睛所中”，及后之经文之“睛明”之“睛”均同，属假借之字，故改之。

而与脉并为系，上属于脑，后出于项中。故邪中于项，因逢其身之虚，其入深，则随眼系以入于脑，入于脑则脑转，脑转则引目系急，目系急则目眩以转矣。邪中其睛，其睛所中不相比也则精散，精散则视歧，视歧故见两物。

“睛之窠为眼”，睛之窠穴，开两窍，而为眼也。“骨之精为瞳子”，肾主骨而藏精，瞳子者，阳中之阴根也。“筋之精为黑眼”，肝主筋，黑眼者，瞳子外之黑睛也。“血之精为络”，心主脉而藏血，络者，白精之红丝也。“其窠气之精为白眼”，肺主气而色白，黑精外之白睛也。“肌肉之精为约束”，脾主肌肉，目之上下网也，约束目外。裹撷筋骨气血之精，而与宗脉并为目系，上属脑，后出于项中。故邪中于项，因逢其身之虚，而其入深，则随眼系以入于脑，脑转系急，则目眩以转矣。邪中其睛，其睛所中之处不相比合，精散视歧，故见两物。

瞳子黑眼法于阴，白眼赤脉法于阳，故阴阳合传而睛明也。目者，五脏六腑之精也，营卫魂魄之所常营也，神气之所生也。目者，心使也，心者，神之舍也，神劳则魂魄散，志意乱，神精乱而不抟①，猝然见非常处，精神魂魄，散不相得，故曰惑也。”

目者，心使也，心者，神之舍也，心藏神，神明则见，故目之视物，心所使也。

黄帝曰：“余疑其然。余每之东苑，未尝不惑，去之则复，余唯独为东苑劳神乎？何其异也？”

岐伯曰：“不然也。心有所喜，神有所恶，猝然相感，则精气乱，视误故惑，神移乃复。是故间者为迷，甚者

① 国中按：“抟”，原文作“转”，当属同音假借，故改之。

为惑。"

"唯"，思也。"间"，差也。

黄帝曰："人之善忘者，何气使然？"

岐伯曰："上气不足，下气有余，肠胃实而心肺虚，虚则营卫留于下，久之不以时上，故善忘也。"

"上气不足"，失根于下；"下气有余"，孤阴独旺，阳泄不藏。肠胃下实而心肺上虚，虚则营卫俱陷，留于下膲，久之不以时上，精不藏神，故善忘也。

黄帝曰："人之善饥而不嗜食者，何气使然？"

岐伯曰："精气并于脾，热气留于胃，胃热则消谷，消谷故善饥，胃气逆上，则胃脘塞，故不嗜食也。"

"胃气逆上"，上脘填塞，故不嗜食也。

黄帝曰："病而不得卧者，何气使然？"

岐伯曰："卫气不得入于阴，常留于阳，留于阳则阳气满，阳气满则阳跷盛，不得入于阴则阴气虚，故目不瞑矣。"

卫气夜不入阴，故不得卧。

黄帝曰："病目而不得视者，何气使然？"

岐伯曰："卫气留于阴，不得行于阳，留于阴则阴气盛，阴气盛则阴跷满，不得入于阳则气虚，故目闭也。"

卫气出于目，则目开而能视，卫不入阳，故目闭也。

黄帝曰："人之多卧者，何气使然？"

岐伯曰："此人肠胃大而皮肤湿[①]而分肉不解焉。肠胃大则卫气留久，皮肤湿而分肉不解，则其行迟。夫卫气者，

---

① 国中按："湿"当作"涩"，与下文"皮肤滑以缓"相较，理应作"涩"。《太素》、《甲乙经》均作"涩"，故知其非也。后"皮肤湿"同。

昼日常行于阳，夜行于阴，阳气尽则卧，阴气尽则寤，故肠胃大则卫气行留久，皮肤湿，分肉不解则行迟。留于阴也久，其气不精则欲瞑，故多卧矣。其肠胃小，皮肤滑以缓，分肉解利，卫气之留于阳也久，故少瞑焉。”

“分肉不解”，不解利也。

黄帝曰：“其非常经也，猝然多卧者，何气使然？”

岐伯曰：“邪气留于上膲，上膲闭而不通，已食若饮汤，卫气久留于阴而不行，故猝然多卧焉。”

“非常经”者，平常不然也。邪留上膲，上膲闭塞，益以食饮，中气愈阻，故卫气久留阴分而不上行，故猝然多卧。

黄帝曰：“善！治此诸邪奈何？”

岐伯曰：“先其脏腑，诛其小过，后调其气，盛者泻之，虚者补之，必先明知其形志之苦乐，定乃取之。”

“定”者，已经审定也。

灵枢悬解卷七终

卷八

贼　邪

九宫八风六十

太一[①]常以冬至之日，居叶[②]蛰之宫四十六日，明日居天留四十六日，明日居仓门四十六日，明日居阴洛四十五日，明日居天宫四十六日，明日居玄委四十六日，明日居仓果四十六日，明日居新洛四十五日，明日复居叶蛰之宫，曰冬至矣。太一日游，以冬至之日居叶蛰之宫，数所在日，从一处至九日，复反于一，常如是无已，终而复始。

太一即北极，〔中宫天极星，其一明者，太一之所居也。〕北极居中不动，而斗之七星，环运于外，〔北极，天之枢也。《论语》：“譬如北辰，居其所而众星拱之〕。自一至四为魁，自五至七为杓，斗杓旋指十二辰，以立月建。正月指寅，二

---

① 国中按：“一”原文作“乙”，古代“一、乙”互用，如太一宫，也作太乙宫；太一祠，也作太乙祠；太一数，也作太乙数；等等。为了统一，凡本书中称太乙者，均作太一。《庄子·天下篇》云：“建之以常无有，主之以太一。”成玄英疏云：“太者，广大之名，一以不二为称，言大道旷荡，无不制围，括囊万有，通而为一，故谓之太一。”《吕氏春秋·大乐》云：“道也者，至精也，不可为形，不可为名，强为之名，谓之太一。”可见“太一、太乙”，为道之别称。又按：战国宋玉《高唐赋》云：“醮诸神，礼太一。”《史记·封禅书》云：“天神贵者，太一。”宋均注云：“天一，太一，北极神之别名。”此文中之太一即天神之义。

② 国中按：“叶”，读 xié，音协，义同协。又，叶即古文之协字。郑玄注云：“协，合也，和也。”又，本书中凡注解文字云“叶××”者，均读协，不能误读 yè，不是今之树叶之叶。

月卯，三月辰，四月巳，五月午，六月未，七月申，八月酉，九月戌，十月亥，十一月子，十二月丑。一岁八节，太一移居八宫，周岁三百六十六日，分属八宫，每宫得四十六日。冬至之日，居叶蛰之宫四十六日，即《坎》宫也；明日〔四十六日之明日，自立春日始。〕居天留四十六日，即《艮》宫也；明日〔春分〕居仓门四十六日，即《震》宫也；明日〔立夏〕居阴洛四十五日，即《巽》宫也；明日〔夏至〕居天宫四十六日，即《离》宫也；明日〔立秋〕居玄委四十六日，即《坤》宫也；明日〔秋分〕居仓果四十六日，即《兑》宫也；明日〔立冬〕居新洛四十五日，即《乾》宫也。《乾》为天门，《巽》为地户，天不足西北，地不足东南，故两宫只四十五日。合之中央招摇，是为九宫。太一按节移居，周而复始。

太一移日，天必应之以风雨，以其日风雨则吉，岁美民安少病矣，先之则多雨，后之则多旱。太一在冬至之日有变，占在君；太一在春分之日有变，占在相；太一在中宫之日有变，占在吏；太一在秋分之日有变，占在将；太一在夏至之日有变，占在百姓。所谓有变者，太一居五宫之日病风折树木，扬沙石。各以其所主占贵贱，因视风所来而占之。风从其所居之向①来为实风，主生，长养万物；从其冲后来，为虚风，伤人者也，主杀，主害。谨候虚风而避之，故圣人曰‘避虚邪之道，如避石矢然，邪弗能害’，此之谓也。

冬至、夏至、春分、秋分，四正之宫，合之中宫，是谓五宫。“风自其所居之向来”，如冬至之北风，夏至之南

① 国中按：“向”，原文作“乡”，属同声假借，故改之。

风，春分之东风，秋分之西风是也。“从其冲后来”，谓从其对面来，如冬之南风，夏之北风是也。

是故太一入徙，立于中宫，以朝八风，以占吉凶也。风从南方来，名曰大弱风，其伤人也，内舍于心，外在于脉，其气主为热；风从西南方来，名曰谋风，其伤人也，内舍于脾，外在于肌，其气主为弱；风从西方来，名曰刚风，其伤人也，内舍于肺，外在于皮肤，其气主为燥；风从西北方来，名曰折风，其伤人也，内舍于小肠，外在于手太阳脉，脉绝则溢，脉闭则结不通，善暴死；风从北方来，名曰大刚风，其伤人也，内舍于肾，外在于骨与肩背之膂筋，其气主为寒；风从东北方来，名曰凶风，其伤人也，内舍于大肠，外在于两胁腋骨下及肢节；风从东方来，名曰婴儿风，其伤人也，内舍于肝，外在于筋纽，其气主为身湿；风从东南方来，名曰弱风，其伤人也，内舍于胃，外在于肌肉，其气主体重。此八风皆从其虚之向来，乃能病人。三虚相抟，则为暴病猝死，两实一虚，病则为淋露寒热，犯其雨湿之地，则为痿，故圣人避风如避石矢焉。其有三虚，而偏中于风邪，则为击仆偏枯矣。”

“风从南方来”，谓冬至四十六日，八风皆然，故曰从其虚之向来。“三虚”，义详《岁露论》，乘年之衰，逢月之空，失时之和也。“抟”，聚也，谓三虚相合也。“淋露”，淋带之症也。

岁露论六十一

黄帝问于少师曰："余闻四时八风之中人也，故有寒暑，寒则皮肤急而腠理闭，暑则皮肤缓而腠理开，贼风邪气，因得以入乎？将必须八正虚邪，乃能伤人乎？"

少师答曰："不然。贼风邪气之中人也，不得以时，然必因其开也，其入深，其内极病，其病人也猝暴；因其闭也，其入浅以留，其病人也徐以迟。"

黄帝曰："有寒温和适，腠理不开，然有猝病者，其故何也？"

少师答曰："帝弗知邪入乎？虽平居，其腠理开闭缓急，其故常有时也。"

黄帝曰："可得闻乎？"

少师曰："人与天地相参也，与日月相应也。故月满则海水西盛，人血气积，肌肉充，皮肤致，毛髪坚，腠理隙，烟垢着，当是之时，虽遇贼风，其入浅不深。至其月郭空，则海水东盛，人气血虚，其卫气去，形独居，肌肉减，皮肤纵，腠理开，毛髪残，烟垢落，当是之时，遇贼风则其入深，其病人也猝暴。"

黄帝曰："其有猝然暴病暴死者何也？"

少师答曰："三虚者，其死暴疾也。得三实者，邪不能伤人也。"

黄帝曰："愿闻三虚。"

少师曰："乘年之衰，逢月之空，失时之和，因为贼风所伤，是谓三虚。故论不知三虚，工反为粗。”

黄帝曰：“愿闻三实。”

少师曰：“逢年之盛，遇月之满，得时之和，虽有贼风邪气，不能危之也。”

黄帝曰：“善乎哉论！明乎哉道！请藏之金柜，命曰三实。然此一夫之论也，愿闻岁之所以皆同病者，何因而然？”

少师曰：“此八风之候也。”

黄帝曰：“候之奈何？”

少师曰：“候此者，常以冬至之日，太一位[①]于叶蛰之宫，其至也，天必应之以风雨者矣。风雨从南方来者，为虚风，贼伤人者也。其以夜半至也，万民皆卧，而弗犯也，故其岁民少病；其以昼至者，万民懈惰，而皆中于虚风，故万民多病。虚邪入客于骨而不发于外，至其立春，阳气大发，腠理开，因立春之日风从西方来，万民又皆中于虚风，此两邪相抟，经气结代者矣。故诸逢其风而遇其雨者，命曰遇岁露焉。因岁之和，而少贼风者，民少病而少死，岁多贼风邪气，寒温不和，则民多病而死矣。”

黄帝曰：“虚邪之风，其所伤贵贱何如？候之奈何？”

少师曰：“正月朔日，太一居天留之宫，其日西北风，不雨，人多死矣；正月朔日，平旦北风，春，民多死；正月朔日，平旦北风行，民病多者，十有三也；正月朔日，日中北风，夏，民多死；正月朔日，夕时北风，秋，民多

① 国中按：“位”，原文作“立”，属假借字。孙治熙先生已言之。《周礼·春官·小宗伯》云：“掌建国之神位，右社稷，左宗庙。”注云：“故书‘位’作‘立’，郑司农云：‘立读为位’，古者立、位同字。古文《春秋经》‘公即位’为‘公即立’。”

死，终日北风，大病，死者十有六；正月朔日，风从南方来，命曰旱乡，从西方来，命曰白骨将，国有殃，人多死亡；正月朔日，风从东方来，发屋，扬沙石，国有大灾也；正月朔日，风从东南方行，春有死亡；正月朔日，天温和不风，粜贱，民不病，天寒而风，粜贵，民多病。此所谓候岁之风，残伤人者也。二月丑不风，民多心腹病；三月戌不温，民多寒热；四月巳不暑，民多瘅病；十月申不寒，民多暴死。诸所谓风者，皆发屋，折树木，扬沙石，起毫毛，发腠理者也。"

"乘年之衰"，如五运阴年，岁气不及，又遇六气之邪克之是也。"逢月之空"，即月郭空也。"失时之和"，春不温，夏不热，秋不凉，冬不寒也。"经气结代"，即脉结代，两邪相合，外束皮毛，经脉壅遏，故病结代。〔"结代"者，动而中止也。〕"旱乡"，南方火位，火旺则旱也。"白骨将"，西方金位，金主杀，如好杀之将，白骨成丘也。

贼风六十二

黄帝问于岐伯曰："人有八虚，各何以候？"

岐伯答曰："以候五脏。"

黄帝曰："候之奈何？"

岐伯曰："肺心有邪，其气留于两肘；肝有邪，其气留于两腋；脾有邪，其气留于两髀；肾有邪，其气留于两腘。凡此八虚者，皆机关之室，正气之所过，血络之所游，邪气恶血，固不得住留，住留则伤筋络骨节，机关不得屈伸，故病挛也。”

八虚皆身之大关节，邪气伏留之所也。〔此段旧误在《邪客》。〕

黄帝曰：“夫子言贼风邪气之伤人也，令人病焉，今有其不离屏蔽，不出室穴之中，猝然病者，非不离贼风邪气，其故何也？”

岐伯曰：“此皆常有所伤于湿气，藏于血脉之中，分肉之间，久留而不去，若有所堕坠，恶血在内而不去，猝然喜怒不节，饮食不适，寒温不时，腠理闭而不通，其开而遇风寒，血气凝结，与故邪相袭，则为寒痹，其有热则汗出，汗出则受风，虽不遇贼风邪气，必有因加而发焉。”

黄帝曰：“今夫子所言者，皆病人之所自知也，其无所遇邪气，又无怵惕之所志，猝然而病者，其故何也？唯有因鬼神之事乎？”

岐伯曰：“此亦有故邪留而未发，因而志有所恶，及有所慕，血气内乱，两气相抟，其所从来者微，视之不见，听而不闻，故似鬼神。”

黄帝曰：“其祝而已者，其故何也？”

岐伯曰：“先巫者，因知百病之胜，先知其病之所从生者，可祝而已也。”

旧有湿气，或有恶血，阻其经脉，梗而不流，偶因喜怒饮食，乖常失度，伤其脏腑，迩时适逢寒温不时，感其皮毛，寒则腠理闭而不通，温则孔窍开而遇风寒，风寒闭束，血气凝结，与故邪相袭，〔湿气、恶血。〕则为寒痹。其开而遇风寒，以其有热则汗出，汗出则受风也。此虽不遇贼风邪气，亦必有所因加而发焉，所以病也。

黄帝问于岐伯曰：“经言夏日伤暑，秋病疟，疟之发以时，其故何也？”

岐伯对曰：“邪客于风府，病循膂而下，卫气一日一夜大会于风府，其明日日下一节，故其日作晚。此其先客于脊背也，故每至于风府则腠理开，腠理开则邪气入，邪气入则病作，此所以日作益晚也。卫气之行于风府，日下一节，二十一日下至尾骶，二十二日入脊内，注于伏冲之脉，其行九日，出于缺盆之中，其气上行，故其作稍益早。其内迫于五脏，横连募原，其道远，其气深，其行迟，不能日作，故次日乃蓄积而作焉。”

黄帝曰：“卫气每至于风府，腠理乃发，发则邪入焉，其卫气日下一节，则不当风府，奈何？”

岐伯曰：“风府无常，卫气之所应，必开其腠理，气之所舍，则其府也。”

黄帝曰：“善！夫风之与疟也，相与同类，而风常在，而疟特以时休，何也？”

岐伯曰：“风气留其处，疟气随经络，沉以内迫，故卫气应乃作也。”

黄帝曰：“善”。

此与《素问·疟论》同。〔此段旧误在《岁露论》〕

邪客六十三

黄帝问于伯高曰：“夫邪气之客人也，或令人目不瞑，不卧出者，何气使然？”

伯高曰：“五谷入于胃也，其糟粕津液宗气，分为三隧。故宗气积于胸中，出于喉咙，以贯心肺，而行呼吸焉；营气者，泌其津液，注之于脉，以化为血，以营四末，内注五脏六腑，以应刻数焉；卫气者，出其悍气之慓疾，而先行于四末分肉皮肤之间，而不休者也，昼日行于阳，夜行于阴，常从足少阴之分间行于五脏六腑。今厥气客于五脏六腑，则卫气独卫其外，行于阳，不得入于阴，行于阳则阳气盛，阳气盛则阳跷满，不得入于阴则阴虚，故目不瞑。”

卫气昼行于阳，夜行于阴，〔详见《卫气行篇》。〕其行于阴也，常从足少阴之分间，〔经脉分部之间。〕行于五脏六腑，卫气入阴，阳藏不泄，故静而能寐。今厥气客于五脏六腑，〔下膲阴气，厥逆上行。〕阴凝寒旺，阳根虚败，则卫气独卫其外，但行于阳，不得入于阴，行于阳则阳气盛，阳气盛则阳跷之脉满，不得入于阴则阴中之阳虚，阳气失藏，故目不瞑也。

黄帝曰：“善！治之奈何？”

伯高曰：“补其不足，泻其有余，调其虚实，以通其道，而去其邪，饮以半夏汤一剂，阴阳已通，其卧立至。”

黄帝曰：“善！此所谓决渎壅塞，经络大通，阴阳和得者也，愿闻其方。”

伯高曰：“其汤方以流水千里以外者八升，扬之万遍，取其清五升煮之，炊以苇薪，火沸，置秫米一升，制半夏五合，徐炊，令竭为一升半，去其滓，饮汁一小杯，日三稍益，以知为度。其病新发者，覆杯则卧，汗出则已矣。久者，三饮而已也。”

治法，先以针补其不足，泻其有余，调其阴阳虚实，以通其道路，而去其里邪，乃饮以半夏汤一剂，阴阳已通，其卧立致。盖不卧之原，因于里阴内凝，胃气不降，卫泄而阳不蛰也，流水秫米利水泄湿，半夏降胃逆以蛰阳气，胃土降蛰，阳气下根，则卧寐立至矣。“决渎壅塞”，决通其壅塞也。“秫米”，高粱米，赤色大粒，〔大如绿豆。〕秸高丈余，北方皆有之。

疾 病

百病始生六十四

黄帝问于岐伯曰：“夫百病之始生也，皆生于风雨寒暑，清湿喜怒，喜怒不节则伤脏，风雨则伤上，清湿则伤下，三部之气，所伤异类，愿闻其会。”

岐伯曰：“三部之气各不同，或起于阴，或起于阳，请言其方。喜怒不节则伤脏，脏伤则病起于阴也，清湿袭虚则病起于下，风雨袭虚则病起于上，是谓三部。至于其淫泆，不可胜数。”

黄帝曰：“余固不能数，故问先师，愿卒闻其道。”

岐伯曰：“风雨寒热不得虚，邪不能独伤人，猝然逢疾风暴雨，而不病者，盖无虚，故邪不能独伤人，此必因虚邪之风，与其身形两虚相得，乃客其形。两实相逢，众人肉坚，不中于虚邪也。因于天时与其身形，参以虚实，大病乃成。气有定舍，因处为名，上下中外，分为三员。”

“三员”，即三部也。

是故虚邪之中人也，始于皮肤，皮肤缓则腠理开，开则邪从毛髮入，入则抵深，深则毛髮立，毛髮立则淅然，故皮肤痛；留而不去，则传舍于络脉，在络之时，痛于肌肉，其痛之时息，大经乃代；留而不去，传舍于经，在经之时，洒淅善惊；留而不去，传舍于腧，在腧之时，六经不通，四肢则肢节痛，腰脊乃强；留而不去，传舍于伏冲之脉，在伏冲之时，体重身痛；留而不去，传舍于肠胃，在肠胃之时，贲响腹胀，多寒则肠鸣飧泄食不化，多热则溏出麋；留而不去，传舍于肠胃之外，募原之间，留着于脉，稽留而不去，息而成积。或着孙脉，或着络脉，或着经脉，或着腧脉，或着于伏冲之脉，或着于膂筋，或着于肠胃之募原，上连于缓筋，邪气淫泆，不可胜论。"

"痛之时息，大经乃代"，痛止则内传大经，代络脉而受病也。"腧"，十二经之腧穴。地在四肢关节之间，邪客腧穴，格阻经脉，故六经不通，肢节痛而腰脊强。"伏冲之脉"，即冲脉之在脊者，督之伏行者，曰伏冲，亦曰伏膂，前行即为冲脉，实一脉也。"溏出麋"，便溏而胶粘也。"募"，肠胃之募穴。"原"，肓之原也。〔《素问·病态论》："肓之原，在脐下。""肓"，足少阴之肓腧是也。〕肠胃之外，募原之间，其地空虚，邪气稽留，故止而成积。

黄帝曰："愿尽闻其所由然。"

岐伯曰："其着孙络之脉而成积者，其积往来上下臂手，孙络之居也，浮而缓，不能句①积而止之，故往来移行肠胃之间，水凑渗注灌，濯濯有音，有寒则䐜满雷引，故时切痛；其着于阳明之经，则夹脐而居，饱食则益大，饥

① 国中按："句"，当作"拘"，乃假借字。《甲乙经》、《类经》均作"拘"，唯张志聪《灵枢集注》释为"其着于内之孙络而成积者，其积往来上下，其臂手孙络之居于外也，浮而缓，不能拘束其积而止之，故往来移行于肠胃之间。""拘束"一解，颇得其妙，可谓点睛之笔。

则益小；其着于缓筋也，似阳明之积，饱食则痛，饥则安；其着于肠胃之募原也，病而外连于缓筋，饱食则安，饥则痛；其着于伏冲之脉者，揣之应手而动，发手则热气下于两股，如汤沃之状；其着于膂筋，在肠后者，饥则积现，饱则积不现，按之不得；其着于腧之脉者，闭塞不通，津液不下，孔窍干壅。此邪气之从外入内，从上下也。”〔“句”，音钩。〕

此言感外邪而成内积者。其着于孙络之脉而成积者，其积往来上下于臂手，是孙络之所居也，络脉浮缓，不能句积而留止之，故往来移行于肠胃之间，周身之水，凑渗注灌，濯濯有音，若再有寒气凝郁，则腹满雷引，故时切痛；其着于阳明之经而成积者，则夹脐而居，〔阳明经夹脐下行。〕饱食则益大，饥则益小；其着于缓筋而成积者，〔“缓筋”，大筋之支者。〕亦似阳明之积，饱食则痛，饥则安；其着于肠胃之募原而成积者，病连于缓筋，饱食则安，饥则痛；〔饱食胃气壮，故安；饥则胃虚，故痛也。〕其着于伏冲之脉而成积者，冲脉之下行者，注少阴之大络，出于气冲，循阴股内廉，而入腘中，揣之则气冲应手而动，〔“气冲”，足阳明经穴，亦名曰气街，毛际两旁之动脉也。〕发手则热气下于两股，如热汤浇沃之状；其着于膂筋，在肠后脊前者，饥则积现，饱则积不现，按之不得；其着于腧脉者，经脉闭塞不通，津液格而不下，孔窍干涩壅阻。此皆邪气之从外入内，从上而下也。〔此上下二部之病起于阳者。〕

黄帝曰：“积之始生，至其已成奈何？”

岐伯曰：“积之始生，得寒乃生，厥乃成积也。”

黄帝曰：“其成积奈何？”

岐伯曰：“厥气生足悗，悗生胫寒，胫寒则血脉凝涩，

血脉凝涩则寒气上入于肠胃，入于肠胃则䐜胀，䐜胀则肠外之汁沫迫聚不得散，日以成积。猝然多食饮则肠满，起居不节，用力过度，则络脉伤，阳络伤则血外溢，血外溢则衄血，阴络伤则血内溢，血内溢则后血，肠胃之络伤则血溢于肠外，肠外有寒汁沫与血相抟，则并合凝聚不得散，而成积矣。猝然外中于寒，若内伤于忧怒，则气上逆，气上逆则六腧不通，温气不行，凝血蕴裹而不散，津液涩渗，着而不去，而积皆成矣。”

“厥”，逆也。“厥乃成积”，即下文气上逆则六腧不通，温气不行，凝血蕴裹，津液涩渗，而积成也。气厥则生足悗，悗生胫寒，胫寒则血脉凝涩，血脉凝涩则寒气上入于肠胃而生䐜胀，䐜胀则肠外之汁沫迫聚不散，日以成积，此时但是汁沫凝结而已。再当饮食过度，肠胃充满之时，而起居不节，用力过度，伤其络脉，阳络伤则血外溢于鼻孔，阴络伤则血内溢于大便，肠胃之络伤则血溢于肠外，其衄泄所不尽者，与肠外之寒汁沫两相抟结，则并合凝聚，而积成矣。再当外中风寒，或因内伤忧怒，经脏壅迫，则气必上逆，气逆则六腧不通，〔六经腧穴，不能旁通。〕温气不行，〔血中温气，不得运行。〕凝血蕴裹而不散，肠外津液涩渗于此，着而不去，而积皆成矣。此以汁沫而得凝血，凝血而得津液，皆积聚所由成也。

黄帝曰：“其生于阴者奈何?”

岐伯曰：“忧思伤心，重寒伤肺，忿怒伤肝，醉以入房，汗出，当风伤脾，用力过度，若入房汗出浴则伤肾，此内外三部之所生病者也。”

黄帝曰：“善！治之奈何?”

岐伯曰：“察其所痛，以知其应，有余不足，当补则

补，当泻则泻，毋逆天时，是谓至治。”

“内外三部”，见上文。“察其所痛，以知其应”，察其何部之所苦，以知其何部之应也。“毋逆天时”，顺时令之阴阳也。

春气在毛，夏气在皮肤，秋气在分肉，冬气在筋骨。刺此病者，各以其时为齐。刺肥人者，以秋冬为之齐；刺瘦人者，以春夏为之齐。”〔此段旧误在《终始》。〕

“齐”，准也。

邪气脏腑病形六十五

黄帝问于岐伯曰：“邪气之中人也奈何？”

岐伯答曰：“邪气之中人高也。”

黄帝曰：“高下有度乎？”

岐伯曰：“身半以上者，邪中之也；身半以下者，湿中之也。故曰邪之中人也无常，中于阴则流于腑，中于阳则流于经。”

身半以上，风邪中之，故曰邪中人高。

黄帝曰：“阴之与阳也，异名同类，上下相会，经络之相贯，如环无端，邪之中人，或中于阳，或中于阴，上下左右，无有恒常，其故何也？”

岐伯曰：“诸阳之会，皆在于面。其中人也，方乘虚时，及新用力，若饮食汗出，腠理开，而中于邪。中于面则下阳明，中于项则下太阳，中于颊则下少阳，其中于膺背两胁，亦下其经。”

手之三阳，自手走头，足之三阳，自头走足，故诸阳之会，皆在于面，面者，头也。阳明行身之前，故中于面则下阳明；太阳行身之后，故中于项则下太阳；少阳行身之侧，故中于颊则下少阳。此邪中于颈项以上者。阳明行于膺前，太阳行于背后，少阳行于两胁，亦各下其本经，此邪中于颈项以下者也。

黄帝曰："其中于阴奈何？"

岐伯曰："中于阴者，常从臂胻始。夫臂与胻，其阴皮薄，其肉淖泽，故俱受于风，独伤其阴。"

黄帝曰："此固伤其脏乎？"

岐伯答曰："身之中于风也，不必动脏。故邪入于阴经，则脏气实，邪气入而不能容，还之于腑。故中阳则流于经，中阴则流于腑。"

"胻"，足胫也。手三阴行于臂里，足三阴行于胻里，故中于阴经者，常从臂胻始。其里面皮薄，其肌肉淖泽，孔窍常开，邪气易入，故俱受于风，独伤其阴经。

黄帝曰："邪之中人脏奈何？"

岐伯曰："愁忧恐惧则伤心。形寒寒饮则伤肺，以其两寒相感，中外皆伤，故气逆而上行。有所堕坠，恶血留内，若有所大怒，气上而不下，积于胁下，则伤肝；有所击仆，若醉入房，汗出当风，则伤脾；有所用力举重，若入房过度，汗出浴水，则伤肾。"

黄帝曰："五脏之中风奈何？"

岐伯曰："阴阳俱感，邪乃得往。"

"邪之中人脏"者，五情之邪，伤其五脏也。"五脏之中风"者，内伤而加外伤，阴阳俱感，邪乃得往也。

黄帝曰："善哉！邪之中人，其病形何如？"

岐伯曰："虚邪之中人也，洒淅动形。正邪之中人也微，先现于色，不知于身，若有若无，若亡若存，有形无形，莫知其情。"

"洒淅动形"，皮毛振悚之义。

黄帝曰："善哉！余闻之，见其色，知其病，命曰明；按其脉，知其病，命曰神；问其病，知其处，命曰工。余愿闻见而知之，按而得之，问而极之，为之奈何？"

岐伯答曰："夫色脉与尺之相应也，如桴鼓影响之相应也，不得相失也，此亦本末根叶之候也，故根死则叶枯矣。色脉形肉不得相失也，故知一则为工，知二则为神，知三则神且明矣。"

黄帝曰："愿卒闻之。"

岐伯答曰："色青者，其脉弦也；赤者，其脉钩也；黄者，其脉代也；白者，其脉毛；黑者，其脉石。见其色而不得其脉，反得其相胜之脉则死，得其相生之脉则病已矣。"

尺为根，色脉为叶。肝木色青，其脉弦；心火色赤，其脉钩；脾土色黄，其脉代；肺金色白，其脉毛；肾水色黑，其脉石。

黄帝曰："五脏之所生，变化之病形何如？"

岐伯答曰："先定其五色五脉之应，其病乃可别也。"

黄帝曰："色脉已定，别之奈何？"

岐伯曰："调其脉之缓急、小大、滑涩，而病变定矣。"

黄帝曰："调之奈何？"

岐伯答曰："脉急者，尺之皮肤亦急；脉缓者，尺之皮肤亦缓；脉小者，尺之皮肤亦减而少气；脉大者，尺之皮肤亦贲而起；脉滑者，尺之皮肤亦滑；脉涩者，尺之皮肤亦涩。凡此六变者，有微有甚。故善调尺者，不待于寸；

善调脉者，不待于色。能参合而行之者，可以为上工，上工十全九；行二者，为中工，中工十全七；行一者，为下工，下工十全六。”

“参合而行之”，三者相合而行之也。〔“贲”，与愤同〕

黄帝曰：“请问脉之缓急、小大、滑涩之病形何如？”

岐伯曰：“臣请言五脏之病变也。心脉急甚者为瘛疭，微急为心痛，引背，食不下；缓甚为狂笑，微缓为伏梁，在心下，上下行，时唾血；大甚为喉吤，微大为心痹，引背，善泪出；小甚为善哕，微小为消瘅；滑甚为善渴，微滑为心疝，引脐，小腹鸣；涩甚为喑，微涩为血溢，维厥，耳鸣，癫疾。”

《难经》：“心脉急甚者，肝邪干心也；微急者，胆邪干小肠也；心脉大甚者，心邪自干心也；微大者，小肠邪自干小肠也；心脉缓甚者，脾邪干心也；微缓者，胃邪干小肠也；心脉涩甚者，肺邪干心也；微涩者，大肠邪干小肠也；心脉沉甚者，肾邪干心也；微沉者，膀胱邪干小肠也。”此即其义。“小”，肾脉也。“滑”，肝脉也。“瘛”，筋急也。“疭”，筋缓也。“喉吤”，喉中气塞也。“喑”，哑也。“维厥”，四维厥逆也。〔即四肢。〕

肺脉急甚为癫疾，微急为肺寒热，怠惰，咳唾血，引腰背胸，若鼻息肉不通；缓甚为多汗，微缓为痿、瘘、偏风，头以下汗出不可止；大甚为胫肿，微大为肺痹，引胸背，起恶日光；小甚为泄，微小为消瘅；滑甚为息贲上气，微滑为上下出血；涩甚为呕血，微涩为鼠瘘，在颈支腋之间，下不胜其上，其应善痠。

“鼠瘘”，在颈支腋之间，在颈上，而连腋下也。鼠瘘，胆木上逆之病，胆木逆则肝木必陷，下陷不胜其上逆，故其应善瘈，瘈者，木郁之所生也。

肝脉急甚者为恶言，微急为肥气，在胁下，若覆杯；缓甚为善呕，微缓为水瘕痹；大甚为内痈，善呕衄，微大为肝痹，阴缩，咳引小腹；小甚为多饮，微小为消瘅；滑甚为㿗疝，微滑为遗尿；涩甚为溢饮，微涩为瘛挛筋痹。

《难经》："肝之积，曰肥气，在左胁下，如覆杯。"

脾脉急甚为瘛疭，微急为膈中，食饮入而还出，后沃沫；缓甚为痿厥，微缓为风痿，四肢不用，心慧然若无病；大甚为击仆，微大为疝气，腹裹大脓血，在肠胃之外；小甚为寒热，微小为消瘅；滑甚为㿗癃，微滑为虫毒蛕蝎，腹热；涩甚为肠㿉，微涩为内㿉，多下脓血。

"膈中"，即噎膈也。"后沃沫"，饮食吐后，多吐涎沫也。"击仆"，中风昏迷，若被击而颠仆也。"虫毒蛕蝎"，蛔蛲之属也。"肠㿉"，肠聚也。"内㿉"，内积也。

肾脉急甚为骨癫疾，微甚为沉厥，奔豚，足不收，不得前后；缓甚为折脊，微缓为洞，洞者，食不化，下嗌还出；大甚为阴痿，微大为石水，起脐，以下至小腹，腄腄然，上至胃脘，死不治；小甚为洞泄，微小为消瘅；滑甚为癃㿉，微滑为骨痿，坐不能起，起则目无所见；涩甚为大痈，微涩为不月，沉痔。"

"骨癫疾"者，肾主骨，水旺而木陷，故脉急而病癫也。"沉厥"，肾水寒陷而四肢厥冷也。"奔豚"，风木奔冲，若惊豚也。肾脉贯脊，缓甚为折脊，土克水也。"腄腄"，积水下垂貌。"洞泄"，泄之甚者，呕泄之极，皆谓之洞。〔空也。〕"沉痔"，木陷而肛肿也。

黄帝曰："病之六变者，刺之奈何？"

岐伯答曰："诸急者，多寒；缓者，多热；大者，多气

少血；小者，气血皆少；滑者，阳气盛，微有热；涩者，多血少气，微有寒。是故刺急者，深纳而久留之；刺缓者，浅纳而疾发针，以去其热；刺大者，微泻其气，无出其血；刺滑者，疾发针而浅纳之，以泻其阳气，而去其热；刺涩者，必中其脉，随其逆顺而久留之，必先按而循之，已发针，疾按其痏，无令其血出，以和其脉。诸小者，阴阳形气俱不足，勿取以针，而调以甘药也。”

涩为少血，曰刺涩者，无令其血出，血少可知，此曰多血，字误也。

黄帝问于岐伯曰：“首面与身形也，属骨连筋，同血合气耳，天寒则裂地凌冰，其猝寒，或手足懈惰，然而其面不衣何也？”

岐伯答曰：“十二经脉，三百六十五络，其血气皆上于面而走孔窍。其精气上走于目，而为睛；其别气上走于耳，而为听；其宗气上出于鼻，而为息；其浊气出于胃，走唇舌，而为味。其气之津液，皆上熏于面，而皮又厚，其肉坚，故天气甚寒不能胜之也。”

“孔窍”，七窍也。

病本六十六

先病而后逆者，治其本；先逆而后病者，治其本；先寒而后生病者，治其本；先病而后生寒者，治其本；先病而后泄者，治其本；先泄而后生他病者，治其本。必且调之，乃治其他病。

先热而后生病者，治其本；先病而后生中满者，治其标；先中满而后烦心者，治其本。大小便利，治其本；大小便不利，治其标；先大小便不利，而后生他病者，治其本。人有客气，有同气，病发而有余，本而标之，先治其本，后治其标；病发而不足，标而本之，先治其标，后治其本。谨察间甚，以意调之，间者并行，甚者独行。

此与《素问·标本病传论》同。

病传六十七

黄帝曰："余受《九针》于夫子，而私览于诸方，或有导引行气、跷摩、灸、熨、刺、焫、饮药，之一者，可独守耶？将尽行之乎？"

岐伯曰："诸方者，众人之方也，非一人之所尽行也。"

黄帝曰："此乃所谓守一勿失，万物毕者也。今余已闻阴阳之要，虚实之理，倾移之过，可治之属，愿闻病之变化，淫传绝败，而不可治者，可得闻乎？"〔"焫"，音锐。〕

众人之方，非一人之所尽行，言众人各有所长，非一人之所能尽用也。守一勿失，则殊途同归，故万物毕。

岐伯曰："要乎哉问道！昭乎其如日醒，窘乎其如夜瞑，能被而服之，神与俱成，毕将服之，神自得之，生神之理，可著于竹帛，不可传于子孙。"

黄帝曰："何谓日醒？"

岐伯曰："明于阴阳，如惑之解，如醉之醒。"

黄帝曰："何谓夜瞑？"

岐伯曰："喑乎其无声，漠乎其无形，折毛发理，正气横倾，淫邪泮衍，血脉传流，大气入脏，腹痛下淫，可以致死，不可以致生。"

道之光明，昭乎其如日醒；道之幽微，窘乎其如夜瞑。"毕"，终也，"服"，习也。服习之久，故神自得之。"生神之理，可著于竹帛，不可传于子孙"，言淫传绝败之义，至显而至晦也。"日醒"者，哲人明于阴阳，如惑之解，如醉之醒也。"夜瞑"者，不知阴阳，失于保护，邪之中人，喑而无声，漠而无形，折毫毛而发腠理，正气横倾，〔"倾"，败也。〕淫邪泮涣游衍，血脉传流不停，大气入脏，腹痛下淫，〔淫泆。〕可以致死，不可致生也。

黄帝曰："大气入脏奈何？"

岐伯曰："病先发于心，一日而之肺，三日而之肝，五日而之脾，三日不已死，冬夜半，夏日中。"

"冬夜半"，水旺火败也。"夏日中"，火胜无制也。

病先发于肺，三日而之肝，一日而之脾，五日而之胃，十日不已死，冬日入，夏日出。

"冬日入"，金旺水生也。"夏日出"，木旺生火也。

病先发于肝，三日而之脾，五日而至胃，三日而至肾，三日不已死，冬日入，夏早食。

"冬日入"，金旺木刑也。"夏早食"，火旺木虚也。

病先发于脾，一日而之胃，二日而之肾，三日而之膂膀胱，十日不已死，冬人定，夏晚食。

夹脊之肉曰膂，膀胱之经所行也。"冬人定"，水旺侮土也。"夏晚食"，金旺土虚也。

病先发于胃，五日而之肾，三日而之膂膀胱，五日而上之心，二日不已死，冬夜半，夏日昳。〔"昳"，音迭。〕

"冬夜半"，水旺侮土也。"夏日昳"，土旺湿生也。〔日昃曰昳。〕

病先发于肾，三日而之膂膀胱，三日而上之心，三日而之小肠，三日不已死，冬大晨，夏晚晡。

"冬大晨"，火生水死也。"夏晚晡"，土旺水刑也。〔申时曰晡。〕

病先发于膀胱，五日而之肾，一日而之小肠，一日而之心，二日不已死，冬鸡鸣，夏下晡。

"冬鸡鸣"，水旺无制也。"夏下晡"，土旺水刑也。〔"下晡"，申后。〕

诸病以次相传，如是者，皆有死期，不可刺也。间一脏及二三四脏者，乃可刺也。

此与《素问·标本病传论》大略相同。

手太阴气绝，则皮毛焦。太阴者，行气温于皮毛者也，故气不营则皮毛焦，皮毛焦则津液去皮节，津液去皮节者，则爪枯毛折，毛折者则毛先死。丙笃丁死，火胜金也。

肺主皮毛，肺气绝则毛先死。"皮节"，《难经》作"皮节伤。"肺藏气，气化津，津枯皮槁，故焦卷如竹节也。

足厥阴气绝，则筋绝。厥阴者，肝脉也，肝者，筋之合也，筋者，聚于阴器，而脉络于舌本，故脉弗营则筋急，筋急则引舌与卵，故唇青舌卷卵缩，则筋先死。庚笃辛死，金胜木也。

肝主筋，肝气绝则筋先死。

足太阴气绝，则脉不营其唇舌。唇舌者，肌肉之本也，脉不营则肌肉软，肌肉软则舌萎人中满，人中满则唇反，唇反者肉先死。甲笃乙死，木胜土也。

脾主肉，脾气绝则肉先死。

足少阴气绝，则骨枯。少阴者，冬脉也，伏行而濡骨髓者也，故骨不濡则肉不能着也，骨肉不相亲则肉软却，肉软却故齿长而垢，髮无泽，髮无泽者骨先死。戊笃己死，土胜水也。

肾主骨，肾气绝则骨先死。

手少阴气绝，则脉不通，脉不通则血不流，血不流则髦色不泽，故其面黑如漆柴者，血先死。壬笃癸死，水胜火也。

心主脉，心气绝则血先死。

五阴气俱绝则目系转，转则目运，目运者为志先死，志死者，则远一日半死矣。

“五阴”，五脏也。

六阳气俱绝则阴与阳相离，离则腠理发泄，绝汗乃出，故旦占夕死，夕占旦死。”〔以上七段，旧误在《经脉》。〕

“六阳”，六腑也。“绝汗”，《难经》：“大如贯珠，转出不流”是也。

淫邪发梦六十八

黄帝曰：“愿闻淫邪泮衍奈何？”

岐伯曰：“正邪从外袭内，而未有定舍，反淫于脏，不得定处，与营卫俱行，而魂魄飞扬，使人卧不得安而善梦。气淫于腑，则有余于外，不足于内；气淫于脏，则有余于内，不足于外。”

黄帝曰：“有余不足，有形乎？”

岐伯曰：“阴气盛，则梦涉大水而恐惧；阳气盛，则梦大火而燔焫；阴阳俱盛，则梦相杀。上盛则梦飞，下盛则梦堕；甚饥则梦取，甚饱则梦予。肝气盛，则梦怒；肺气盛，则梦恐惧哭泣飞扬；心气盛，则梦善笑恐畏；脾气盛，则梦歌乐，身体重不举；肾气盛，则梦腰脊两解不属。

凡此十二盛者，至而泻之，立已。

厥气客于心，则梦见丘山烟火；客于肺，则梦飞扬，见金铁之奇物；客于肝，则梦山林树木；客于脾，则梦丘陵大泽，坏屋风雨；客于肾，则梦临渊，没居水中；客于膀胱，则梦游行；客于胃，则梦饮食；客于大肠，则梦田野；客于小肠，则梦聚邑冲衢；客于胆，则梦斗讼自刭；客于阴器，则梦接内；客于项，则梦斩首；客于胫，则梦行走而不能前，及居深地窖苑中；客于股肱，则梦礼节拜起；客于胞脯，则梦溲便。

凡此十五不足者，至而补之，立已也。”

本气盛，则自能为梦，本气虚，则厥气客之，而后为梦，总由外邪之内袭也。

顺气一日分为四时六十九

黄帝曰：“夫百病之所始生也，必起于燥湿、寒暑、风雨、阴阳、喜怒、饮食、居处，气合而有形，得脏而有名，余知其然也。夫百病者，多以旦慧昼安，夕加夜甚何也？”

岐伯曰：“四时之气使然。”

黄帝曰：“愿闻四时之气。”

岐伯曰：“春生、夏长、秋收、冬藏，是气之常也，人亦应之。以一日分为四时，朝则为春，日中为夏，日入为秋，夜半为冬。朝则人气始生，病气衰，故旦慧；日中人气长，长则胜邪，故安；夕则人气始衰，邪气始生，故加；夜半人气入脏，邪气独加于身，故甚也。”

黄帝曰：“其时有反者何也？”

岐伯曰：“是不应四时之气，脏独主其病者。是必以脏气之所不胜时者甚，以其所胜时者起也。”

黄帝曰：“治之奈何？”

岐伯曰：　“顺天之时，而病可与期。顺者为工，逆者为粗。”

黄帝曰：“善！”

“人气”，阳气也。〔即卫气也。〕

杂病七十

厥，夹脊而痛者至顶，头沉沉然，目晾晾然，腰脊强，取足太阳腘中血络；厥，胸满面肿，唇漯漯然，暴言难，甚则不能言，取足阳明；厥，气走喉而不能言，手足清，大便不利，取足少阴；厥，而腹响响然，多寒气，腹中汩汩[①]，便溲难，取足太阴。

“足太阳腘中血络”，委中穴也。“唇漯漯然”，纵缓不收也。“腹响响然”，多寒气。“腹中汩汩”，中寒土湿，水谷不消，滞气郁勃也。

① 国中按：“汩汩”，原文作“谷谷”，当属同音假借字。前句之“响响”，原文作“向向”，亦同，故改之。

嗌干、口中热如胶，取足少阴；喉痹，不能言，取足阳明；能言，取手阳明；齿痛，不恶清饮，取足阳明；恶清饮，取手阳明；聋而不痛，取足少阳；聋而痛者，取手少阳；衄而不止，衃血流，取足太阳；衃血，取手太阳；不已，刺宛骨下；不已，刺腘中出血。

“清饮”，冷饮也。“衃血”，血块也。“宛骨”，耳后高骨也。

疟不渴，间日而作，取足阳明；渴而日作，取手阳明；中热而喘，取足少阴腘中血络；气逆上，刺膺中陷者与胸下动脉；哕，以草刺鼻，嚏，嚏而已，无息而疾迎引之，立已，大惊之，亦可已。喜怒而不欲食，言益少，刺足太阴；怒而多言，刺足少阳。

“足少阴腘中血络”，阴谷穴也。“胸下动脉”，手太阴之中府也。“无息而疾迎引之”，闭口无息，而疾迎引之于鼻窍，使之嚏出也。

颇痛，刺手阳明与颇之盛脉出血；颇痛，刺足阳明曲周动脉，见血立已，不已，按人迎于经，立已。项痛，不可以俯仰，刺足太阳；不可以顾，刺手太阳。

“足阳明曲周动脉”，即颊车也。〔以其周绕曲颊而名。〕“人迎”，足阳明动脉。

心痛，引腰脊，欲呕，取足少阴；心痛，引背，不得息，刺足少阴，不已，取手少阳；心痛，当九节刺之，已刺按之，立已，不已，上下求之，得之立已；心痛，但短气不足以息，刺手太阴；心痛，腹胀，啬啬[①]然，大便不

① 国中按：“啬啬”，当是“濇濇”，而“濇”字即今之“涩”字。故“啬啬然”，当作“涩涩然”。脾失运化，故大便涩涩然不利也。

利，取足太阴；心痛，引小腹满，上下无常处，便溲难，刺足厥阴。

足少阴脉贯腰脊，心痛引腰脊背者，水克火也，刺足少阴以泻水，取手少阳以益火。"当九节刺之"，督脉之悬枢也。"上下求之"，上求之脊中，下求之命门也。"心痛，腹胀啬啬然，大便不利"，脾土湿陷也。"心痛，引小腹满，上下无常处，便溲难"，肝脉遏陷也。

腹满，食不化，腹响响然，不能大便，取足太阴；腹满，大便不利，腹大，亦上走胸嗌，喘息喝喝然，取足少阴；小腹满大，上走胃，至心，淅淅身时寒热，小便不利，取足厥阴。

"腹满，食不化，腹响响然，〔"响响"，气不调也。〕不能大便"，土湿脾郁也。"腹满，大便不利，上走胸嗌，喘息喝喝者"，水泛土湿，邪冲肺部也。"小腹满大，上走胃，至心，淅淅身时寒热，小便不利"，肝气郁陷，胆气郁升，乙木不能疏泄水道也。

腹痛，刺脐左右动脉，已刺按之，立已，不已，刺气街，已刺按之，立已。腰痛，痛上寒，取足太阳阳明，痛上热，取足厥阴；不可以俯仰，取足少阳。

脐左右动脉，足少阴之肓腧、足阳明之天枢也。"气街"，足阳明穴，毛际两旁动脉也。"腰痛，痛上寒"至末，与《素问·刺腰痛》同义，详彼篇。

膝中痛，取犊鼻，以圆利针，发而间之，针大如牦，刺膝无疑。痿厥，为四末束，闷乃疾解之，日二，不仁者，十日而知，无休，病已止。

"犊鼻"，足阳明穴。"发而间之"，发针而少停也。"痿厥"，为四末束，束其四末，令其经气蓄积而盛大也。"闷乃疾解之”，气郁生闷，疾解其缚，则积气冲决，隧路皆通。一日二次，不仁者，十日而知，为之无休，病已而止也。

温疟，汗不出，为五十九痏。风㽷，肤胀，为五十七痏，取皮肤之血者，尽取之。徒㽷，先取环谷下三寸，以铍针针之，已刺而筒之，而纳之，入而复之，以尽其㽷，必坚。来缓则烦闷，来急则安静，间日一刺之，㽷尽乃止。饮闭药，方刺之时徒饮之，方饮毋食，方食毋饮，百三十五日。疠风者，素刺其肿上，已刺，以锐针针其处，按出其恶血，肿尽乃止，常食方食，毋食他食。着痹不去，久寒不已，焠取其三里。骨为干，转筋于阳治其阳，转筋于阴治其阴，皆焠刺之。〔“㽷”，音水。〕

“温疟，汗不出，为五十九痏，风㽷，肤胀，为五十七痏”，即《素问·水热穴论》热腧五十九穴，水腧五十七穴也。“㽷”，水病也。“环谷”，意即足少阳之环跳也。“已刺而筒之，而纳之，入而复之，以尽其㽷”，刺后以细筒纳入，频复吸取，以尽其水也。“饮闭药”，收敛封闭之药，恐泻其气也。“三里”，足阳明穴。“转筋于阳”，腿外也，治其阳，阳经也；转筋于阴，腿里也，治其阴，阴经也。“焠刺”，烧针也。

飧泄，补三阴之上，补阴陵泉，皆久留之，热行乃止。肠中不便，取三里，盛泻之，虚补之。腹中常鸣，气上冲胸，喘不能久立，邪在大肠，刺肓之原、巨虚上廉、三里。小腹控睾，引腰脊，上冲心，邪在小肠者，连睾系，属于脊，贯肝肺，络心系，气盛则厥逆，上冲肠胃，熏肝，散于肓，结于脐，故取之肓原以散之，刺太阴以予之，取厥阴以下之，取巨虚下廉以去之，按其所过之经以调之。善

呕，呕有苦，长太息，心中憺憺，恐人将捕之，邪在胆，逆在胃，胆液泄则口苦，胃气逆则善呕，故曰呕胆，取三里以下，胃气逆，刺少阳血络以闭胆逆，却调其虚实，以去其邪。饮食不下，膈塞不通，邪在胃脘，在上脘则抑而下之，在下脘则散而去之。小腹痛肿，不得小便，邪在三膲，约，取之太阳大络，视其络脉与厥阴小络结而血者，肿上及胃脘，取三里。〔以上二段，旧误在《四时气》〕

“三阴之上”，意即足太阴之三阴交也，阴陵泉亦足太阴穴，皆久留之，阳回则热行而泄止矣。“肠中不便”，气不舒也。大肠与肺为表里，腹中常鸣，大肠陷而肝气郁也。肠陷则肺逆，故气上冲胸，喘不能久立，其根缘邪在大肠也。《九针十二原》：“肓之原，出于脖胦”，即任脉之下气海也。“巨虚上廉”，足阳明穴，《本腧》：“大肠属上”，谓上廉也。若小腹前控睾丸，后引腰脊，上冲于心，是邪在小肠者。其脉连睾系，属于脊，贯肝肺，络心系，其气盛则厥逆而升，上冲肠胃，熏肝肺，下散于肓而结于脐，〔小肠病则下陷，其散于肓，结于脐者，小肠之邪，其厥逆而上者，是心肺之邪，以其脉贯肺而络心也。〕故取之肓原以散之，〔与大肠同法。〕刺太阴以予之，〔其脉贯肺，故补手太阴。〕取厥阴以下之，〔其脉贯肝，故取足厥阴，以下胆逆。〕取巨虚下廉以去之，〔《本输》：“小肠属下”，谓下廉也。〕按其所过之经以调之，〔谓睾、脊、肝、肺、心系诸处也。〕善呕而有苦味，长太息，心中憺憺虚怯，恐人将捕之，是邪在胆而逆在胃也。胆木化气于相火，胆液泄则口苦，〔炎上作苦。〕胃以戊土而主降，胃气逆则善呕。呕者，胃气上逆，阻胆经下行之路，甲木郁升，而贼戊土，受盛失职，则生呕吐，故曰呕胆，呕胆者，呕缘于胆木也。取三里以下胃气，刺足少阳之血络以闭胆逆，却调其虚实，以去其邪也。若饮食不下，膈中闭塞不通，是阳明上逆，邪在胃脘也。其在上脘，则抑而下之；其在下脘，则散而去之。〔在下脘者，根原寒水湿土。〕若小腹痛肿，不得小便，是邪在三焦，约而不开也。〔《本腧》："三焦者，入络膀胱，约下焦，实则闭癃。"〕取之足太阳之大络，飞扬穴也，与足厥阴之小络结而血者，亦取之，肝主疏泄也。若其肿上及胃脘，则取三里，兼泄阳明也。

气满胸中，喘息，取足太阴大趾之端，去爪甲如韭叶，寒则留之，热则疾之，气下乃止。心疝，暴痛，取足太阴厥阴，尽刺去其血络。喉痹，舌卷，口中干，烦心，心痛，臂内廉痛，不可及头，取手小指次指爪甲下，去端如韭叶。风痉，身反折，取太阳腘中血络出血，中有寒，刺三里。癃，取之阴跷及三毛上，血络出血。男子如蛊，女子如怚，身体腰脊如解，不欲饮食，先取涌泉，出血，视跗上盛者，尽见血也。〔此段旧误在《热病》。〕

"足太阴大趾之端"，隐白也。"手小指次指"，手少阳之关冲也。"太阳腘中"，委中也。"阴跷"，足少阴之照海也。"三毛上"，足厥阴之大敦也。"蛊"，惑也。"怚"，疑也。"跗上盛者"，足阳明之冲阳也。

偏枯，身偏不用而痛，言不变，志不乱，病在分腠之间，巨针取之，益其不足，损其有余，乃可复也。痱之为病也，身无痛者，四肢不收，智乱不甚，其言微，知可治，甚则不能言，不可治也。〔此段旧误在《热病》。〕

"痱"者，四肢痿废，不止偏枯也。

颈侧之动脉，人迎。人迎，足阳明也，在婴筋之前；婴筋之后，手阳明也，名曰扶突；次脉，手少阳也，名曰

天牖；次脉，足太阳也，名曰天柱；腋下动脉，臂太阴也，名曰天府。阳逆头痛，胸满不得息，取之人迎；暴喑气梗，取扶突与舌本出血；暴聋气蒙，耳目不明，取天牖；暴挛痫眩，足不任身，取天柱；暴瘅内逆，肝肺相搏，血溢鼻口，取天府。此为天牖五部。〔此段旧误在《寒热病》。〕

“婴筋”，颈筋也。

臂阳明有入烦遍齿者，名曰大迎，下齿龋取之，臂恶寒补之，不恶寒泻之。足阳明有入烦遍齿者，名曰角孙，在鼻与烦前，上齿龋取之，方病之时，其脉盛则泻之，虚则补之，刺虚者，刺其去也，刺实者，刺其来也，一曰取之出鼻外。足阳明有夹鼻入于面者，名曰悬颅，属口，对入系目本，视有过者取之，损有余，益不足，反者益甚。足太阳有通项入于脑者，正属目本，名曰眼系，在项中两筋间，入脑乃别，头目苦痛取之。〔此段旧误在《寒热病》。〕

“烦”，颧也。手阳明脉有入烦遍齿者，出于足阳明之大迎，脉入下齿，故下齿龋取之。足阳明脉有入烦遍齿者，出于手少阳之角孙，在鼻与烦前，脉入上齿，故上齿龋取之。“一曰取之出鼻外”，手阳明之禾髎、迎香也。

足阳明脉有夹鼻入于面者，出于足少阳之悬颅，属口，对入而系目本，上下口目之间，视其有过者取之。足太阳有通于项而入于脑者，正属目本，名曰眼系，其脉在项中两筋之间，入于脑而乃别，头目苦痛者取之。

阴跷、阳跷，阴阳相交，阳入阴，阴出阳，交于目内眦，阳气盛则瞋目，阴气盛则瞑目。目中赤痛，从内眦始，取之阴跷。目眦外决于面者，为锐眦；在内近鼻者，为内眦。上为外眦，下为内眦。

阳跷起足太阳之申脉，阴跷起足少阴之照海，皆交于目内眦而合于足太阳之睛明。〔《脉度》:“阴跷属目内眦，合于太阳、阳跷而上行。”〕阳跷气盛，则瞋目而不合；阴跷气盛，则瞑目而不开。〔《大惑论》:“阳跷盛则目不瞑，阴跷盛则目闭。”〕目赤痛，从内眦始者，阳跷盛也，取之阴跷，泻阳而补阴也。“外决于面者”，眼外角也。“上”，目上网也。“下”，目下网也。〔旧本“阴跷、阳跷”七句，误在《寒热病》。“目中赤痛”二句，误在《热病》。“目眦外决”四句，误在《癫狂》。〕

灵枢悬解卷八终

卷九

疾　病

胀论七十一

黄帝曰："脉之应于寸口，如何而胀？"

岐伯曰："其脉大坚以涩者，胀也。"

黄帝曰："何以知脏腑之胀也？"

岐伯曰："阴为脏，阳为腑。"

黄帝曰："夫气之令人胀也，在于血脉之中耶？脏腑之内乎？"

岐伯曰："三者皆在焉，然非胀之舍也。"

黄帝曰："原闻胀之舍。"

岐伯曰："夫胀者，皆在于脏腑之外，排脏腑而郭胸胁，胀皮肤，故命曰胀。"

"阴为脏"，胀在内也；"阳为腑"，胀在外也。"郭"，充满也。〔同廓。〕"排脏腑而郭胸胁，胀皮肤"，言气在脏腑之外，胸胁之间，皮肤之内也。

黄帝曰："脏腑之在胸胁腹里之内也，若匣柜之藏禁器也，各有次舍，异名而同处，一域之中，其气各异，愿闻其故。"

岐伯曰："夫胸腹者，脏腑之郭也；膻中者，心主之宫城也；胃者，太仓也；咽喉，小肠者，传送也；胃之五窍者，闾里门户也；廉泉、玉英者，津液之道也。故五脏六腑，各有畔界，其病各有形状。营气循脉，卫气逆为脉胀，卫气并脉循分为肤胀。三里而泻，近者一下，远者三下，无问虚实，工在疾泻。”

“一域之中，其气各异”，言五脏六腑同处一域，而其病各异也。“胃之五窍”，咽门、贲门、幽门、阑门、魄门也，是皆水谷出入之道，故曰胃之五窍。“闾里门户”，闾里之门户也。“廉泉、玉英”，〔即玉堂。〕任脉二穴，适当咽喉之外，是津液之道路也。故五脏六腑，各有畔界，其病各有形状，不相同也。营气循脉而行，不得逆也，卫行脉外，旁无界限，逆而妄行，阻其脉道，营气壅遏，则为脉胀，卫气并脉而行，循其所行之分，而生壅满，则为肤胀，肤胀者，不及于脉也。胃为五脏六腑之海，针其三里而泻之，病近者一下，〔一次。〕病远者三下，无论虚实，工在泻之于早也。

黄帝曰：“愿闻胀形。”

岐伯曰：“夫心胀者，烦心短气，卧不安；肺胀者，虚满而喘咳；肝胀者，胁下满而痛引小腹；脾胀者，善哕，四肢烦悗；体重不能胜衣，卧不安；肾胀者，腹满引背央央然，腰髀痛。六腑胀：胃胀者，腹满，胃脘痛，鼻闻焦臭，妨于食，大便难；大肠胀者，肠鸣而痛濯濯，冬日重感于寒，则飧泄不化；小肠胀者，小腹䐜胀，引腰而痛；膀胱胀者，小腹满而气癃；三焦胀者，气满于皮肤中，轻轻然而不坚；胆胀者，胁下痛胀，口中苦，善太息。

凡此诸胀者，其道在一。明知逆顺，针数不失；泻虚补实，神去其室；致邪失正，正不可定；粗之所败，谓之天命。补虚泻实，神归其室；久塞其孔，谓之良工。”

“央央”，不快之意。心主五臭，自入为焦臭，〔《难经》

语。〕“鼻闻焦臭”，胃土不降，心火上炎也。“轻轻”，虚浮之意。“凡此诸胀，其道在一”，总因卫气之逆也。“正不可定”，“定”，住也。

黄帝曰：“胀者焉生？何因而有？”

岐伯曰：“卫气之在身也，常然并脉，循分肉，行有逆顺，阴阳相随，乃得天和，五脏更始，四时循序，五谷乃化。厥气在下，营卫留止，寒气逆上，正邪相攻，两气相抟，乃合为胀也。”

黄帝曰：“善！何以解惑？”

岐伯曰：“合之于正，三合而得。”

黄帝曰：“善！”

卫气之在身也，虽行脉外，常然并脉而行，循其分肉，行有逆顺，〔有顺营气者，有逆营气者，以营气原有逆顺也。〕阳阴相随，〔营阴卫阳，相随而行。〕乃得天和，营卫不乱，则五脏更始，〔更迭司令，周而复始。〕四时循序，〔四时代更，循序不乱。〕而后五谷乃化，此卫气之顺者。若厥气在下，逆而上行，阻格气道，以致营卫留止，此皆中气之败也。土败水侮，寒气逆上，正邪相攻，两气相抟，结而不散，乃合为胀，此卫气之逆者也。“解惑”，解其病之所在，而不惑也。“合之于正”，合诸病症于其本气也。“三合而得”，合之血脉、脏、腑三者，而得其所在也。

水胀七十二

黄帝问于岐伯曰："水与肤胀、鼓胀、肠覃[①]、石瘕、石水，何以别之？"

岐伯答曰："水始起也，目窠上微肿，如新卧蚕起之状，其颈脉动，时咳，阴股间寒，足胫肿，腹乃大，其水已成矣。以手按其腹，随手而起，如裹水之状，此其候也。〔"窠"，音科。〕

"目窠"，目下也。"颈脉"，足阳明之人迎。寒水侮土，胃气上逆，故颈脉动甚，望而知之也。肺气莫降，故时咳；足三阴行于股内，阴盛于下，故阴股间寒；〔股内为阴。〕胃气不能下行，故足胫肿；水泛土湿，中气不运，故腹乃大也。

黄帝曰："肤胀何以候之？"

岐伯曰："肤胀者，寒水客于皮肤之间，𪔣𪔣然不坚，腹大，身尽肿，皮厚，按其腹，窅而不起，腹色不变，此其候也。"〔"𪔣"，音空。"窅"，音夭。〕

"𪔣𪔣"，空洞如鼓声也。"窅"，深也。

黄帝曰："鼓胀何如？"

岐伯曰："腹胀，身皆大，大与肤胀等也，色苍黄，腹筋起，此其候也。"

---

① 国中按："覃"，当作"蕈"，读 xùn。《玉篇》云："蕈，地菌也。"《灵枢识》云："肠中垢滓，凝聚生瘜肉，犹湿气蒸郁，生蕈于土木，故谓肠蕈。"此说甚是。又按："覃、蕈"二字古可通借，故后文凡"覃"，改"蕈"。

“色苍黄，腹筋起”，〔青筋。〕肝木克脾土也。〔木主五色，入土为黄，自入为青。“苍”，青也。〕

黄帝曰：“肠覃何如？”

岐伯曰：“寒气客于肠外，与卫气相搏，气不得营，因有所系，癖而内着，恶气乃起，瘜肉乃生。其始生也，大如鸡卵，稍以益大，至其成，如怀子之状，久者离岁，按之则坚，推之则移，月事以时行，此其候也。”

“气不得营”，“营”，行也。“因有所系”，“系”，恋不消也。“癖而内着”，痞结而留着也。“恶气乃起”，滞气因阻而成积也。“瘜肉”，瘀肉也。“离岁”，逾岁也。

黄帝曰：“石瘕何如？”

岐伯曰：“石瘕生于胞中，寒气客于子门，子门闭塞，气不得通，恶血当泻不泻，衃以留止，日以益大，状如怀子，月事不以时下，皆生于女子，可导而下。”

“衃”，血块也。

黄帝曰：“肤胀、鼓胀可刺耶？”

岐伯曰：“先泻其胀之血络，刺去其血络，后调其经也。”

“泻其血络”，工在疾泻也。“后调其经”，虚补而实泻也。

黄帝曰：“《胀论》言无问虚实，工在疾泻，近者一下，远者三下，今有其三而不下者，其过焉在？”

岐伯对曰：“此言陷于肉肓，而中气穴者也。不中气穴，则气内闭；针不陷肓，则气不行；上越中肉，则卫气相乱，阴阳相逐。其于胀也，当泻不泻，气故不下，三而不下，必更其道，气下乃止，不下复始，可以万全，乌有殆者乎！其于胀也，必审其脉，当泻则泻，当补则补，如

鼓应桴，恶有不下者乎！”

一下、三下而病去者，此言陷于肉肓，而中气穴者也。〔分肉空隙之处，谓之肉肓。〕不中气穴，则气反内闭；不陷肉肓，则气不得行；上越而中分肉，则卫气相乱，阴阳相逐，反以益病。其于胀也，当泻而不泻，气故不下。“无论虚实，工在疾泻”者，泻其血络也。“必审其脉，当泻则泻，当补则补”，调其经也。〔此段旧误在《胀论》。〕

周痹七十三

黄帝问于岐伯曰：“周痹之在身也，上下移徙，随脉其上下，左右相应，间不容空，愿闻此痛在血脉之中耶？将在分肉之间乎？何以致是？其痛之移也，间不及下针，其慉痛之时，不及定治，而痛已止矣，何道使然？愿闻其故。”

岐伯答曰：“此众痹也，非周痹也。”

黄帝曰：“愿闻众痹。”

岐伯对曰：“此各在其处，更发更止，更居更起，以右应左，以左应右，非能周也，更发更休也。”

黄帝曰：“善！刺之奈何？”

岐伯对曰：“刺此者，痛虽已止，必刺其处，勿令复起。”〔“慉”，音触。〕

“慉”，痛也。

黄帝曰：“善！愿闻周痹何如？”

岐伯对曰：“周痹者，在于血脉之中，随脉以上，随脉以下，不能左右，各当其所。”

黄帝曰："刺之奈何？"

岐伯对曰："痛从上下者，先刺其下以遏之，后刺其上以脱之；痛从下上者，先刺其上以遏之，后刺其下以脱之。"

"遏"，止其流也。"脱"，拔其本也。

黄帝曰："善！此痛安生？何因而有名？"

岐伯对曰："风寒湿气客于外，分肉之间迫切而为沫，沫得寒则聚，聚则排分肉而分裂也，分裂则痛，痛则神归之，神归之则热，热则痛解，痛解则厥，厥则他痹发，发则如是。此内不在脏，而外未发于皮，独居分肉之间，正气不能周，故命曰周痹。故刺痹者，必先切循其下之六经，视其虚实，及大络之血结而不通，及虚而脉陷空者而调之，熨而通之，其瘛坚，转引而行之。"

黄帝曰："善！余已得其意矣，亦得其事矣。"

"瘛"，筋急也。"坚"，筋硬也。

上膈七十四

黄帝曰："气为上膈者，饮食入而还出，余已知之矣。虫为下膈，下膈者，食晬时乃出，余未得其意，愿卒闻之。"

岐伯曰："喜怒不适，饮食不节，寒温不时，则寒汁流于肠中，流于肠中则虫寒，虫寒则积聚，守于下脘[1]，肠胃充郭，卫气不营，邪气居之。人食则虫上食，虫上食则下

---

① 国中按："脘"，原文作"管"，属通假字，故改之。脘，胃之内腔。《说文》云："脘，胃府也。"

脘虚，下脘虚则邪气胜之，积聚已留，留则痈成，痈成则下脘约。其痈在脘内者，即为痛深，其痈在外者，则痈外而痛浮，痈上皮热。”

黄帝曰：“刺之奈何？”

岐伯曰：“微按其痈，视气所行，先浅刺其旁，稍纳益深，还而刺之，无过三行，察其沉浮，以为深浅。已刺必熨，令热入中，日使热内，邪气益衰，大痈乃溃。伍以参禁，以除其内，恬憺无为，乃能行气，后以咸苦，化谷乃下矣。”〔“晬”，音醉。“郭”，廓同。“憺”，音淡。〕

上膈即噎膈，下膈即反胃也。“晬时”，周时。反胃之家，肾寒脾湿，饮食不化，下窍约结，无入二肠之路，既不下行，故久之而上吐也。虫生于木，土湿木郁，是以虫化。虫温则动，寒则静，饮食寒冷，寒汁下流，虫寒不动，则积聚之寒湿，守于下脘，充廓肠胃之中，卫气不得营运于内，但有邪气居之。〔即寒湿积聚。〕人食下则虫得温气而上食，下脘空虚，邪气愈胜，积聚留结，因而痈成，痈成则下脘闭塞，是以食不下行而上吐也。“浅刺其旁”，泻其标也。“还而刺之”，拔其本也。“伍以参禁”，饮食起居之际，参伍为禁，以为调摄也。后以咸苦之味，化其下膲之凝寒，谷乃下行，呕吐不作也。

忧恚无言七十五

黄帝问于少师曰：“人之猝然忧恚，而言无音者，何道之塞？何气出行？使音不彰？愿闻其方。”

少师答曰：“咽喉者，水谷之道也；喉咙者，气之所以上下者也；会厌者，音声之户也；口唇者，音声之扇也；舌者，音声之机也；悬雍垂者，音声之关也；颃颡者，分气之所泄也；横骨者，神气所使，主发舌者也。故人之鼻洞，涕出不收者，颃颡不开，分气失也。是故厌小而薄，则发气疾，其开合利，其出气易；其厌大而厚，则开合难，其出气迟，故重言也。人猝然无音者，寒气客于厌，则厌不能发，发不能下至，则开合不致，故无音。”

黄帝曰：“刺之奈何？”

少师曰：“足之少阴，上系于舌，络于横骨，终于会厌，两泻其血脉，浊气乃辟，会厌之脉，上络任脉，取之天突，其厌乃发也。”

咽在后，是谓咽喉，水谷之道也。喉在前，是谓喉咙，气之所以上下者也。会厌在喉咙之间，主司开合，分别食气，发扬音声，是音声之户也；口唇者，启闭攸赖，是音声之扇也；舌者，动止所存，是音声之机也。悬雍垂者，喉上重舌，是音声之关也；颃颡者，喉之上管，通乎鼻窍，是分气之所泄也；横骨者，喉上软骨，是神气所使，主发舌者也。故人之鼻窍空洞，涕出不收者，是其颃颡不开，分气失也。咽喉之气，分别于此，是谓分气。风闭皮毛，肺郁莫泄，分气冲逆，淫蒸鼻窍，而为清涕，则曰鼻洞。颃颡不开者，旁无透窍，是以分气失其升降之恒也。〔有升无降。〕音声发扬，全在会厌，厌小而薄，则开合利而出气易，厌大而厚，则开合难而出气迟，故重言也。“重言”者，语言蹇涩而重复也。猝然无音者，寒气客于会厌，则会厌不能发声，发而不能下至旧所，则开合失职，故无声音。刺法，足少阴上系于舌，络于横骨，终于会厌，左右两泻其血脉，浊气乃辟。“辟”者，开也。会厌之脉，上络任脉，取之任脉之天突，其厌乃发，发则声出矣。

癫狂七十六

癫疾始生，先不乐，头重痛，视举，目赤，甚作极，已而烦心，候之于颜，取手太阳、阳明、太阴，血变而止。

阴盛则癫，病在肺肾，金水旺也；阳盛则狂，病在肝心，木火旺也，而皆缘土湿，土气燥运，则四维不病也。心主喜，肝主怒，肾主恐，肺主悲，先不乐，水胜火也。“头重痛”，浊气上逆也。“视举”，瞳子高也。“目赤”，火刑肺也。“甚”者，发作之极。“已而烦心”，君火失根而上逆也。“颜”，庭也。〔天庭。〕取手太阳支正、小海，手阳明偏历、温流，手太阴太渊、列缺，泻其血中之邪，血色变而止。

癫疾始作，而引口啼呼喘悸者，候之手阳明、太阳，左强者攻其右，右强者攻其左，血变而止。

“啼”者，肺之声也。“呼”者，肝之声也。“喘”者，肺气逆也。“悸”者，心下动也。癫狂之病，皆生惊悸，胆木失根，惊悸乃作，实则为狂，虚则为癫也。左强攻右，右强攻左，所谓缪刺也。

癫疾始作，先反僵，因而脊痛，候之足太阳、阳明、太阴、手太阳，血变而止。

反僵脊痛，足太阳行身之背，其脉急也，取足太阳之委阳、飞扬、仆参、金门。太阳寒水泛滥，脾胃二土必湿，取足阳明之三里、解溪，足太阴之隐白、公孙，泄其湿也。取手太阳者，丙火化气于寒水，足太阳之上源也。

治癫疾者，常与之居，察其所当取之处。病至，视之有过者泻之，置其血于瓠壶之中，至其发时，血独动矣，不动，灸穷骨二十壮，穷骨者，骶骨也。

“瓠”，瓠芦。“壶”，酒器也。〔以瓠芦为壶也。〕“骶骨”，尾骶骨，督脉之长强也。

骨癫疾者，颇齿诸腧分肉皆满，而骨居，汗出，烦闷。呕多沃沫，气下泄，不治。〔“颇”，音坎。〕

鬓旁曰颇。“颇齿诸腧分肉皆满”，邪气充塞也。“骨居”，形肉脱，骨独居也。“呕多沃沫”，胃败而气逆也。“气下泄”，脾败而气陷也。是以不治。

筋癫疾者，身卷挛，急大，刺项大经之大杼脉。呕多沃沫，气下泄，不治。

“身卷挛”，筋缩急也。“急大”，脉弦浮也。“项大经之大杼脉”，足太阳穴也。

脉癫疾者，暴仆，四肢之脉皆胀而纵，脉满，尽刺之出血，不满，灸之夹项太阳，灸带脉，于腰相去三寸，诸分肉本腧。呕多沃沫，气下泄，不治。癫疾，疾发如狂者，死不治。

脉满者，邪盛，故刺之；不满者，正虚，故灸之。“夹项太阳”，足太阳之天柱、大杼。“带脉”，足少阳穴，少阳行于两胁，其穴与腰相去三寸，是皆宜灸之穴，及诸分肉本腧之不满者，悉宜灸之。“癫疾，发作如狂者”，阳根尽脱，升泄无归，故死不治。

狂始生，先自悲也，善忘苦怒善恐者，得之忧饥，治之取手太阴、阳明，及取足太阴、阳明，血变而止。

“取手足太阴、阳明”，泄其湿也。

狂始发，少卧不饥，自高贤也，自辩智也，自尊贵也，善骂詈，日夜不休，治之取手阳明、太阳、太阴、舌下少阴。视之盛者，皆取之，不盛者，释之也。

“舌下”，任脉之廉泉也。“少阴”，手少阴之神门、少冲也。

狂言，惊，善笑，好歌乐，妄行不休者，得之大恐，治之取手阳明、太阳、太阴。

恐伤肾气，君相失根，故病惊狂笑歌。

狂，目妄见，耳妄闻，善呼者，少气之所生也，治之取手太阳、太阴、阳明、足太阴、头两颇。

肝主呼，惊呼不宁者，肝气怯少也。

狂者多食，善见鬼神，善笑而不发于外者，得之有所大喜，治之取足太阴、太阳、阳明，后取手太阴、太阳、阳明。

大喜伤心，君相升泄，则善笑。

狂而新发，未应如此者，先取曲泉左右动脉，及盛者见血，有顷已，不已，以法治之，灸骶骨二十壮。

“曲泉”，足厥阴穴。

厥病七十七

厥头痛，面若肿起而烦心，取之足阳明、太阴；厥头痛，圆圆头重而痛，泻头上五行，行五，先取手少阴，后取足少阴；厥头痛，头脉痛，心悲善泣，视头动脉反盛者，

尽刺去血，后调足厥阴；厥头痛，意善忘，按之不得，取头面左右动脉，后取足太阴；厥头痛，头痛甚，耳前后脉涌有热，泻出其血，后取足少阳；厥头痛，项先痛，腰脊为应，先取天柱，后取足太阳；头半寒痛，先取手少阳、阳明，后取足少阳、阳明；真头痛，头痛甚，脑尽痛，手足寒至节，死不治；头痛不可取于腧者，有所击堕，恶血在于内，若内伤，痛未已，可则刺，不可远取也；头痛不可刺者，大痹为恶，日作者，可令少愈，不可已。

气逆曰厥，平人清升浊降，头上清虚，故痛不作。“头痛”，浊气之上逆也，故名曰厥。“取足阳明太阴”者，泻脾湿而降胃逆也。“圆圆”，头晕之象。“头上五行，行五”者，热病五十九腧之穴，义详《素问·水热穴论》。“先取手少阴，后取足少阴”，交济水火，使之清升而浊降也。肺主悲，心悲善泣，肺金侮心火也。头上动脉，两额两颊耳前诸动脉也，义见《素问·三部九候论》，后调足厥阴，肝藏血，其脉会于颠也。“意善忘”，君火上逆而失藏也。“耳前后脉涌有热”，足少阳脉循耳前后下行，相火上逆，故其脉上涌而有热也。“真头痛，脑痛，节寒”，水凌土败，〔脾主四肢，脾败，故手足寒至节。〕阴邪上填于阳位也。“则刺”，则而刺之，破其恶血也。“不可刺者”，不可刺愈，以其大痹为恶，日日发作者，但可令其少愈，不能全已也。

耳鸣，取耳前动脉；耳聋无闻，取耳中；耳鸣，取手中指爪甲上，左取右，右取左，先取手，后取足；耳聋，取手小指次指爪甲上，与肉交者，先取手，后取足；耳痛不可刺者，耳中有脓，若有干耵聍，耳无闻也。

“耳前动脉”，手少阳之耳门也。“耳中”，手太阳之听宫也。“手中指爪甲上”，手厥阴之中冲也。“手小指次指爪甲上，与肉交者"，手少阳之关冲也。"耵聍"，耳垢也。垢塞耳窍，以致无闻，当以法去之，未可以刺愈也。耳病亦缘浊气上逆，故谓之厥病。〔"耵聍"，音丁宁。〕

厥心痛，与背相控，善瘛，始从后触其心，伛偻者，肾心痛也，先取京骨、昆仑，发针不已，取然谷；厥心痛，腹胀胸满，心尤痛甚，胃心痛也，取之大都、太白；厥心痛，痛如以锥针刺其心，心痛甚者，脾心痛也，取之然谷、太溪；厥心痛，色苍苍如死状，终日不得太息，肝心痛也，取之行间、太冲；厥心痛，卧若徒居，心间痛，动作痛益甚，色不变，肺心痛也，取之鱼际、太渊；真心痛，心痛甚，手足清至节，旦发夕死，夕发旦死。心痛不可刺者，中有盛聚，不可取于腧。肠中有虫瘕及蛟蛕，皆不可取以小针。心肠憹侬[①]作痛，肿聚，往来上下行，痛有休止，腹热善渴涎出者，是蛟蛕也。恲[②]腹侬痛，形中上者，以手聚按而坚持之，毋令得移，以大针刺之，久持之，虫不动，乃出针也。

"控"，牵引也。"瘛"，筋急也。"伛偻"，身俯不能仰也。"京骨、昆仑"，足太阳穴。"然谷"，足少阴穴。"腹胀胸满"，胃气逆也。"大都、太白"，足太阴穴。"太溪"，足少阴穴。"行间、太冲"，足厥阴穴。"卧若徒居"，身无倚着也。"鱼际、太渊"，手太阴穴。"真心痛，心痛，节清"，水灭火也。"中有盛聚"，积聚盛也。"恲腹"，腹脝胀也。"侬痛"，憹侬作痛。"形中上者"，形自中膲而上冲也，言其痛或往来上下而行，或自中膲而上行也。心痛亦缘浊气

① 国中按："侬"，读 náo，音挠。与"憹"字联用，作"憹侬"，义为"闷乱烦躁"。

② 国中按："恲"，读 pēng，音嘭。《玉篇·心部》云："恲，满也。"

逆上，故谓之厥病。

足髀不可举，侧而取之，在枢合中，以圆利针，大针不可刺。转筋者，立而取之，可令遂已。痿厥者，张而取之，可令立快也。〔“转筋者”四语，旧误在《本腧》。〕

“足髀”，股上骨也。“侧”，侧卧也。“在枢合中”，髀枢中也。“转筋者”，必腿屈，故立而取之。“痿厥者”，必足卷，故张而取之。

风痹，病不可已者，足如履冰，时如入汤中，烦心头痛，时呕时闷，久则目眩，眩已汗出，股胫淫泺，悲以善恐，短气不乐，不出三年死也。〔“泺”，音鹿，又音洛。〕

“股胫淫泺”，汗常出也。

寒热七十八

黄帝问于岐伯曰：“寒热瘰疬在于颈腋者，皆何气使生？”

岐伯曰：“此皆鼠瘘寒热之毒气，留于脉而不去者也。”

黄帝曰：“去之奈何？”

岐伯曰：“鼠瘘之本，皆在于脏，其末上出于颈腋之间，其浮于脉中，而内未着于肌肉，而外为脓血者，易去也。”

黄帝曰：“去之奈何？”

岐伯曰：“请从其本引其末，可使衰去，而绝其寒热。审按其道以予之，徐往徐来以去之。其小如麦者，一刺知，三刺而已。”

黄帝曰："决其死生奈何？"

岐伯曰："反其目视之，其中有赤脉，上下贯瞳子，现一脉，一岁死；现一脉半，一岁半死；现二脉，二岁死；现二脉半，二岁半死；现三脉，三岁死；现赤脉不下贯瞳子，可治也。"

足少阳胆经，下缺盆，贯胸膈，而行胁肋，甲木化气相火，经气上逆，相火郁闭，则生寒热，筋脉壅肿，则生瘰疬，瘰疬穿漏，久而不瘳，则为鼠瘘。少阳与厥阴同气，少阳之上逆者，厥阴必病下陷，女子经涩血瘀，多生此症。是虽肝胆之症，而根源脾胃，阳虚湿旺，脾陷胃逆，是其得病之由来也。"皆在于脏"，在肝脾也。肝脾为本，胆胃为标，其末上出于颈腋之间，足少阳之经病之标也。"请从其本引其末"者，从厥阴以引少阳也。

寒热病七十九

皮寒热者，不可附席，毛髮焦，鼻槁腊，不得汗，取三阳之络，以补手太阴；肌寒热者，肌痛，毛髮焦而唇槁腊，不得汗，取三阳于下，以去其血，补足太阴，以出其汗；骨寒热者，病无所安，汗注不休，齿未槁，取其少阴于阴股之络，齿已槁，死不治。骨厥亦然。

肺主皮，皮寒热者，肺病也。干肉曰腊。脾主肉，肌寒热者，脾病也。肾主骨，骨寒热者，肾病也。"取少阴于阴股之络"，足少阴行于股内之后廉也。"齿"，骨之余，齿槁则骨枯而肾绝，故死不治。

骨痹，举节不用而痛，汗注烦心，取三阴之经，补之。厥痹，厥气上及腹，取阴阳之络，视主病者，泻阳补阴经也。热厥，取足太阴少阳，皆留之；寒厥，取足阳明少阴于足，皆留之。振寒洒洒，鼓颔，不得汗出，腹胀烦闷，取手太阴；舌纵涎下，烦闷，取足少阴。

“视主病者”，主病之络也。《素问·厥论》：“厥之寒热者何也?”故寒热诸病多厥症。

风逆，暴四肢肿，身漯漯，唏然时寒，饥则寒，饱则善变，取手太阴表里、足少阴阳明之经，肉清取荥，骨清取井、经也；厥逆为病，足暴清，胸若将裂，肠若将以刀切之，烦而不能食，脉大小皆涩，暖取足少阴，清取足阳明，清则补之，温则泻之；厥逆，腹胀满，肠鸣，胸满不得息，取之下胸二胁，咳而动手者，与背腧，以手按之，立快者是也。内闭不得溲，刺足少阴太阳与骶上，以长针；气逆则取其太阴、阳明、厥阴，甚取少阴、阳明动者之经也。少气，身漯漯也，言吸吸也，骨痠体重，懈惰不能动，补足少阴；短气，息短不属，动作气索，补足少阴，去血络也。〔“漯”，音累。“唏”，音希。〕

“风逆”，感风而病厥逆也。“身漯漯”，懈倦不收也。“唏然时寒”，时而抽息寒噤也。“饱则善变”，生他症也。“取手太阴表里”，手太阴与手阳明为表里也。“肉清”，肉寒也。“暖”，热也。“暖取足少阴”，泻火而补水也。“清取足阳明”，泻阴而补阳也。“清则补之，温则泻之”，补阳而泻火也。“取之下胸二胁，咳而动手者”，胸下二胁之间，咳嗽而脉动于手者，足厥阴之章门、期门也。“与背腧”，足太阳之背腧。“以手按之，立快者”，是其腧穴也。“内闭不得溲，刺足少阴”，涌泉、筑宾也；“足太阳”，委阳、飞扬、仆参、金门也。“骶上”，尾骶骨上，督脉之长强也。“气逆则取太阴”，隐白、公孙也；“阳明”，三里、解溪也；“厥阴”，章门、期门也。“甚则取少阴阳明动者之经”，少阴之肓腧、阴谷、太溪；阳明之大迎、人迎、气街、冲阳，皆动脉也。“言吸吸”，声音不续也。“动作气索”，气力虚乏，索然无余也。〔此段旧误在《癫狂》。〕

身有所伤，血出多，及中风寒，若有所坠堕，四肢懈惰不收，名曰体惰，取其小腹脐下三结交，三结交者，阳明太阴脐下三寸关元也。病注下血，取曲泉。

“关元”，任脉穴，在脐下三寸。“三结交者”，任脉与阳明太阴同结于脐下三寸关元之穴，是三气之所交会也。“病注下血”，风木陷泄也。“曲泉”，足厥阴穴。〔“病注下血”句，旧误在《厥病》。〕

刺诸热者，如以手探汤；刺寒清者，如人不欲行。胀取三阳，飧泄取三阴。阴有阳疾者，取之下陵、三里，正往无殆，气下乃止，不下，复始也。病高而内者，取之阴之陵泉，疾高而外者，取之阳之陵泉也。

热气慓悍易得，故针欲疾发，如以手探汤者，出之疾也。寒气凝涩难致，故针欲迟留，如人不欲行者，留之迟也。“胀取三阳”，阳气虚也。“飧泄取三阴”，阴气旺也。“阴有阳疾”，阴分而有阳疾也。〔下热。〕“下陵、三里”，足阳明穴。“气下”，气退也。“阴陵泉”，足太阴穴。“阳陵泉”，足少阳穴。〔此段旧误在《九针十二原》。〕

四时之变，寒暑之胜，重阴必阳，重阳必阴。故阴主寒，阳主热，寒甚则热，热甚则寒，故曰寒生热，热生寒，此阴阳之变也。故曰冬伤于寒，春生瘅热；春伤于风，夏生后泄肠澼；夏伤于暑，秋生痎疟；秋伤于湿，冬生咳嗽。

是谓四时之序也。

“瘅热”，即温病也。“冬伤于寒，春必温病”诸义，详见《素问·阴阳应象》诸论。〔此段旧误在《论疾诊尺》。〕

春取络脉，夏取分腠，秋取气口，冬取经腧。凡此四时，各以时为齐。络脉治皮肤，分腠治肌肉，气口治筋脉，经腧治骨髓。

热病八十

热病先肤痛，窒鼻，充面，取之皮，以第一针，五十九。苛轸鼻[①]，索皮于肺，不得，索之火，火者，心也。

肺主皮，开窍于鼻，肤痛窒鼻充面，此肺病也，故取之皮，以第一针，五十九刺。若苛恙见于轸鼻之间，〔“轸”、枕同，即头后枕骨。〕则索皮于肺，不得，宜索之火，此必是心火上炎，而刑肺金也。

热病先身涩，倚而热，烦闷，唇口嗌干，取之脉，以第一针，五十九刺。肤胀口干，寒汗出，索脉于心，不得，索之水，水者，肾也。

身体燥涩，倾倚无力，热而烦闷，唇口嗌干，此脉病也，故取之脉，以第一针，五十九刺。若肤胀口干，身寒汗出，则索脉于心，不得，宜索之水，此必是肾水泛滥，而刑心火也。

热病身重骨痛，耳聋而好瞑，取之骨，以第四针，五

---

① 国中按：“轸”，今日作“疹”。“苛”，通“疴”，乃通假字。《吕氏春秋·审时》云：“凶气不入，身无苛殃。”高诱注云：“苛，病”。此句当作“疴疹鼻”。

十九刺。骨病不食，啮齿耳青，索骨于肾，不得，索之土，土者，脾也。

身重骨痛，耳聋而好瞑，是骨病也，故取之骨，以第四针，五十九刺。若骨病不食，啮齿耳青，则索骨于肾，不得，宜索之土，此必是脾土堙郁，而刑肾水也。

热病嗌干多饮，善惊，卧不能起，取之肤肉，以第六针，五十九。目眦青，索肉于脾，不得，索之木，木者，肝也。

嗌干多饮，善惊，卧不能起，此肉病也，故取之肤肉，以第六针，五十九。若目眦青，则索肉于脾，不得，宜索之木，此必是肝木抑遏，而刑脾土也。

热病面青脑痛，手足躁，取之筋间，以第四针，于四逆。筋躄目浸，索筋于肝，不得，索之金，金者，肺也。

面青脑痛，手足躁，此筋病也，故取之筋间，以第四针，于四逆。〔四肢厥逆。〕若筋躄目浸，〔眼泪浸淫。〕则索筋于肝，不得，宜索之金，此必是肺金横塞，而刑肝木也。

热病数惊，瘛瘲而狂，取之脉，以第四针，急泻有余者。癫疾毛髮去，索血于心，不得，索之水，水者，肾也。

“瘛”，筋急，“瘲”，筋缓。余义同上文。〔“瘛”，音炽。“瘲”，音纵〕

热病头痛颞颥，目瘳脉痛，善衄，厥热病也，取之以第三针，视有余不足。热病体重，肠中热，取之以第四针，于其腧及下诸趾间，索气于胃络，得气也。热病夹脐急痛，胸胁满，取之涌泉与阴陵泉，以第四针，针嗌里。

“颞颥”，即鬓骨，位当足少阳之脑孔。“目瘳脉痛”，目系急缩，抽掣作痛也。“厥热病”者，邪热上逆之病也。“于其腧”者，体重取脾腧之太白，肠热取肠腧之三间也。

"及下诸趾间"，谓足经诸趾之穴也。"索气于胃络，得气"者，阳明之络曰丰隆，别走太阴，故索之于此，而得脾气也。足少阴太阴之脉，自足走胸，夹脐上行，故夹脐急痛，胸胁满，取足少阴之涌泉与足太阴之阴陵泉。足少阴太阴之脉，皆上络咽喉，故针嗌里，嗌里者，任脉之廉泉也。

热病三日，而气口静人迎躁者，取之诸阳，五十九刺，以泻其热而出其汗，实其阴以补其不足者。身热甚，阴阳皆静者，勿刺也。所谓勿刺者，有死征也。其可刺者，急取之，不汗出则泄。

"气口静人迎躁"者，阴虚而阳盛也，故泻其热而出其汗，实其阴以补其虚。"身热甚，阴阳皆静"者，所谓病热而身脉静也。〔《素问·阴阳应象论》语。〕"勿刺"者，以其有死征也。其可刺者，而不得汗出，则泻其热以出其汗。

热病七日八日，脉口动喘而短者，急刺之，汗且自出，浅刺手大指间。热病而汗且出，及脉顺可汗者，取之鱼际，太渊、大都、太白，泻之则热去，补之则汗出，汗出太甚，取内踝上横脉以止之。

"七日八日"，经尽表解之期，脉口动喘而短者，阴气非衰，热欲泄而未能，是其汗且自出，但须待时耳，故急刺之，以泻其热而出其汗。"手大指间"，手太阴之少商也。"鱼际、太渊"，手太阴穴。"大都、太白"，足太阴穴。"泻之则热去"，泻其阳也。"补之则汗出"，补其阴也。"内踝上横脉"，足太阴之三阴交也。

热病已得汗出，而脉尚躁，喘且复热，喘甚者死，勿肤刺。热病七日八日，脉不躁，躁不散数，后三日中有汗，三日不汗，四日死，未曾汗者，勿腠刺之。

"勿肤、腠刺"者，亦以其有死征也。

热病已得汗，而脉尚躁盛，此阴脉之极也，死；其得汗而脉静者，生。热病脉尚盛躁，而不得汗者，此阳脉之极也，死；脉盛躁，得汗静者，生。

“阴脉之极”，阴气绝也。“阳脉之极”，阳气亢也。

热病七日八日，脉微小，病者溲血，口中干，一日半而死，脉代者，一日死。热病不知所痛，耳聋，不能自收，口中干，阳热甚，阴颇有寒者，热在髓，死不可治。

阳亢阴枯，则死。

热病不可刺者有九，一曰汗不出，大颧发赤，哕者死；二曰泄而腹满，甚者死；三曰目不明，热不已者死；四曰老人婴儿，热而腹满者死；五曰汗不出，呕下血者死；六曰舌本烂，热不已者死；七曰咳而衄，汗不出，出不至足者死；八曰髓热者死；九曰热而痉者死，腰折瘛疭齿噤龂也。凡此九者，不可刺也。〔“龂”，音介。〕

“腰折、瘛疭、齿噤龂”，痉之症也。〔牙闭曰噤，切齿曰龂。〕

所谓五十九刺者，两手外内侧各三，凡十二痏；五指间各一，凡八痏。足亦如是。头入发一寸旁三分各三，凡六痏；更入发三寸旁五，凡十痏；耳前后口下各一，项中一，凡六痏；颠上一，囟会一，发际二，廉泉一，风池二，天柱二。

“两手外内侧各三”，外侧，太阳之小泽，少阳之关冲，阳明之商阳；内侧，太阴之少商，厥阴之中冲，少阴之小冲，左右共十二穴。“五指间各一”，太阳之后溪，少阳之中渚，阳明之三间，少阴之小府，手太阴厥阴本节后无穴，四经左右共计八穴。足亦如是，太阳之束骨，少阳之临泣，阳明之陷谷，太阴之太白，足厥阴本节后无穴，少阴入足心，不行于趾，四经左右共计八穴。“头入髮一寸旁三”，足太阳之五处、承光、通天也，左右共六穴。“更入髮三寸旁五”，足少阳之临泣、目窗、正营、承灵、脑孔也，左右共十穴。“耳前后口下各一”，耳前，足少阳之听会，耳后，足少阳之完骨；口下，任脉之承浆。“项中一”，督脉之哑门，左右前后共六穴。“颠上一”，督脉之百会也。“囟会一”，督脉穴。“髮际二”，前髮际，督脉之神庭，后髮际，督脉之风府，前后共二穴。“廉泉一”，任脉穴。“风池二”，足少阳穴。“天柱二”，足太阳穴。共计五十九穴。〔此与《素问·水热穴论》热病五十九腧穴多不同，另是一法。〕

病始手臂者，先取手阳明、太阴而汗出，病始头首者，先取项太阳而汗出，病始足胫者，先取足阳明而汗出，臂太阴可汗出，足阳明可汗出。病先起于阳，后入于阴者，先取其阳，后取其阴，浮而取之。故取阴而汗出甚者，止之于阳；取阳而汗出甚者，止之于阴。

首六句与《素问·刺热》同。〔此段旧误在《寒热病》。“先起于阳”五句，在本篇中。〕

痈疽八十一

黄帝曰：“余闻肠胃受谷，上膲出气，以温分肉，而养骨节，通腠理。中膲出气如露，上注溪谷，而渗孙脉，津液和调，变化而赤为血。血和则孙脉先满溢，乃注于络脉，皆盈，乃注于经脉。阴阳已张，因息乃行。行有经纪，周有道理，与天合同，不得休止。切而调之，从虚去实，泻则不足，疾则气减，留则气后；从实去虚，补则有余，血

气已调，形气乃持。余已知血气之平与不平，未知痈疽之所从生，成败之时，死生之期，有远近，何以度之？可得闻乎？”

“阴阳已张，因息乃行”，经脉为阴，络脉为阳，阴阳已盛，以息往来也。其行则有经纪，〔营行阴阳相间，卫行夜阴昼阳。〕其周则有道理，〔经脉周身十六丈二尺，一日一夜五十周。〕与天度合同，不得休止。〔一日百刻，两刻一周。〕“疾则气减”，疾出针也。“留则气后”，久留针也。“形气乃持”，得其平也。

岐伯曰：“经脉流行不止，与天同度，与地合纪。故天宿失度，日月薄蚀；地经失纪，水道流溢，草萓不成，五谷不殖；径路不通，民不往来，巷聚邑居，则别离异处。血气犹然，请言其故。夫血脉营卫，周流不休，上应星宿，下应经数。寒邪客于经络之中则血涩，血涩则不流，不流则卫气归之，不得复返，故痈肿。寒气化为热，热盛则肉腐，肉腐则为脓，脓不泻则烂筋，筋烂则伤骨，骨伤则髓消，不当骨孔，不得泄泻，血枯空虚，则筋骨肌肉不相营，经脉败漏，熏于五脏，脏伤故死矣。”

“下应经数”，应于经水之数也。寒邪客于经络之中，阻其营血，血涩不通，卫气归之，不得复返，〔前行遇阻，不能后退。〕故生痈肿。〔“痈”，壅也。壅阻不散，故作肿。〕寒邪外束，内郁为热，肉腐脓化，烂筋伤骨，骨伤髓消，而不当骨孔，不得泄泻，血枯而空虚，则筋骨肌肉不相营养，经脉败漏，熏于五脏，脏伤故死矣。

黄帝曰：“愿尽闻痈疽之形，与忌日名。”

岐伯曰：“痈发于嗌中，名曰猛疽。猛疽不治，化为脓，脓不泻，塞咽，半日死。其化为脓者，泻则合豕膏，冷食，三日而已。

“泻则合豚膏，冷食”，泻法如是也。

发于颈，名曰天疽。其痈大以赤黑，不急治，则热气下入渊腋，前伤任脉，内熏肝肺，熏肝肺，十余日而死矣。

“渊腋”，足少阳穴。

阳气大发，消脑留项，名曰脑烁。其色不乐，项痛而如刺以针。烦心者死，不可治。

“烦心者死”，神败故也。

发于肩及臑，名曰疵痈。其状赤黑，急治之，此令人汗出至足，不害五脏，痈发四五日，逞焫之。

臂内嫩肉曰臑。“汗出至足”者，地在肺肝两经之介，胆火刑肺，收敛失政也。此在经络，故不害五脏。“逞焫之”者，逞时早灸之也。

发于腋下，赤坚者，名曰米疽。治之以砭石，欲细而长，疏砭之，涂以豚膏，六日已，勿裹之。其痈坚而不溃者，为马刀夹缨，急治之。

“马刀夹缨”，即瘰疬也，弯如马刀，夹于缨旁，故名。“缨”，冠缨也。〔即带结于颈者。〕

发于胸，名曰井疽。其状如大豆，三四日起。不早治，下入腹，不治，七日死矣。

“下入腹，不治”，五脏皆败也。

发于膺，名曰甘疽。色青，其状如谷实菰瓠，常苦寒热，急治之，去其寒热。十岁死，死后出脓。

“谷实”，谷粒也。

发于胁，名曰败疵。败疵者，女子之病也。灸之，其病大痈脓。治之，其中乃有生肉，大如赤小豆，锉蔆翘草根各一升，以水一斗六升煮之，竭为取三升，则强饮，厚

衣，坐于釜上，令汗出至足已。

“菱翘草”，即菱角、连翘二草也。

发于股胫，名曰股胫疽。其状不甚变，而痈脓抟骨。不急治，三十日死矣。

“其状不甚变，而痈脓抟骨”，外不甚变，而脓浸于骨也。

发于尻，名曰锐疽。其状赤坚大，急治之，不治，三十日死矣。

“尻”，尾骶也。

发于股阴，名曰赤施。不急治，六十日死。在两股之内，不治，十日而当死。

“在两股之内”，双股俱病也。

发于膝，名曰疵痈。其状大，痈色不变，寒甚如坚石。勿石，石之者死，须其柔，乃石之者生。诸痈疽之发于节而相应者，不可治也。发于阳者，百日死；发于阴者，三十日死。

“勿石”，勿用砭石也。“须其柔，乃石之”，脓成而肉软也。“发于筋节而相应者”，左右相应也。阳者，在外；“阴者”，在内也。

发于胫，名曰兔啮。其状赤，至骨，急治之，不治害人也。

“胫”，膝下大骨也。

发于内踝，名曰走缓。其状痈，色不变，数石其腧，而止其寒热，不死。

“石其腧”，砭石刺其腧穴也。

发于足上下，名曰四淫。其状大痈，急治之，百日死。

“发于足上下”，地居四肢之末，邪气淫泆，故曰四淫。

发于足旁，名曰厉痈。其状不大，初如小指发，急治之，去其黑者，不消辄益，不治，百日死。

“不消辄益”，不消减即增益也。

发于足趾，名曰脱痈。其状赤黑，死不治；不赤黑，不死；不衰，急斩之，不则死矣。〔“不”，否同。〕

“不衰，急斩之”，势不衰减，急斩其指也。

五脏身有五部，伏兔一，腓二，腓者，腨也，背三，五脏之腧四，项五。此五部有痈疽者死。”〔此段旧误在《寒热病》。〕

“伏兔”，足阳明穴。

黄帝曰：“夫子言痈疽，何以别之？”

岐伯曰：“营卫稽留于经脉之中，则血涩而不行，不行则卫气从之而不通，壅遏而不得行，故热。大热不止，热胜则肉腐，肉腐则为脓，然不能陷，骨髓不为焦枯，五脏不为伤，故命曰痈。”

黄帝曰：“何谓疽？”

岐伯曰：“热气淳盛，下陷肌肤，筋髓枯，内连五脏，血气竭，当其痈下，筋骨良肉皆无余，故命曰疽。疽者，上之皮夭以坚，上如牛领之皮；痈者，其皮上薄以泽。此其候也。”

“痈者”，气血浅壅于外；“疽者”，气血深阻于内也。

灵枢悬解卷九终

素灵微蕴

清・黄元御撰

素灵微蕴序

《素灵微蕴》四卷，昌邑黄坤载先生所著也。抉天人之奥赜，演阴阳之宰运，阐上圣之微言，扫下士之瞽说。法必轨理，病无遁情，大而不窊，细而不越，味别渑淄，气通葭管，以兹况彼，精识略同。美矣！善矣！蔑以加矣。

医学蒙昧，于今为甚，脏腑喜恶，阴阳逆顺，罔或措意，诊病则不审其原，处方则不察其变，若乃奇偶佐使之宜，气味制化之理，益懵如也。俗学谬妄，广设方论，伐阳滋阴，数十百年，不可譬晓，以人试药，南北佥同，夭人寿命，良可悼叹。

得先生此书，绎其义，通其法，其于治也，庶有瘳乎。

道光九年冬十一月阳湖张琦

卷一

胎化解

两精相抟，合而成形，未形之先，爰有祖气，人以气化而不以精化也。精如果中之仁，气如仁中之生意，仁得土气，生意为芽，芽生而仁腐，故精不能生，所以生人者，精中之气也。

天地之理，动极则静，静极则动，静则阴生，动则阳化，阴生则降，阳化则升。《关尹子》："无有升而不降，无有降而不升。降者为水，升者为火①。"《河图》之数："天一生水，地六成之"，此阳之动极而静，一阴生于午也，阴盛则下沉九地而为水，而其生水之根，则在于天；"地二生火，天七成之"，此阴之静极而动，一阳生于子也，阳盛则上浮九天而为火，而其生火之根，则在于地；"天三生木，地八成之"，阳自地生，未浮于天而为火，先升于左而为木，得乎天者亲上，阳动而左升，故曰天生；"地四生金，天九成之"，阴自天生，未沉于地而为水，先降于右而为金，得乎地者亲下，阴静而右降，故曰地生。凡物先生而后成，故以初气生而终气成。天与地旋，相生成者，独阳不能生，独阴不能成也。

---

① 国中按：此段引文出自《关尹子·二柱篇》，又名《文始真经》，作者即关令尹，又称关尹子，当年老子西出函谷关，是他请老子著五千言，此书发五千言未述之旨。

知天道则知人道矣。男子应《坎》，外阴而内阳；女子象《离》，外阳而内阴男以《坎》交，女以《离》应。《离》中之阴，是为丁火；《坎》中之阳，是为壬水。阳奇而施，阴偶而承，丁壬妙合，凝蹇而成。阴阳未判，是谓祖气，气含阴阳，则有清浊，清者浮轻而善动，浊者沉重而善静。动静之交，是曰中皇。中皇运转，阳中之阴，沉静而降；阴中之阳，浮动而升。升则成火，降则成水，水旺则精凝，火旺则神发。火位于南，水位于北。阳之升也，自东而南，在东为木，阳之在东，神未发也，而神之阳魂已具，魂藏于血，升则化神；阴之降也，自西而北，在西为金，阴之在西，精未凝也，而精之阴魄已成，魄藏于气，降而生精。升降之间，黄庭四运，土中之意在焉，是曰五神。五神既化，爰生五气，以为外卫；产五精，以为内守；结五脏，以为宫城；开五官，以为门户。肾以藏精，开窍于耳，生骨而营发；心以藏神，开窍于舌，生脉而营色；肝以藏魂，开窍于目，生筋而营爪；肺以藏魄，开窍于鼻，生皮而营毛；脾以藏意，开窍于口，生肉而营唇。气以煦之，血以濡之，日迁月化，潜滋默长，形完气足，十月而生，乃成为人。

其或男或女者，水火感应先后之不齐也。壬水先来，丁火后至，则阳包阴而为女；丁火先来，壬水后至，则阴包阳而为男。《易》谓“乾道成男，坤道成女”者，以《坤》体而得《乾》爻则成男，以《乾》体而得《坤》爻则成女，非秉父气则为男，秉母气则为女也。

生理皆同，而情状殊绝者，气秉之不均也。《灵枢·通天》分言五态之人：太阴之人，秉水气也；太阳之人，秉火气也；少阴之人，秉金气也；少阳之人，秉木气也；阴阳和平之人，秉土气也。阴阳二十五人，备言五形之人，是秉五气之全者。一气又分左右，左右又分上下，五行各五，是为二十五人。生人之大凡也。

五行异气，情貌爰别，而人之受气，又有偏完偏实之不一，清浊厚薄之迥异，因而性质运命，高下霄壤。推其原始，总由祖气而分，祖气不同，故精神异其昏明，气血殊其滑涩，五脏五官，以及筋脉骨肉，皮毛爪髪，胥有美恶之辨，灵蠢寿夭，富贵贫贱，于此悬别，所谓命禀于生初也。人与天地同气，秉赋既异，乃与天运之否泰无心而合，此气化自然之妙也。

祖气秉于先天，冲漠无形，其通塞从违，显而可见者，后天之气也。凡气数之乖蹇，虽机兆未形，而其精神渫越，见之梦寐，气血郁浊，蒸为虮虱虫虬，甚至色已明征，神且先告，第昧者不知耳。及其否极病生，疾痛切身，然后能觉，此愚夫之恒情也。《太素》以脉而谈禄命，深有至理，而拘士非之，以为穷通身外之事，与血气无关，智浅鲜矣。叔皮之论王命，萧远之论运命，及孝标辨命之作，皆言天运而不言人理，则亦知其略而未睹其原也。

脏 象 解

太真剖判，离而为两，各有专精，是名阴阳。清阳升天，浊阴归地；升天成象，降地成形；清则气化，浊则质生。《素问·阴阳应象论》："在天为玄，在地为化，玄生五神，化生五味。神在天为风，在地为木；在天为热，在地为火；在天为湿，在地为土；在天为燥，在地为金；在天为寒，在地为水。”五气分治，是为五行。

人与天地相参也，感五行之气而生脏腑焉。五脏者，肝、心、脾、肺、肾也；六腑者，胆、胃、大肠、小肠、三膲、膀胱也。脏五而腑六，《灵枢·胀论》：“膻中者，心主之宫城也”，是为心包，合为六脏。脏为阴，腑为阳，阴阳相合，则为表里。肝者，将军之官，谋虑出焉，肝合胆，胆者，中正之腑，木也；心者，君主之官，神明出焉，心合小肠，小肠者，受盛之腑，火也；脾者，仓廪之官，五味出焉，脾合胃，胃者，五谷之腑，土也；肺者，相傅之官，治节出焉，肺合大肠，大肠者，传道之腑，金也；肾者，作强之官，伎巧出焉，肾合膀胱，膀胱者，津液之腑，水也；膻中者，臣使之官，喜乐出焉，膻中合三膲，三膲者，决渎之腑，相火也。三膲亦合于肾，而别为孤腑，以三膲水道所出，肾为水脏，故并领之，《灵枢·本腧》：“少阳属肾，肾上连肺，故将两脏。三膲者，中渎之腑也，水道出焉，属膀胱，是孤之腑也。”

肝位于东，其气风，其志怒，其音角，其液泣，其声呼，其色青，其臭臊，其味酸；心位于南，其气热，其志喜，其音徵，其液汗，其声笑，其色赤，其臭焦，其味苦；脾位于中，其气湿，其志思，其音宫，其液涎，其声歌，其色黄，其臭香，其味甘；肺位于西，其气燥，其志悲，其音商，其液涕，其声哭，其色白，其臭腥，其味辛；肾位于北，其气寒，其志恐，其音羽，其液唾，其声呻，其色黑，其臭腐，其味咸。《四十九难》：“肝主色，自入为青，入心为赤，入脾为黄，入肺为白，入肾为黑；心主臭，自入为焦，入脾为香，入肺为腥，入肾为腐，入肝为臊；

脾主味，自入为甘，入肺为辛，入肾为咸，入肝为酸，入心为苦；肺主声，自入为哭，入肾为呻，入肝为呼，入心为笑，入脾为歌；肾主液，自入为唾，入肝为泣，入心为汗，入脾为涎，入肺为涕。”《关尹子》：“木茂故花为五色，火飞故达为五臭，土和故滋为五味，金坚故实为五声，水潜故蕴为五精也①。”

肝气司生，其时应春，其性为暄，其化为荣，其政为散，其令宣发，其变摧拉，其合筋，其荣爪也；心气司长，其时应夏，其性为暑，其化为茂，其政为明，其令郁蒸，其变炎铄，其合脉，其荣色也；脾气司化，其时应长夏，其性静兼，其化为盈，其政为谧，其令云雨，其变动注，其合肉，其荣唇也；肺气司收，其时应秋，其性为凉，其化为敛，其政为劲，其令雾露，其变肃杀，其合皮，其荣毛也；肾气司藏，其时应冬，其性为凛，其化为肃，其政为静，其令闭塞，其变凝烈，其合骨，其荣髪也。

五脏者，所以藏精神魂魄者也，《灵枢·本神》：“肝藏血，血舍魂；心藏脉，脉舍神；脾藏营，营舍意；肺藏气，气舍魄；肾藏精，精舍志。”五脏皆有神而藏之于心，五脏皆有精而藏之于肾。神为阳而精为阴，土居阴阳之交，魂者自阴而之阳，阳盛则生神；魄者自阳而之阴，阴盛则生精。血，阴也，而其中有阳，得木气之散，则阳升而气化；气，阳也，而其中有阴，得金气之收，则阴降而质结。盖阴浊而有质，阳清则有气，将结此质而质之魄先生，将化此气而气之魂先现。气之虚灵者则为神，质之静凝者则为

---

① 国中按：此段引文出自《关尹子·八筹篇》，文句排列为：水、火、木、金、土，黄氏颠倒为木、火、土、金、水。

精，神清而明，精浊而暗。古人以升魂为贵，降魄为贱，缘魂向阳而魄向阴也。物生于春夏而死于秋冬，人之大凡，阳盛则壮，阴盛则老，及其死也，神魂去而精魄存，气虽亡而质仍在也，于此可悟阴阳之贵贱矣。

五行之理，相生以气，非相生以质，《谭子》所谓“形不灵而气灵”也。地之木、火、土、金、水者，五行之质也；天之风、热、湿、燥、寒者，五行之气也。天气盛于东南，地气盛于西北。东南者，生长之位；西北者，收藏之位。阳主生长，阴主收藏，阳生于东而长于南，阴收于西而藏于北。阳之方生则为春，三阳在上，故春之气温，既长则为夏，六阳在上，故夏之气热；阴之方收则为秋，三阴在上，故秋之气凉，既藏则为冬，六阴在上，故冬之气寒。天气一日而四周，将寒则凉，将热则温，故寒生东方之温，温生南方之热，热生中央之湿，湿生西方之凉，凉生北方之寒。其相生全是气化，非木之质生火，火之质生土，土之质生金，金之质生水，水之质生木也，成质则不能生矣。相克者，制其太过也。木气过散，则土不坚，故敛之以收气；火气过炎，则金不肃，故聚之以藏气；土气过湿，则水不升，故散之以风气；金气过收，则木不达，故温之以热气；水气过润，则火不降，故燥之以土气。水升则火降，火降则金肃，金肃则木荣，木荣则土燥，土燥则水升。相生则无不及，相克则无太过，生则见变化之妙，克则见制伏之巧，亦克以气而不克以质也。前人据五行形质而论生克，逝其远矣。

《尚书·洪范》：“木曰曲直，金曰从革，火曰炎上，水曰润下，土爰稼穑”，此五行之性也。“曲直作酸，炎上作苦，从革作辛，稼穑作甘，润下作咸”，此五行之味也。盖水宜浮而火宜沉，木宜升而金宜降，土居中皇，是为四象转运之机。润下者，水气之不浮也；炎上者，火气之不沉也；直则木升，曲者，木气之不升也；从则金降，革者，金气之不降也；甘者，稼穑之正位，平则不现，不平则现，甘味之现者，土气之不运也。五气堙郁，而后五味以生，五脏乃病。升水木而降火金，其权在土，土气不运，则四维莫转，此五味郁生之原也。善乎！庚桑子之言：“草郁则为腐，树郁则为蠹，人郁则为病①。”阳性动而阴性止，动则运而止则郁，阳盛而生病者，千百之一，阴盛而生病者，尽人皆是，此凡物之大情也。

五脏开窍于五官：《子华子》：“心之气为《离》，其神为朱鸟，其窍通于舌；肾之气为《坎》，其神为玄龟，其窍通于耳；肝之气为《震》，其神为苍龙，其窍通于目；肺之气为《兑》，其神为伏虎，其窍通于鼻；脾之气为戊己，其神为凤凰，其窍通于口。故脾肾心肝肺，五官之司；口舌鼻耳目，五官之候②。”《灵枢·脉度》：”五脏常内穴于上七窍也，肝气通于目，肝和则目能辨五色矣；心气通于舌，心和则舌能知五味矣；脾气通于口，脾和则口能知五谷矣；肺气通于鼻，肺和则鼻能知香臭矣；肾气通于耳，肾和则耳能闻五音矣。”

五脏，阴也；五官，阳也。阳升于阴，阴降于阳。头上七窍，位为纯阳，阴性重浊，阳性清虚，清虚之极，神明出焉，五神发露，则开七窍，七窍者，神气之所游行而

---

① 国中按：此段引文出自《亢仓子·君道篇第四》。亢仓子即庚桑子也，老子之徒，其书又名《洞灵真经》。

② 国中按：此段引文出自《子华子·北宫意问第九》。子华子，姓程名本，字子华，东周时代晋国人。

出入也。壮则阳旺而神清，浊阴沉降，故七窍灵通；老则阳衰而神散，浊阴填凑，故七窍晦塞。

六腑者，所以受水谷而行化物者也。水谷入胃，脾气消磨，渣滓下传，精微上奉，化为雾气，归之于肺。肺司气而主皮毛，将此雾气，由脏而经，由经而络，由络而播宣皮腠，熏肤充身泽毛，是谓六经之气。雾气降洒，化而为水，津液精血，于是生焉。阴性亲内，自皮而络，自络而经，自经而归趋脏腑。津入于肺，液入于心，血入于肝，精入于肾，是谓五脏之精。阳根于阴，故生于内而盛于外；阴根于阳，故生于外而盛于内。五脏之部，心位于上，肾位于下，肝位于左，肺位于右，脾位于中。谷气为阳，升于心肺；谷精为阴，入于肾肝。肾为纯阴，阴极则阳生；心为纯阳，阳极则阴生。故上亦有精，而下亦有气。下之气，阳之根也；上之精，阴之根也。

饮入于胃，脾阳蒸动，化为云雾，而上升于肺，是为肺气。肺气清降，化而为水，游溢经络，表里皆周。天暑衣厚，腠理开发，则外泄而为汗；天寒衣薄，腠理闭塞，则下行而为尿。膀胱者，水之壑也。三膲之火，随膀胱太阳之经，下行而司水道。下膲之火秘，则膀胱清利而水道通；下膲之火泄，则膀胱热涩而水道闭。火泄脾虚，不能蒸水化气，则水谷并趋二肠，而成泄利。泄利之家，膀胱热涩而脾肾寒滑，全因相火之泄陷也。《灵枢·营卫生会》："上膲如雾，中膲如沤，下膲如渎。"水性流下，下膲之水独盛，故如渎；气性亲上，上膲之气独盛，故如雾；中膲，气水之交，故如沤。譬之如釜，火炎水沸，上则热气之升腾，雾也；中则泡波之起灭，沤也；下则釜底之水，渎也。

《列子》："属天者，清而散；属地者，浊而聚。"腑禀天气，故泄而不藏；脏禀地气，故藏而不泄。《五脏别论》："五脏者，藏精气而不泄也，故满而不能实；六腑者，传化物而不藏也，故实而不能满。"阴阳互根，五脏阴也，而阳神藏焉，非五脏之藏，则阳神飞矣；六腑阳也，而阴精化焉，非六腑之化，则阴精竭矣。盖阴以吸阳，故神不上脱；阳以煦阴，故精不下流。阳盛之处而一阴已生，阴盛之处而一阳已化。故阳自至阴之位而升之，使阴不下走；阴自至阳之位而降之，使阳不上越。上下相包，阴平阳秘，是以难老。阴在内，阳之守也；阳在外，阴之卫也。阴能守，则阳秘于内；阳能卫，则阴固于外。阳如珠玉，阴如蚌璞，含珠于蚌，完玉以璞，而昧者不知，弃珠玉而珍蚌璞，是之谓倒置之民矣。

经 脉 解

六脏六腑，是生十二经。经气内根于脏腑，外络于肢节。其浮气之不循经者，为卫气；其精气行于经者，为营气。《灵枢·决气》："壅遏营气，令无所避，是谓脉。"脏脉为阴，腑脉为阳。脾、肾、肝、胆、胃、膀胱经行于足，是谓足之三阴三阳；肺、心、心包、三膲、大肠、小肠经行于手，是谓手之三阴三阳。脾肺之经，太阴；心肾之经，少阴；肝与心包之经，厥阴；胆与三膲之经，少阳；胃与大肠之经，阳明；膀胱小肠之经，太阳。太阳与少阴，为表里；阳明与太阴，为表里；少阳与厥阴，为表里。手经与手配，足经与足配。经络回环，运行不息也。

《灵枢·经脉》:“肺，手太阴之脉，起于中膲，下络大肠，还循胃口，上膈，属肺，从肺系横出腋下，下行臑内，行少阴心主之前，下肘中，循臂内，上骨下廉，入寸口，上鱼，循鱼际，出大指之端；其支者，从腕后循次指内廉，出其端。

大肠，手阳明之脉，起于次指之端，循指上廉，出合谷两骨之间，上入两筋之间，循臂上廉，入肘外廉，上臑外前廉，上肩，出髃骨之前廉，上出于柱骨之会上，下入缺盆，络肺，下膈，属大肠；其支者，从缺盆上颈，贯颊，入下齿中，还出夹口，交人中，左之右，右之左，上颊鼻孔。

胃，足阳明之脉，起于鼻之交頞中，旁纳太阳之脉，下循鼻外，入上齿中，还出夹口，环唇，下交承浆，却从颐后下廉出大迎，循颊车，上耳前，过客主人，循髮际，至额颅；其支者，从大迎前下人迎，循喉咙，入缺盆，下膈，属胃，络脾；其直者，从缺盆下乳内廉，下夹脐，入气街中；其支者，起于胃口，下循腹里，下至气街中而合，以下髀关，抵伏兔，下膝髌中，下循胫外廉，入足跗，入中趾内间；其支者，下廉三寸而别，下入中趾外间；其支者，别跗上，入大趾间，出其端。

脾，足太阴之脉，起于大趾之端，循趾内侧白肉际，过核骨后，上内踝前廉，上腨内，循胫骨后，交出厥阴之前，上膝骨内前廉，入腹，属脾，络胃，上膈，夹咽，连舌本，散舌下；其支者，复从胃别上膈，注心中。

心，手少阴之脉，起于心中，出属心系，下膈，络小肠；其支者，从心系上夹咽，系目系；其直者，复从心系却上肺，下出腋下，下循臑内后廉，行太阴心主之后，下肘内，循臂内后廉，抵掌后锐骨之端，入掌内后廉，循小指之内，出其端。

小肠，手太阳之脉，起于小指之端，循手外侧，上腕，出踝中，直上循臂骨下廉，出肘内侧两筋之间，上循臑外后廉，出肩解，绕肩胛，交肩上，入缺盆，络心，循咽，下膈，抵胃，属小肠；其支者，从缺盆循颈，上颊，至目锐眦，却入耳中；其支者，别颊，上顷，抵鼻，至目内眦，斜络于颧。

膀胱，足太阳之脉，起于目内眦，上额，交颠；其支者，从颠至耳上角；其直者，从颠入络脑，还出别下项，循肩膊内，夹脊，抵腰中，入循膂，络肾，属膀胱；其支者，从腰中下夹脊，贯臀，入腘中；其支者，从膊内左右别，下贯胛，夹脊内，过髀枢，循髀外，从后廉下合腘中，以下贯腨内，出外踝之后，循京骨，至小趾外侧。

肾，足少阴之脉，起于小趾之下，斜趋足心，出于然谷之下，循内踝之后，别入跟中，以上腨内，出腘内廉，上股内后廉，贯脊，属肾，络膀胱；其直者，从肾上贯肝膈，入肺中，循喉咙，夹舌本；其支者，从肺出络心，注胸中。

心主，手厥阴心包络之脉，起于胸中，出属心包络，下膈，历络三膲；其支者，循胸，出胁，下腋三寸，上抵腋下，循臑内，行太阴少阴之间，入肘中，下臂，行两筋之间，入掌中，循中指，出其端；其支者，别掌中，出名指之端。

三膲，手少阳之脉，起于名指之端，上出两指之间，循手表腕，出臂外两骨之间，上贯肘，循臑外，上肩，交出足少阳之后，入缺盆，布膻中，散络心包，下膈，循属三膲；其支者，从膻中上出缺盆，上项，系耳后，直上出耳上角，以屈下颊，至䪼；其支者，从耳后入耳中，出走耳前，过客主人前，交颊，至目锐眦。

胆，足少阳之脉，起于目锐眦，上抵头角，下耳后，循颈，行手少阳之前，至肩上，却交出手少阳之后，入缺盆；其支者，从耳后入耳中，出走耳前，至目锐眦后；其支者，别锐眦，下大迎，合于手少阳，抵于䪼，下加颊车，下颈，合缺盆，以下胸中，贯膈，络肝，属胆，循胁里，出气街，绕毛际，横入髀厌中；其直者，从缺盆下腋，循胸，过季胁，下合髀厌中，以下循髀阳，出膝外廉，下外辅骨之前，直下抵绝骨之端，下出外踝之前，循足跗上，入名趾之间；其支者，别跗上，循大趾歧骨内，出其端，还贯爪甲，出三毛。

肝，足厥阴之脉，起于大趾丛毛之际，上循足跗上廉，去内踝一寸，上踝八寸，交出太阴之后，上腘内廉，循股阴，入毛中，过阴器，抵小腹，夹胃，属肝，络胆，上贯膈，布胁肋，循喉咙之后，上入颃颡，连目系，上出额，与督脉会于颠；其支者，从目系下颊里，环唇内；其支者，复从肝别贯膈，上注肺。

此经脉之起止，即营气之行次也。

阳经在表，阴经在里。太阳居外，皮毛之分也，次则阳明，次则少阳，次则太阴，次则少阴，次则厥阴，近于骨矣。阳经则属腑络脏，阴经则属脏络腑。足之阴经行于股里，阳经行于股外；手之阴经行于臂里，阳经行于臂外。阴经之次，太阴在前，厥阴在中，少阴在后；阳经之次，阳明在前，少阳在中，太阳在后。手之阴经自胸走手，阳经自手走头；足之阳经自头走足，阴经自足走胸。手三阳自手走头，足三阳自头走足，皆行于颈项而会于督之大椎。

颈脉之次，任行于前，督行于后，俱在中央。足阳明在任脉之次，二次手阳明，三次手太阳，四次足少阳，五次手少阳，六次足太阳，七次则项之中央，下连脊骨，督脉之部也。

在项之脉，任督各一，其余左右各二，合二十四经。

足经之部，太阳少阴行身之背，阳明太阴行身之前，少阳厥阴行身之侧。除足太阳外，阴阳皆会于宗筋。

手经悉行于手，惟手少阳并足太阳而下行，出腘中，贯腨肠，而入外踝。

脏腑之募皆在前，散现诸脉，而腧则在后，发于太阳之一经。以人身前阴而后阳，故太阳为诸阳之主，脏腑之阳，以类相从，而发现于背膂也。

手之阳经则升，阴经则降；足之阳经则降，阴经则升。手之三阳，阳中之太阳也，皆升；手之三阴，阳中之少阴也，皆降。足之三阳，阴中之少阳也，皆降；足之三阴，阴中之太阴也，皆升。盖手足阴阳，浊中之清者，则从下而升，清中之浊者，则从上而降。《太阴阳明论》："阴气从足上行至头，而下行循臂至指端；阳气从手上行至头，而下行至足。阳病者，上行极而下；阴病者，下行极而上。"以阴极则阳生，阳极则阴生。凡物之理，穷则反，终则始也。

阳受气于四末，故四肢为诸阳之本。然阳升于手而降于足，阴升于足而降于手，升为初气，降为终气，则阳盛于手而阴盛于足，故手巧而足拙，以阳性轻捷而阴性迟重故也。

五脏开窍于五官，清阳由经脉而升也。经脉之中，清者升而浊者降，《灵枢·阴阳清浊》：“其清者上走孔窍，浊者下行诸经。”清气升则孔窍灵，故能辨声色，别臭味。阳性热，阴性寒，阴阳平者，下反温而上反清，以阳降而化浊阴，阴升而化清阳故也。

手足之经，阴阳各三，是谓六气。手少阴以君火主令，足少阴水也，从妻化气而为热；足太阳以寒水主令，手太阳火也，从夫化气而为寒；足厥阴以风木主令，手厥阴火也，从母化气而为风；手少阳以相火主令，足少阳木也，从子化气而为暑；足太阴以湿土主令，手太阴金也，从母化气而为湿；手阳明以燥金主令，足阳明土也，从子化气而为燥。

经别者，正经之别行者也。营于脉中，直道而行则为正，内则脏腑，表里之经，相为络属，及本经之支派他交者，则为别。详见《灵枢·经别》。

经筋者，十二经之筋也。起于各经，分道而行，所行之道，多与经脉相同，独足之三阴，始同终异，而其结聚，则在四肢溪谷之间，以诸筋皆属于节也。肝主筋而营爪，故十二经筋，皆始自爪甲，而结于腕踝；聚于肘膝，会于肩髀；联属肌肉，维络颈项，裹缬头面；大筋为纲，小筋为维；阳筋则刚，阴筋则柔；约束百骸，而会于宗筋。故《痿论》：“宗筋主束骨，而利机关也。”详见《灵枢·经筋》。

奇经者，督、任、冲、带、阳跷、阴跷、阳维、阴维也。《二十八难》：“督脉者，起于下极之腧，并于脊里，上至风府，入属于脑；任脉者，起于中极之下，以上毛际，循腹里，上关元，至咽喉，上颐，循面，入目，络舌；冲脉者，起于气冲，并足阳明之经，夹脐而上，至胸中而散；

带脉者，起于季胁，回身一周；阳跷者，起于跟中，循外踝上行，入风池；阴跷者，亦起于跟中，循内踝上行，至喉咙，交贯冲脉；阳维、阴维者，维络于身，阳维起于诸阳会，阴维起于诸阴交也。”

凡此八脉者，经脉之络也。经盛则入络，络脉满溢，不拘于经，内溉脏腑，外濡腠理。譬之圣人图设沟渠，通利水道，天雨降下，沟渠满溢，雱霈妄行，流于深湖，圣人不能复图也。经脉隆盛，入于八脉，而不环周，故八脉溢蓄，别道自行诸经，不能复拘也。

任、督、冲三脉一源，同起于会阴，督则循背而行身后，为诸阳之纲；任则循腹而行身前，为诸阴之领；冲则夹脐上行，为诸经之海。

督行于后，而亦行于前。《骨孔论》：[①]“督脉起于小腹，以下骨中央，入系廷孔，其孔，尿孔之端也，其络循阴器，合纂间，别绕臀，至少阴与巨阳中络者，合少阴，上股内后廉，贯脊，属肾，与太阳起于自内眦，上额，交颠，入络脑，还出别下项，循肩膊内，夹脊，抵腰中，入循膂，络肾，其小腹直上者，贯脐中央，上贯心，入喉，上颐，环唇，上系两目之下中央。”是督脉之前行也。盖任督本一脉，以前后而异名耳。

冲行于上，而亦行于下。《灵枢·动腧》：“冲脉者，十二经之海也，与少阴之大络起于肾下，出于气街，循阴股内廉，斜入腘中，循京骨内廉，并少阴之经，下入内踝之后，入足下，其别者，斜入踝，出属跗上，入大趾之间，注诸络，以温足胫”，是冲脉之下行也。

---

① 国中按：此段引文，古本在《骨孔论》，黄氏此本移入《经络论》。

阳跷、阳维者，足太阳之别；阴跷、阴维者，足少阴之别。阳跷主左右之阳，阴跷主左右之阴；阳维主一身之表，阴维主一身之里；带则横束一身之脉者也。

别络者，诸经别出之大络也。《灵枢·经别》[①]："手太阴之别，名曰列缺，起于腕上分间，并太阴经，直入掌，散入于鱼际；手少阴之别，名曰通里，去腕一寸半，别而上行，循经入于心中，系舌本，属目系；手心主之别，名曰内关，去腕二寸，出于两筋之间，循经以上，系于心，包络心系；手太阳之别，名曰支正，上腕五寸，内注少阴，其别者，上走肘，络肩髃；手阳明之别，名曰偏历，去腕三寸，别入太阴，其别者，上循臂，乘肩髃，上曲颊，遍齿，其别者，入耳，合于宗脉；手少阳之别，名曰外关，去腕二寸，外绕臂，注胸中，合心主；足太阳之别，名曰飞扬，去踝七寸，别走少阴；足少阴之别，名曰光明，去踝五寸，别走厥阴，下络足跗；足阳明之别，名曰丰隆，去踝八寸，别走太阴，其别者，循胫骨外廉，上络头项，合诸经之气，下络喉嗌；足太阴之别，名曰公孙，去本节之后一寸，别走阳明，其别者，入络肠胃；足少阴之别，名曰大钟，当踝后，绕跟，别走太阳，其别者，并经上走于心包下，外贯腰脊；足厥阴之别，名曰蠡沟，去内踝五寸，别走少阳，其别者，循胫上睾，结于茎；任脉之别，名曰尾翳，下鸠尾，散于腹；督脉之别，名曰长强，夹膂，散头上，下当肩胛左右，别走太阳，入贯膂；脾之大络，名曰大包，出渊液下三寸，布胸胁。"此十五络也。

---

① 国中按："手太阴之别"一段，古之定本在《经脉》，言《经别》者，乃黄氏自定本，即该书之本也。读此书，尤须明此，方不乱向。此黄氏内经学，非王冰内经学也。

《素问·平人气象论》："胃之大络，名曰虚里，贯膈，络肺，出于左乳下，其动应衣，宗脉气也"，此又胃之一大络也。诸经之络各一，而脾胃之络则二，以脾胃者，诸经之本故也。

经脉为里，支而横者为络，络之别者为孙，孙络三百六十五，此外丝分而缕析焉，巧历不能得矣。

经脉十二，左右二十四，奇经八脉，左右十四，别络十六，左右三十，共六十八脉，相随而上下。阴脉营其脏，阳脉营其腑，区处条别，不相紊乱已。

营　卫　解

人受气于谷，谷入于胃，以传于肺，精华氤氲，而生气血。其清者为营，浊者为卫，营行脉中，卫行脉外，一日一夜，周身五十。

脉中之血，其名曰营，血中之气，是曰营气，营气在脉，随宗气而行。谷精之化营气，其大气之抟而不行者，积于胸中，命曰宗气，宗气者，所以贯心肺而行呼吸。营气之行，一息往来，盖血之动，气鼓之也。人一呼脉再动，一吸脉再动，呼吸定息，脉五动，闰以太息，脉六动，一动脉行一寸，六动脉行六寸。《灵枢·脉度》："手之六阳，从手至头，长五尺，五六三丈；手之六阴，从手至胸中，三尺五寸，三六一丈八尺，五六三尺，合二丈一尺；足之六阳，从足至头，八尺，六八四丈八尺；足之六阴，从足至胸中，六尺五寸，六六三丈六尺，五六三尺，合三丈九尺；跷脉从足至目，七尺五寸，二七一丈四尺，二五一尺，合一丈五尺；督脉、任脉，各四尺五寸，二四八尺，二五一尺，合九尺。凡都合一十六丈二尺，此气之大经隧也。”

平人一日一夜一万三千五百息，上下左右前后二十八脉，以应二十八宿。周天二十八宿，宿三十六分，一日之度，一千八分。漏水下百刻，以分昼夜，每刻一百三十五息。一息气行六寸，十息气行六尺，一百三十五息，人气半周于身，脉行八丈一尺，下水一刻，日行十分；二百七十息，气行十六丈二尺，是谓一周，下水二刻，日行二十分；五百四十息，人气再周于身，脉行三十二丈四尺，下水四刻，日行四十分；二千七百息，人气十周于身，脉行一百六十二丈，下水二十刻，日行五宿二十分；一万三千五百息，人气五十营于身，脉行八百一十丈，水下百刻，日行二十八宿，一千八分。

营气之行，常于平旦寅时从手太阴之寸口始，以肺主气而朝百脉也。自手之太阴阳明，注足之阳明太阴；手之少阴太阳，注足之太阳少阴；手之厥阴少阳，注足之少阳厥阴。即经脉之行次也，终于两跷督任，周而复始，阴阳相贯，如环无端，昼夜五十周毕，明日寅时，又会于气口，此营气之度也。

卫气者，不随营气，而自行于脉外，昼行阳经二十五周，夜行阴脏二十五周。其行于阳也，常于平旦寅时从足太阳之睛明始。睛明者，目之内眦。《灵枢·卫气》：“平旦阴昼，阳气出于目，目张则气上行于头，循项，下足太阳，至小趾之端；其散者，别于目内眦，下手太阳，至小指之端；其散者，别于目锐眦，下足少阳，至小趾次趾之端。以上循手少阳之分侧，下至名趾之端；别者，至耳前，合于颔脉，注足阳明，下至跗上，入中指之端；其散者，从耳下下手阳明，入次指之端，其至于足也，入足心，出内踝，下足少阴。”阴跷者，足少阴之别，属于目内眦，自阴跷而复合于目，交于足太阳之睛明，是谓一周。”

岁有十二月，日有十二辰，子午为经，卯酉为纬。日行二十八宿，而一面七星，四七二十八星，房昴为纬，虚张为经。房至毕为阳，昴至心为阴，阳主昼，阴主夜。夜半为阴隆，鸡鸣而阴衰，平旦阴尽，而阳受气矣；日中为阳隆，日西而阳衰，日入阳尽，而阴受气矣。

太阴主内，太阳主外，卫气至阳而起，至阴而止，各行二十五度，分为昼夜。日行一舍，人气行一周于身，与十分身之八；日行二舍，人气行三周于身，与十分身之六；日行三舍，人气行五周于身，与十分身之四；日行四舍，人气行七周于身，与十分身之二；日行五舍，人气行于身九周；日行六舍，人气行于身十周，与十分身之八；日行七舍，人气行于身十二周，与十分身之六；日行十四舍，人气二十五周于身，与十分之身之二。阳尽于阴，阴受气矣。

其入于阴也，常从足少阴注于肾，肾注于心，心注于肺，肺注于肝，肝注于脾，脾复注于肾，为一周。夜行一舍，人气行于阴脏一周，与十分脏之八；夜行十四舍，人气行于阴脏二十五周，与十分脏之二。从肾至少阴之经，而复合于目。

阴阳一日一夜，各行二十五周，而有奇分。在身得十分身之二，在脏得十分脏之二，合得十分之四。从房至毕十四舍，水下五十刻，日行半度，卫气出于阳则寤；从昴至心十四舍，水下五十刻，卫气入于阴则寐。人之所以卧起之时有早晚者，奇分不尽数也。此卫气之度也。

《三十难》言营卫相随，盖相随之义，如日月之度，虽不同道，而并行不悖也。营自起于宗气，卫自起于睛明，营则阴阳相间，卫则夜阴昼阳，起止不同，道路各异，非同行于一经之谓也。

脏 候 解

人秉五气，是生脏腑，受气不同，脏腑亦别，强弱殊质，邪正异性，感而生病，千变不一。脏腑幽深，人不能见，而相形察色，可以外候也。《灵枢·本脏》："脏腑者，所以参天地而副阴阳，运四时而化五节。"五脏固有小大、高下、坚脆、端正、偏倾，六腑亦有小大、长短、厚薄，结直、缓急，吉凶善恶之殊，由此分焉。

心小，则脏安，邪弗能伤，易伤以忧；大，则忧不能伤，易伤于邪；高，则满于肺中，俯而善忘，难开以言；下，则易伤于寒，易恐于言；坚，则脏安守固；脆，则善病消瘅热中；端正，则和利难伤；偏倾，则操持不一，无守司也。

肺小，则脏安少饮，不病喘喝；大，则多饮，善病胸痹喉痹逆气；高，则上气肩息咳；下，则居贲迫肝，善胁下痛；坚，则不病咳上气；脆，则善病消瘅易伤；端正，则和利难伤；偏倾，则胸偏痛也。

肝小，则脏安，无胁下之病；大，则逼胃迫咽，苦膈中，且胁下痛；高，则上支贲切，胁闷为息贲；下，则逼胃，胁下空而易受邪；坚，则脏安难伤；脆，则善病消瘅易伤；端正，则和利难伤；偏倾，则胁下痛也。

脾小，则脏安，难伤于邪；大，则苦凑胗而痛，不能疾行；高，则胗引季胁而痛；下，则下加于大肠，而脏苦受邪；坚，则脏安难伤；脆则善病消瘅易伤；端正，则和利难伤；偏倾，则善满善胀也。

肾小，则脏安难伤；大，则善病腰痛，不可以俯仰，易伤以邪；高，则苦背膂痛，不可以俯仰；下，则腰尻痛，不可以俯仰，为狐疝；坚，则不病腰背痛；脆，则善病消瘅易伤；端正，则和利难伤；偏倾，则苦腰尻痛也。

凡此二十五变者，人之所以强弱不同也。

赤色小理者，心小；粗理者，心大；无髑骬者，心高；髑骬小短举者，心下；髑骬长者，心下坚；髑骬弱小以薄者，心脆；髑骬直下不举者，心端正；髑骬倚一方者，心偏倾也。

白色小理者，肺小；粗理者，肺大；巨肩反膺陷喉者，肺高；合腋张胁者，肺下；好肩背厚者，肺坚；肩背薄者，肺脆；背膺厚者，肺端正；胁偏疏者，肺偏倾也。

青色小理者，肝小；粗理者，肝大；广膺反骹者，肝高；合胁兔骹者，肝下；胸胁好者，肝坚；胁骨弱者，肝脆；膺腹好相得者，肝端正；胁骨偏举者，肝偏倾也。

黄色小理者，脾小；粗理者，脾大；揭唇者，脾高；唇下纵者，脾下；唇坚者，脾坚；唇大而不坚者，脾脆；唇上下好者，脾端正；唇偏举者，脾偏倾也。

黑色小理者，肾小；粗理者，肾大；高耳者，肾高；耳后陷者，肾下；耳坚者，肾坚；耳薄不坚者，肾脆；耳好前居牙车者，肾端正；耳偏倾者，肾偏倾也。

五脏皆小者，少病，苦焦心，大愁忧；皆大者，缓于事，难使以忧；皆高者，好高举措；皆下者，好出人下；皆坚者，无病；皆脆，不离于病；皆端正者，和利得人心；皆偏倾者，邪心而善盗，不可以为人平，反复言语也。

六腑之应，肺合大肠，大肠者，皮其应也；心合小肠，小肠者，脉其应也；肝合胆，胆者，筋其应也；脾合胃，胃者，肉其应也；肾合三膲膀胱，三膲膀胱者，腠理毫毛其应也。肺应皮，皮厚者，大肠厚；皮薄者，大肠薄；皮缓腹裹大者，大肠大而长；皮急者，大肠急而短；皮滑者，大肠直；皮肉不相离者，大肠结也。

心应脉，皮厚者，脉厚，脉厚者，小肠厚；皮薄者，脉薄，脉薄者，小肠薄；皮缓者，脉缓，小肠大而长；皮薄而脉冲小者，小肠小而短；诸阳经脉皆多纡屈者，小肠结也。脾应肉，肉䐃坚大者，胃厚；肉䐃么者，胃薄；肉䐃小而么者，胃不坚；肉䐃不称身者，胃下；胃下者，下脘[①]约不利；肉䐃不坚者，胃缓；肉䐃无小理累者，胃急；肉䐃多小理累者，胃结，胃结者，上脘约不利也。

肝应爪，爪厚色黄者，胆厚；爪薄色红者，胆薄；爪坚色青者，胆急；爪濡色赤者，胆缓；爪直色白无约者，胆直；爪恶青黑多纹者，胆结也。

肾应骨，密理厚皮者，三膲膀胱厚；粗理薄皮者，三膲膀胱薄；疏腠理者，三膲膀胱缓；皮急而无豪毛者，三膲膀胱急；毫毛美而粗者，三膲膀胱直；稀豪毛者，三膲膀胱结也。

---

① 国中按：“脘”，原文作“管”，属通假字，故改之。

《灵枢·师传》："五脏者，心为之主，缺盆为之道，骷骨有余，以候髑骭；肺为之盖，巨肩陷喉，候现其外；肝者主为将，使之候外，欲知坚脆，视目小大；脾者主为卫，使之迎粮，视唇舌好恶，以知吉凶；肾者主为外，使之远听，视耳好恶，以知其性。六腑者，胃为之海，广颏，大颈，张胸，五谷乃容；鼻隧以长，以候大肠；唇厚，人中长，以候小肠；目下裹大，其胆乃横；鼻孔在外，膀胱漏泄；鼻柱中央起，三膲乃约。"此五脏六腑之外候也。凡官骸美恶，胥禀脏气，生死寿夭，不外乎此。

《灵枢·五色》："明堂者，鼻也；阙者，眉间也；庭者，颜也；蕃者，颊侧也；蔽者，耳门也。五官之位，其间欲方大，去之十步，皆现于外，如是者，寿必中百岁。"故五官以辨，阙庭以张，明堂广大，蕃蔽现外，方壁高基，引垂居外，寿考之征也。若五官不辨，阙庭不张，小其明堂，蕃蔽不现，又卑墙基，墙下无基，垂角去外，如是者，虽平常殆，加之以疾，百不一生也。

《灵枢·天年》："五脏坚固，血脉和调，肌肉解利，皮肤致密，营卫之行，不失其常，呼吸微徐，气以度行，六腑化谷，津液布扬，各如其常，故能长久。使道隧以长，墙基高以方，通调营卫，三部三里起，骨高肉满，百岁乃得终。五脏不坚，使道不长，孔外以张，喘息暴疾，又卑墙基薄，脉少血，其肉不实，故中寿而尽也。"

《灵枢·寿夭刚柔》："形与气相任则寿，不相任则夭；皮与肉相裹[①]则寿，不相裹则夭；形充而皮肤缓者则寿，急者则夭；形充而颧不起者骨小，骨小则夭；形充而䐃肉坚

① 国中按："裹"，原文作"果"，属同音假借，故改之。

者肉坚，肉坚则寿，腘肉不坚者肉脆，肉脆则夭。墙基卑，高不及其地者，不满三十而死，其有因加疾者，不及二十而死也。平人而气胜形者寿，病而形肉脱，气胜形者死，形胜气者危矣。”此即官骸以测寿夭之法也。

经脉十二，根于脏腑，而一身毛髮，又秉经气而生，观之可以知血气之盛少焉。《灵枢·阴阳二十五人》："足三阳之上者，皆行于头，阳明之经，其营髯也；少阳之经，其营须也；太阳之经，其营眉也；血气盛则美而长，血气少则恶而短。三经之下者，皆循阴器而行于足，阳明之血气盛，则下毛美长，血气少则无毛，足趾少肉而善寒；少阳之血气盛则胫毛美长，外踝毛坚而厚；太阳之血气盛则跟肉满而踵坚，血气少则跟瘦而善转筋。手三阳之上者，亦行于头，阳明之经，其营髭也；少阳之经，其营眉也；太阳之经，其营须也。血气盛则美而长，血气少则恶而短。三经之下者，皆循臂臑而行于手。血气盛，则掌肉充满而温；血气少，则掌瘦以寒；阳明之血气盛，则腋下之毛美；少阳之血气少，则手瘦而多脉。知皮毛则知经脉，知经脉则知脏腑，表里一气，内外合符，察微洞幽，不逾迹象，此亦精义入神之事也。

卷二

五　色　解

上工望而知之，中工问而知之，下工切而知之。《六十一难》："望而知之谓之神，闻而知之谓之圣，问而知之谓之工，切而知之谓之巧。"神、圣、工、巧，优劣悬殊，故四诊之中，首推望色。

《四十九难》："肝主色，自入为青，入心为赤，入脾为黄，入肺为白，入肾为黑。"五色者，五脏之气所发，故五脏在中，上结五官，外现五色。肝官于目，心官于舌，脾官于口，肺官于鼻，肾官于耳。病生五脏，则色现五官。《灵枢·五阅五使》："肝病者，眦青；心病者，舌短颧赤；脾病者，唇黄；肺病者，喘息鼻张；肾病者，颧与颜黑。"《灵枢·五色》："青黑为痛，黄赤为热，白为寒。"

五官之中，尤重明堂，明堂骨高以起，平以直，润泽以清，正色以致，病色不现，则五脏安和，壮盛无疾，骨陷色夭，则五脏不安，诸病乃作。不第五脏，凡六腑、四肢、百节，病则色征于面，按部而发。《灵枢·五色》："五脏次于中央，六腑夹其两侧，首面上于阙庭，王宫在于下极。庭者，首面也；阙上者，咽喉也；阙中者，肺也；下极者，心也；直下者，肝也；肝左者，胆也；下者，脾也；方上者，胃也；中央者，大肠也；夹大肠者，肾也；当肾者，脐也；面王以上者，小肠也；面王以下者，膀胱子处也。”此脏腑之现于面部者也。“颧者，肩也；颧后者，臂也；臂下者，手也；目内眦上者，膺乳也；夹绳而上者，背也；循牙车以下者，股也；中央者，膝也；膝以下者，胫也；当胫以下者，足也；巨分者，股里也；巨屈者，膝膑也。”此肢节之现于面部者也。

左右殊方，男女异位；浮泽为外，沉浊为内；察其浮沉，以知浅深；察其泽夭，以观成败；察其散抟，以知远近；视色上下，以知病处。其色上行者，病益甚；其色下行，如云彻散者，病方已。色从外走内者，病从外走内；色从内走外者，病从内走外。其相乘制也，肾乘心，心先病，肾为应。他皆如是也。

《素问·生机正脏论》：“形气相得，谓之可治；色泽以浮，谓之易已；形气相失，谓之难治；色夭不泽，谓之难已。”《三部九候论》：“五脏已败，其色必夭，夭则死矣。”《灵枢·本神》：“心，怵惕思虑则伤神，神伤则恐惧自失，破䐃脱肉，毛悴色夭，死于冬；脾，盛怒而不解则伤意，意伤则闷乱，四肢不举，毛悴色夭，死于春；肝，悲哀动中则伤魂，魂伤则狂妄不精，阴缩而筋挛，筋骨不举，毛悴色夭，死于秋；肺，喜乐无极则伤魄，魄伤则狂，意不存人，皮革焦，毛悴色夭，死于夏；肾，忧愁而不止则伤志，志伤则善忘其前言，腰脊不可以俯仰，毛悴色夭，死于季夏。”

五脏之外，兼审经脉。《诊要经终论》：“太阳之脉其终也，戴眼，反折，瘛疭，其色白，绝汗乃出，出则死矣；少阳终者，百节皆纵，目睘绝系，绝系一日半死，其死也，色先青白，乃死矣；阳明终者，口目动作，善惊，妄言，色黄，其上下之经盛而不行则终矣；少阴终者，面黑，齿长而垢，腹胀闭，上下不通而终矣；太阴终者，腹胀闭，不得息，善噫善呕，呕则逆，逆则面赤，不逆则上下不通，面黑，皮毛焦而终矣；厥阴终者，中热，嗌干，善尿，心烦，甚则舌卷卵上缩而终矣。”此十二经之终也。

《灵枢·经脉》：“手太阴气绝，则皮毛焦，太阴者，行气温于皮毛，皮毛焦则津液去，皮节伤，爪枯毛折，毛折者，毛先死，丙笃丁死，火胜金也；手少阴气绝，则脉不通，脉不通则血不流，血不流则色不泽，其面黑如漆柴者，血先死，壬笃癸死，水胜火也；足太阴气绝，则脉不宫其唇舌，唇舌者，肌肉之本也，脉不宫则肌肉软却，舌萎，人中满，人中满则唇反，唇反者，肉先死，甲笃乙死，木胜土也；足少阴气绝，则骨枯，少阴者，伏行而濡于骨髓，骨髓不濡，则肉不着骨，骨肉不相亲，则肉软而却，故齿长而垢，髮无润泽，髮无润泽者，骨先死，戊笃己死，土胜水也；足厥阴气绝，则筋绝，筋者，聚于阴器而络于舌本，脉弗营则筋急，引卵与舌，唇青舌卷卵缩，则筋先死，庚笃辛死，金胜木也。五阴气俱绝，则目系转，转则目运，目运者，志先死，志先死，则远一日半死矣。六阳气俱绝，则阴与阳相离，离则腠理发泄，绝汗乃出，大如贯珠，转出不流，旦占夕死，夕占旦死矣。

经脉之外，兼察络脉。经脉十二者，伏行分肉之间，深而不现，其常现者，手太阴过外踝之上，无所隐故也。诸脉之浮而常现者，皆络脉也。凡诊络脉，青则寒且痛，赤则有热。胃中寒，手鱼之络多青矣；胃中有热，鱼际络赤；其暴黑者，留久痹也；其有赤、有黑、有青者，寒热气也；其青短者，少气也。《灵枢·论疾诊尺》：“耳间青脉起者，掣痛。”《平人气象论》：“臂多青脉，曰脱血。”《经络论》："经有常色而络无常变也。阴络之色应其经，阳络之色变无常，随四时而行也，寒多则凝涩，凝涩则青黑，热多则淖泽，淖泽则黄赤也。"

经脉之外，兼观眸子。《脉要精微论》："睛明五色者，气之华也。赤欲如白裹珠，不欲如赭；白欲如鹅羽，不欲如盐；青欲如苍璧之泽，不欲如蓝；黄欲如罗裹雄黄，不欲如黄土；黑欲如重漆色，不欲如地苍。夫睛明者，所以别白黑，观长短，以白为黑，以长为短，如是则精衰，精衰则神败，寿命不久矣。"《三部九候论》："目匡陷者死，神败故也。"《五脏生成论》："凡相五色之奇脉，面黄目青，面黄目赤，面黄目白，面黄目黑者，皆不死也。面青目赤，面赤目白，面青目黑，面黑目白，面赤目青，皆死也。"《论疾诊尺》："目赤色者病在心，白在肺，青在肝，黄在脾，黑在肾。黄色不可名者，病在胸中。诊目痛，赤脉从上下者，太阳病；从下上者，阳明病；从外走内者，少阳病。诊寒热瘰疬，赤脉上下至瞳子。现一脉，一岁死；现一脉半，一岁半死；现二脉，二岁死；现二脉半，二岁半死；现三脉，三岁死。"《四时气》曰："观其色，察其目，知其散复者，视其目色，以知病之存亡也。"

盖色者，脏腑经络之外荣，一病现则一色应。《素问·评热病论》："诸有水者，微肿先现于目下也。"《灵枢·水胀》："水始起也，目窠上微肿，如新卧起之状，腹胀，身皆大，大与肤胀等也。"《论疾诊尺》："目痛而色微黄，齿垢黄，爪甲上黄，黄疸也。"《灵枢·五色》："男子色在于面王，为小腹痛，下为卵痛，其圜直为茎痛，高为本，下为首。女子色在于面王，为膀胱子处之病，散为痛，抟为聚。赤现见于颧，大如拇指，病虽小愈，必猝死。黑色出于庭，大如拇指，必不病而猝死。”《大要》以浮泽为生，沉夭为死。《五脏生成论》：“青如翠羽者生，赤如鸡冠者生，黄如蟹腹者生，白如豚膏者生，黑如乌羽者生，此五色之现生也。青如草兹者死，赤如虾血者死，黄如枳实者死，黑如炲者死，白如枯骨者死，此五色之现死也。”凡精神之舒惨，气血之通塞，无不征之于色，病色一现，则上工一望而知。子长谓越人饮上池而见五脏[①]，非解者之言矣。

五声解

《素问·三部九候论》[②]：“五色微诊，可以目察，五脏相音，可以意识。”声者，气之所发，气者，肺之所司。《关尹子》：“金坚故实为五声也。”《六节脏象论》：“五气入鼻，藏于心肺，上使五色修明，音声能彰。”《五脏别论》：“心肺有病，鼻为之不利。”《灵枢·本神》：“肺气虚则鼻塞不利，少气，实则喘喝，胸盈仰息。”故肺病则见之于气，气病则见之于声。然五脏皆有气，则五脏皆有声，气司于肺，而传于五脏，则为五气，发于五脏，则为五音，闻声而五音以辨，则五脏攸分矣。

《四十九难》：“肺主声，入肝为呼，入心为言，入脾为

---

① 国中按：《史记》载扁鹊，姓秦氏，名越人，渤海郡鄚人也。受业于长桑君，授秘方，饮上池之水，能见垣一方人。

② 国中按：此段引文古本在《五脏生成篇》，黄氏本在《诊要经终论》云：“三部九候论”者，当属误写。

歌，入肾为呻，自入为哭。”盖人秉五气，而生五脏，五气所发，是谓五声。肝秉木气，在音为角，在志为怒，在声为呼；心秉火气，在音为徵，在志为喜，在声为笑；脾秉土气，在音为宫，在志为忧，在声为歌；肺秉金气，在音为商，在志为悲，在声为哭；肾秉水气，在音为羽，在志为恐，在声为呻。

《宣明五气论》：“五气所病，心为噫，肺为咳，肝为语，脾为吞，肾为欠为嚏，胃为气逆，为哕为恐。”《灵枢·经脉》：“足阳明病则洒洒恶寒，苦呻数欠；足太阴病则呕，胃脘痛，腹胀善噫；足少阴病则饥不欲食，咳唾则有血，喝喝而喘；足少阳病则口苦，善太息，面微有尘，体无膏泽。”《阴阳别论》：“二阳一阴发病，主惊骇，背痛，善噫，若欠，名曰风厥。”《灵枢·口问》：“寒气客于胃，厥逆上下散，复出于胃，故为噫；卫气昼行于阳，夜行于阴，行阳则寤，行阴则寐；阳者主上，阴者主下，阴气积于下，阳气未尽，阳引而上，阴引而下，阴阳相引，故数欠；阳气和利，满于心，出于鼻，故为嚏；谷入于胃，胃气上注于肺，今有故寒气与新谷气，俱还入于胃，新故相乱，正邪相攻，气并相逆，复出于胃，故为哕；阴气盛而阳气虚，阴气疾而阳气徐，故为唏；忧思则心系急，心系急则气道约，约则不利，故太息以伸出之。”呻者，肾之声也，而亦现于足阳明者，水胜而侮土也；噫者，脾之声也，而亦现于手少阴者，子病则传母也。

《素问·脉解》：“太阴所谓上走心而噫者，阴盛而上走于阳明，阳明络属心，故上走心为噫也。”喘咳者，肺之声也，而亦现于足少阴者，子病而累母也。二阳者，手足阳明，一阴者，手之厥阴也，肝胆主惊，此则土金木火发病，皆主惊骇者，手之阳明则金胜木，足之阳明则木胜土，手之厥阴则子传母也。欠者，肾之声也，水灭火则现于手厥阴，侮土则现于足阳明，传子则现于足厥阴，传母则现于手阳明也。而诸声之中，莫重于哕。《素问·三部九候论》："若有七诊之病，其脉候亦败者，死矣，必发哕噫。"《宝命全形论》："弦绝者，其音嘶败；木敷者，其叶发；病深者，其声哕。"

凡声不离气，气之方升而未升则其声怒，气之方降而未降则其声悲，气之已降则其声恐，气之已升则其声喜。气壮则声宏，气怯则声细，气塞则沉郁而不扬，气散则浮飘而不归，气滑利则流畅而敏给，气结滞则梗涩而迟发。阳气盛则清而长，阴气盛则浊而促。《阴阳应象论》："视喘息，听声音，而知所苦"，良工闻声而知病者，以气寓于声也。

然气也，而神传之矣。《灵枢·忧恚无言》："咽喉者，水谷之道也。喉咙者，气之所以上下也；会厌者，音声之户也；口唇者，音声之扇也；舌者，音声之机也；悬雍者，音声之关也；颃颡者，分气之所泄也；横骨者，神气所使，主发舌者也。厌小而薄，则开合利，其出气疾；厌大而厚，则开合难，其出气迟。"而气之所以迟疾，则神之所使也。

《脉要精微论》："五脏者，中之守也。中盛脏满，声如从窖中言，是中气之湿也。言而微，终日乃复言者，此夺气也。衣被不敛，言语善恶不避亲疏者，此神明之乱也。得守者生，失守者死。"故阳虚而现谵言，百无一生，神败故也。

古之言音者，于铎鼓琴瑟无情之物，而情达焉。聪者审音知其情状，而悉其善恶，以声通乎气，而气通于神也。

况人以神气之激荡，发为五声，较之丝竹金石，更近自然。陆士衡《文赋》：“思涉乐，其必笑；方言哀，而已叹。”《邓析子》：“体痛者，口不能不呼；心悦者，颜不能不笑。”《庄子》：“强哭者，虽悲不哀；强亲者，虽笑不和。”故语可伪也，而声不可伪，神气之默喻也。由五声而知五气，由五气而测五神，《谭子》所谓“语不灵而声灵”也。

问法解

《灵枢·师传》：“临病人问所便。中暑消瘅则便寒，寒中之属则便热。”问居四诊之一，中工用药，寒热不失，全凭此法。药之寒热，一违病人所便，则药下而病增矣。但寒热有上下，病人所便，自有正反。凡上热下寒，口嗜寒冷，及其入腹而痛满泄利者，便于上而不便于下也。顺其上之便而违其下之不便，是为庸工。

其寒热之上下，厥有外候。胃中热则消谷，令人悬心善饥，脐以上皮热；肠中热则出黄如糜，脐以下皮热。胃中寒则腹胀，肠中寒则肠鸣飧泄。胃中寒，肠中热，则胀而不泄；胃中热，肠中寒，则疾饥，小腹痛胀，飧泄。《灵枢·论疾诊尺》：“肘所独热者，腰以上热；手所独热者，腰以下热；肘前独热者，膺前热；肘后独热者，肩背热；臂中独热者，腰腹热；掌中热者，腹中热；掌中寒者，腹中寒。”凡身热而肢寒者，土败阳亏，不能行气于四肢也；头热而足寒者，土败火泄，不能下蛰于癸水也。朝凉而暮热者，日夕阴盛而阳气不藏也；发热而恶寒者，表闭经郁而阳气不达也。阳郁不发，则生外寒，外寒者，容有内热；阳泄不归，则生外热，外热者，多有内寒。此脏腑寒热之外候也。问其身上之寒热，问其饮食所便之寒热，参之则无微不彰矣。

饮食者，脏腑所消受也。脾以湿土主令，胃从燥金化气，燥湿均平，则脾升而善消，胃降而善受。食而不饥者，能受不能消也；饥而不食者，能消不能受也。喜吞干燥者，水旺而土湿也；嗜啖滋润者，火盛而土燥也。食宿不能化者，太阴之湿增也；食停而不消者，阳明之燥减也。早食而困倦者，阳衰而湿旺也；晚饭而胀满者，阴盛而燥虚也。水谷下咽而胸膈壅塞者，胃逆而不降也；饮食入胃而脐腹郁闷者，脾陷而不升也。胃逆而甲木上遏，则胸胁生痛；脾陷而乙木下抑，则脐肋作痛。甲木刑胃，则生呕吐，呕吐者，胃逆而不受也；乙木贼脾，则生泄利，泄利者，脾陷而不消也。

水之难化，较甚于谷。水谷消磨，化而为气，上归肺部，气降津生，由经络而渗膀胱，是为小便。水注于前，则谷传于后，而大便坚硬。阳衰土湿，但能化谷，不能化水，水谷并入于二肠，故大便利而小便涩。木性上达，水盛土湿，脾气下陷，抑乙木升达之性，郁怒冲突，则生痛胀，冲而莫达，则下决谷道，而为溏泄。小便之利，木泄之也，水入二肠，而不入膀胱，故乙木下泄，但能开其谷道，不能开其水道，水道不通，短涩而黄赤者，土湿木陷而不能泄也。淋沥之家，小便偏涩，噎膈之家，大便偏塞，虽尿色红浊，粪粒坚小，而实缘脾土湿寒，木郁不能疏泄，郁陷而生风热，传于下窍，无关于中膲也。

庚桑子：“人郁则为病。”中气堙塞，四维莫运，由是而蒸为五气，瘀为五味，淫为五液，发为五声，征为五色，感为五情。臊者，肝之气也；焦者，心之气也；香者，脾之气也；腥者，肺之气也；腐者，肾之气也。酸者，肝之味也；苦者，心之味也；甘者，脾之味也；辛者，肺之味也；咸者，肾之味也。泪者，肝之液也；汗者，心之液也；涎者，脾之液也；涕者，肺之液也；唾者，肾之液也。呼者，肝之声也；笑者，心之声也；歌者，脾之声也；哭者，肺之声也；呻者，肾之声也。青者，肝之色也；赤者，心之色也；黄者，脾之色也；白者，肺之色也；黑者，肾之色也。怒者，肝之情也；喜者，心之情也；忧者，脾之情也；悲者，肺之情也；恐者，肾之情也。

寤寐者，阴阳之动静也。卫气昼行于六经，则阳动而为寤；夜行于五脏，则阴静而为寐。而卫气之出入，司之中气，阳衰土湿，阳明不降，则卫气升逆，而废眠睡。卫秉金气，其性收敛，收敛失政而少阳不蛰，则胆木虚飘而生惊恐。虚劳之家，惊悸不寐者，土败而阳泄也。

痛痒者，气血之郁塞也。经络壅滞，气阻而不行则为痛，行而不畅则为痒。内外感伤诸病，筋脉痛楚而皮肤瘙痒者，皆经气之闭痹也。

一症之现，必有至理，内而五脏六腑，外而四肢九窍，凡寒热痛痒，饮食寤寐，声色臭味，情志形神之类，质问详悉，合而审焉，病如洞垣矣。问法在于善解，解极其彻，则问致其详，不解者，不能问也。

诊 法 解

《素问·脉要精微论》："诊法常以平旦，阴气未动，阳气未散，饮食未进，经脉未盛，络脉调匀，气血未乱，故乃可诊有过之脉。"

上古诊有三法：一则三部九候，以诊周身；一则气口人迎，以候阴阳；一则但诊气口，后世之所宗也。《三部九候论》："人有三部，部有三候。三候者，有天、有地、有人也。""上部天，两额之动脉"，足少阳之颔厌；"上部地，两颊之动脉"，足阳明之地仓、大迎；"上部人，耳前之动脉"，手少阳之和髎。"中部天，手太阴也"，太渊、经渠，即寸口之动脉；"中部地，手阳明也"，合谷，在大指次指歧骨之间；"中部人，手少阴也"，神门，在臂内后廉，掌后锐骨之间；"下部天，足厥阴也"，五里，在毛际外，羊屎下一寸陷中，女子取太冲，在大指本节后二寸陷中；"下部地，足少阴也"，太溪，在内踝后，跟骨上陷中；"下部人，足太阴也"，箕门，在五里下，鱼腹上，胃气则候于阳明之冲阳，在足跗上，即仲景所谓趺阳也。"下部之天以候肝，地以候肾，人以候脾胃之气；中部之天以候肺，地以候胸中之气，人以候心；上部之天以候头角之气，地以候口齿之气，人以候耳目之气。"

"察九候独小者病，独大者病，独疾者病，独迟者病，独热者病，独寒者病，独陷下者病"，所谓七诊也。"七诊虽现，九候皆顺者不死，若有七诊之病，其脉候亦败者死，三部九候皆相失者死，中部乍数乍疏者死。九候之脉，皆沉细弦绝者为阴，以夜半死；躁盛喘数者为阳，以日中死。”《气交变大论》：“岁木太过，风气流行，脾土受邪，冲阳绝，死不治；岁火太过，炎暑流行，肺金受邪，太渊绝，死不治；岁土太过，雨湿流行，肾水受邪，太溪绝，死不治；岁金太过，燥气流行，肝木受邪，太冲绝，死不治；岁水太过，寒气流行，心火受邪，神门绝，死不治。”是皆三部九候之法也。

气口者，手太阴之经，鱼际下之动脉；人迎者，足阳明之经，结喉旁之动脉。气口，脏脉，脏阴盛则气口大于人迎，虚则小于人迎；人迎，腑脉，腑阳盛则人迎大于寸口，虚则小于寸口。《灵枢·九针十二原》①：“气口候阴，人迎候阳。”阳明行气于三阳，故以之候表；太阴行气于三阴，故以之候里。《灵枢·禁服》：“寸口主中，人迎主外，春夏人迎微大，秋冬寸口微大，如是者，命曰平人。人迎大一倍于寸口，病在足少阳，一倍而躁，在手少阳；人迎二倍，病在足太阳，二倍而躁，在手太阴；人迎三倍，病在足阳明，三倍而躁，在手阳明。盛则为热，虚则为寒，紧则痛痹，代则乍甚乍间。人迎四倍，且大且数，名曰溢阳，溢阳为外格，死不治。寸口大一倍于人迎，病在足厥阴，一倍而躁，在手心主；寸口二倍，病在足少阴，二倍而躁，在手少阴；寸口三倍，病在足太阴，三倍而躁，在手太阴；盛则胀满、寒中、食不化，虚则热中出糜、少气、溺色变，紧则痛痹，代则乍痛乍止。寸口四倍，且大且数，名曰溢阴，溢阴为内关，死不治。”《灵枢·经脉》：“人迎

① 国中按：查古本、及黄氏此书该篇，均无此句，此句在《灵枢·四时气》。

与脉口俱盛四倍以上，名曰关格，关格者，与之短期。”《灵枢·五色》：“人迎盛坚者，伤于寒；气口盛坚者，伤于食。”以伤食则脏郁于里，故气口盛坚；伤寒则经郁于表，故人迎盛坚也。

但诊气口者，《灵枢·经脉》：“经脉者，常不可见也，其虚实也，以气口知之。”缘肺朝百脉，十二经之脉气，皆朝宗于肺脉。寸口者，脉之大会，一日一夜，脉行五十度，平旦而复会于寸口。肺主气，经脉之动者，肺气鼓之也。肺气行于十二经中，故十二经之盛衰，悉现于寸口，此气口所以独为五脏主也。寸口在鱼际之分，关上在太渊之分，尺中在经渠之分，即《三部九候论》所谓中部天也。《脉要精微论》：“尺内两旁，则季胁也，尺外以候肾，尺里以候腹。中附上，左外以候肝，内以候膈，右外以候胃，内以候脾”，两关部也。“上附上，右外以候肺，内以候胸中，左外以候心，内以候膻中”，两寸部也。“前以候前，后以候后。上竟上者，胸喉中事也；下竟下者，小腹腰股膝胫足中事也。”关前为阳，关后为阴，阳者主上，阴者主下，凡脉气上行者，病现于上，脉气下行者，病现于下。手之三阳，自手走头，大小肠位居至下，而脉则行于至上，故与心肺同候于两寸。庸医乃欲候大小肠于两尺，不通之至！越人《十难》“一脉十变”之义，《十八难》尺寸三部之法，气口脉法之祖也，下士不解，是以妄作如此。

气口之中，又有但诊尺脉之法，《灵枢》垂《论疾诊尺》之篇，曰：“审其尺之缓急、小大、滑涩，肉之坚脆，而病形定矣。”盖观上可以知下，察下可以知上，所谓善调寸者，不待于尺，善调尺者，不待于寸也。

人与天地相参也，天地之气，四时迭运，人之脉气，与之息息相应，毫髮不爽，故春之脉升，夏之脉浮，秋之脉降，冬之脉沉。《宣明五气》："肝脉弦，心脉钩，脾脉代，肺脉毛，肾脉石。"《脉要精微论》："天地之变，阴阳之应，彼春之暖，为夏之暑；彼秋之忿，为冬之怒。四变之动，脉与之上下。以春应中规，夏应中矩，秋应中衡，冬应中权。是故冬至四十五日，阳气微上，阴气微下；夏至四十五日，阴气微上，阳气微下。阴阳有时，与脉为期，期而相失，知脉所分，分之有期，故知死时。微妙在脉，不可不察；察之有纪，从阴阳始；始之有经，从五行生；生之有度，四时为宜。春日浮，如鱼之游在波；夏日在肤，泛泛乎万物有余；秋日下肤，蛰虫将去；冬日在骨，蛰虫周密，君子居室。"

《生机正脏论》："春脉如弦，春脉者，肝也，东方木也，万物之所以始生也，其气来软弱轻虚而滑，端直以长，故曰弦。反此者病，其气来实而强，此谓太过，病在外；其气来不实而微，此谓不及，病在中。太过则令人善怒，忽忽眩冒而颠疾；不及则令人胸痛引背，下则两胁胠满。

夏脉如钩，夏脉者，心也，南方火也，万物之所以盛长也，其气来盛去衰，故曰钩。反此者病，其气来盛去亦盛，此谓太过，病在外；其气来不盛去反盛，此谓不及，病在中。太过则令人身热而肤痛，为浸淫；其不及则令人烦心，上现咳唾，下为气泄。

秋脉如浮，秋脉者，肺也，西方金也，万物之所以收成也，其气来轻虚以浮，来急去散，故曰浮。反此者病，其气来毛而中央坚，两旁虚，此谓太过，病在外；其气来毛而微，此谓不及，病在中。太过则令人逆气而背痛，愠愠然；不及则令人喘，呼吸少气而咳，上气见血，下闻病音。

冬脉如营，冬脉者，肾也，北方水也，万物之所以合藏也，其气来沉以搏，故曰营。反此者病，其气来如弹石者，此谓太过，病在外；其去如数者，此谓不及，病在中。太过则令人解㑊，脊脉痛而少气不欲言；其不及则令人心悬如病饥，䏚中清，脊中痛，小腹满，小便变。

脾脉者，土也，孤脏以灌四旁者也，善者不可见，恶者可见。其来如水之流者，此谓太过，病在外；如乌之喙者，此谓不及，病在中。太过则令人四肢不举；不及则令人九窍不通，名曰重强。”

《平人气象论》：“平人之常气禀于胃，胃者，平人之常气也，人无胃气曰逆，逆者死。

春胃微弦曰平，弦多胃少曰肝病，但弦无胃曰死，胃而有毛曰秋病，毛甚曰今病，脏正散于肝，肝藏筋膜之气也。

夏胃微钩曰平，钩多胃少曰心病，但钩无胃曰死，胃而有石曰冬病，石甚曰今病，脏正通于心，心藏血脉之气也。

长夏胃微软弱曰平，弱多胃少曰脾病，但代无胃曰死。〔代乃脾之平脉，言随四时更代，与代止不同也。〕软弱有石曰冬病，石甚曰今病，脏正濡于脾，脾藏肌肉之气也。

秋胃微毛曰平，毛多胃少曰肺病，但毛无胃曰死，毛而有弦曰春病，弦甚曰今病，脏正高于肺，以行营卫阴阳也。

冬胃微石曰平，石多胃少曰肾病，但石无胃曰死，石而有钩曰夏病，钩甚曰今病，脏正下于肾，肾藏骨髓之气也。

平心脉来，累累如连珠，如循琅玕，曰心平，夏以胃气为本。病心脉来，喘喘连属，其中微曲，曰心病。死心脉来，前曲后居，如操带钩，曰心死。

平肺脉来，厌厌聂聂，如落榆荚，曰肺平，秋以胃气为本。病肺脉来，不上不下，如循鸡羽，曰肺病。死肺脉来，如物之浮，如风吹毛，曰肺死。

平肝脉来，软弱招招，如揭长竿末梢，曰肝平，春以胃气为本。病肝脉来，盈实而滑，如循长竿，曰肝病。死肝脉来，急益劲，如新张弓弦，曰肝死。

平脾脉来，和柔相离，如鸡践地，曰脾平，长夏以胃气为本。病脾脉来，实而盈数，如鸡举足，曰脾病。死脾脉来，锐坚如乌之喙，如鸟之距，如屋之漏，如水之流，曰脾死。

平肾脉来，喘喘累累如钩，按之而坚，曰肾平，冬以胃气为本。病肾脉来，如引葛，按之益坚，曰肾病。死肾脉来，发如夺索，辟辟如弹石，曰肾死。诸死脉，皆正脏也。”

《生机正脏论》：“大骨枯槁，大肉陷下，胸中气满，喘息不便，其气动形，期六月死，正脏脉现，乃与之期日；大骨枯槁，大肉陷下，胸中气满，喘息不便，内痛引肩项，期一月死，正脏现，乃与之期日；大骨枯槁，大肉陷下，胸中气满，喘息不便，内痛引肩项，身热，脱肉破䐃，正脏现，十日之内死；大骨枯槁，大肉陷下，肩髓内消，动作并衰，正脏未现，期一岁死，现其正脏，乃与之期日；大骨枯槁，大肉陷下，胸中气满，心中不便，腹内痛引肩项，身热，破䐃脱肉，目匡陷，正脏现，目不见人，立死，其见人者，至其所不胜之时则死。其脉绝不来，若人一呼五六至，其形肉不脱，正脏虽不现，犹死也。”所谓不胜之时者，“肝见庚辛死，心见壬癸死，脾见甲乙死，肺见丙丁死，肾见戊己死，是谓正脏现皆死。”

人以水谷为本，故人绝水谷则死，脉无胃气亦死。所谓无胃气者，但得正脏脉，不见胃气也。所谓正脏脉者，“正肝脉至，中外急，如循刀刃责责然，如按琴瑟弦，色青白不泽，毛折，乃死；正心脉至，坚而搏，如循薏苡子累累然，色赤黑不泽，毛折，乃死；正肺脉至，大而虚，如以毛羽中人肤，色白赤不泽，毛折，乃死；正脾脉至，弱而乍数乍疏，色黄青不泽，毛折，乃死；正肾脉至，搏而绝，如指弹石辟辟然，色黑黄不泽，毛折，乃死。诸正脏脉现者，皆死不治也。五脏者，皆禀气于胃，胃者，五脏之本也。脏气者，不能自致于手太阴，各以其时自胃而至于手太阴。邪气胜者，精气衰也，病甚者，胃气不能与之俱至于手太阴，故正脏之气独现，独现者，病胜脏也，故曰死。”

迟速者，阴阳自然之性也。“人一呼脉再动，一吸脉再动，呼吸定息，脉五动，闰以太息，脉六动，命曰平人，平人者，不病也。”阳性急，阴性缓，阳泄则脉数，阴凝则脉迟，数则为热，迟则为寒。《十四难》：“一呼三至曰离经，一呼四至曰夺精，一呼五至曰死，一呼六至曰命绝，此至之脉也。一呼一至曰离经，二呼一至曰夺精，三呼一至曰死，四呼一至曰命绝，此损之脉也。”

浮沉者，阴阳自然之体也。心肺俱浮，肾肝俱沉。浮而大数者，心也；浮而短涩者，肺也。沉而实坚者，肾也；沉而牢长者，肝也。《五难》：“初持脉，如三菽之重，与皮毛相得者，肺部也；如六菽之重，与血脉相得者，心部也；

如九菽之重，与肌肉相得者，脾部也；如十二菽之重，与筋平者，肝部也；按之至骨，举指来疾者，肾部也。”阳主外，阴主内，阳泄则脉浮，阴凝则脉沉，浮为在表，沉为在里。病甚者，沉细夜加，浮大昼加，沉细夜死，浮大昼死。阴阳之理，彼此互根，阳位于上而根于下，阴位于下而根于上。阳盛者，下侵阴位，而现沉数，不可以为阴旺；阴盛者，上侵阳位，而现浮数，不可以为阳旺。是当参伍而尽变也。

代者，数疏之不调也。《灵枢·根结》：“一日一夜五十营，以营五脏之精，不应数者，名曰狂生。五十动而不一代者，五脏皆受气；四十动一代者，一脏无气；三十动一代者，二脏无气；二十动一代者，三脏无气；十动一代者，四脏无气；不满十动一代者，五脏无气，与之短期。与之短期者，乍疏乍数也。”乍疏乍数者，代更之象，与《宣明五气》之言代不同也。

呼吸者，气之所以升降也。《四难》：“呼出心与肺，吸入肾与肝，呼吸之间，脾受谷味也，其脉在中。”呼则气升于心肺，吸则气降于肾肝，一呼一吸，经脉五动之间，即可以候五脏，气不至于一脏，则脉必代矣。《十一难》：“吸者随阴入，呼者因阳出，今吸不能至肾，至肝而还，故知一脏无气者，肾气先尽也。”由肾而肝，由肝而脾，由脾而心，由心而肺，可类推也。气尽则死，其死期之迟速不应者，仓公所谓安谷者，则过期，不安谷者，不及期也。

尺寸者，阴阳之定位也。男女殊禀，阴阳不同，受气既别，诊法亦异。《十九难》：“男脉在关上，女脉在关下。男子尺脉恒弱，寸脉恒盛；女子尺脉恒盛，寸脉恒弱。是其常也。”故有男子之平脉，女得之而病作；女子之病脉，男得之而疾瘳。此秉赋之定数也。

医 方 解

医自岐伯立言、仲景立法，百世之师也。后此惟思邈真人祖述仲景《金匮》之法，作《千金》之方，不失古圣之源。其余方书数百种，言则荒唐而讹谬，法则怪妄而差池。上自东汉以来，下自昭代以还，著作如林，竟无一线微通者。

今之庸愚，习用诸方，如四物、八珍、七宝、六味、归脾、补心滋肾养营之类，纷纭错出，不可胜数。是皆无知妄作，误人性命，而下士奉行不替。百世不生圣人，千里不产贤士，何凌夷以至于斯耶？

惊悸之症，其在伤寒，皆得之汗多阳亡。惟少阳之症，相火郁发，或以汗下伤阴，甲木枯槁，内贼戊土，乃有小建中、炙甘草症，重用芍药、生地，以清相火。至于内伤虚劳，惊悸不寐，俱缘水寒土湿，神魂不藏，无相火上旺，而宜清润者。即其千百之中偶而有之，而究其脾肾，终是湿寒。严用和冒[①]味而造归脾之方，以补心血；薛立斋又有丹皮栀子加味之法；张景岳、赵养葵、高鼓峰、吕用晦更增地黄、芍药之辈。复有无名下士，作天王补心丹，肆用一派阴凉。群儿醉梦不醒，成此千秋杀运，可恨极矣！

夜热之症，因阴旺土湿，肺胃不降，君相失根，二火

① 国中按："冒"，原文作"贸"，今均用"冒"，故改之。

升泄。钱仲阳乃作六味汤丸，以滋阴亏，薛氏推广其义，以治男女劳伤，各种杂病，张氏、赵氏、高氏、吕氏祖述而发扬之。遂成海内恶风，致令生灵夭札，死于地黄者最多，其何忍乎！下至二地、二冬、龟板、黄柏诸法，不可缕悉。

究其源流，泻火之论，发于刘河间；补阴之说，倡于朱丹溪。二悍作俑，群凶助虐，莫此为甚！

足之三阳，自头走足，凡胸胁壅满，上热燔蒸，皆足阳明少阳之不降也。李东垣乃作补中益气之方，以升麻、柴胡升胆胃之阳，谬矣，而当归、黄芪，亦复支离无当，薛氏辈效尤而习用之，遂成不刊之法。

风寒之症，仲景之法备矣。陶节庵妄作九味羌活之法，杂乱无律，而俗子遵行，天下同符，弃圭璧而宝砆碱，那可解也。

诸如此类，连床充栋，更仆难明。昔徐世绩少年作无赖贼，逢人则杀，检阅古今方书，何其无赖贼之多而仁人君子之少也，设使贾太傅尚在，不知如何痛哭矣！

卷三

齁喘解

赵彦威，病齁喘，秋冬病作，嚏喷涕流，壅嗽发喘，咽喉闭塞，呼吸不通，腹胀呕吐，得后泄屎气稍瘥①，胀微则病发略减。少时素患鼻渊。二十余岁，初秋晚食后偶因惊恐，遂成此病，自是不敢晚饭。嗣后凡夜被风寒，或昼逢阴雨，或日昃饱啖，其病即发，发则二三日，或八九日、二十余日方愈。病十二年矣。

此其素禀肺气不清。肺旺于秋，主皮毛而司收敛，肺气清降，则皮毛致密，风寒不伤。肺气郁升，皮毛蒸泄，凉风一袭，腠理闭敛，肺气愤塞，逆冲鼻窍，鼻窍窄狭，奔气迫促，出之不及，故嚏喷而下，如阳郁阴中，激而为雷。肺气遏阻，爰生嗽喘。津液堙瘀，乃化痰涕。

此肺气上逆之病也，而肺逆之原，则在于胃。脾以太阴而主升，胃以阳明而主降，《经脉别论》："脾气散精，上归于肺"，是脾之升也；《逆调论》："胃者，六腑之海，其气下行"，是胃之降也。盖脾以阴体而抱阳气，阳动则升；胃以阳体而含阴精，阴静则降。脾升则肝气亦升，故乙木不陷；胃降则肺气亦降，故辛金不逆。胃气不降，肺无下行之路，是以逆也。

---

① 国中按：句中"矢"，即"屎"之借字，故改之。"瘥"，原文作"差"，二字在此均读 chài。故书多写为"差"，《说文》云："瘥，瘉也。"今以用瘥为正。

肺胃不降，病在上膲，而究其根本，则缘中气之虚。中气者，阴阳升降之枢轴也。盖太阴以湿土主令，阳明从燥金化气，中气在太阴阳明之间，和平无亏，则阴不偏盛而阳不偏衰，燥不偏虚而湿不偏长，故脾胃转运，升降无阻。中气虚损，阴旺湿滋，堙郁不运，则脾不上升而清气常陷，胃不下降而浊气常逆，自然之理也。

饮食入胃，脾土温燥，而后能化。阴盛土湿，水谷不消，中膲壅满，是以作胀。胀则脾气更陷而胃气更逆，一遭风寒，闭其皮毛，肺气郁遏，内无下达之路，外无升泄之孔，是以冲逆咽喉，而病嗽喘。雨降则湿动，日暮则阴隆，病所以发也。日昃阳衰，阴停不化，中气一郁，旧症立作，故不敢晚饭也。吐泄去其陈宿，中脘冲虚，升降续复，故病瘥也。是其虚在中气，而其起病之时，则因木邪，以五情之发，在肾为恐，在胆为惊。胆以甲木而化相火，随戊土下行而温癸水，相火蛰于癸水之中，肾水温暖则不恐，胆木根深则不惊。平日湿旺胃逆，相火之下蛰不秘，一遇非常之事，动其神志，胆木上拔而惊生，肾水下沦而恐作。已土侮于寒水，故脾气下陷；戊土贼于甲木，故胃气上逆。初因惊恐而病成者，其故如是。《奇病论》："惊则气上"，《举痛论》："恐则气下"，上下反常，故升降倒置，此致病之原委也。

法当治中以培升降之用，燥土而拨转运之机，所谓发千钧之弩者，由一寸之机，转万斛之舟者，由一桪之木也。

南齐褚澄[1]有言："上病治下。"凡病水火分离，下寒上

① 国中按：《南齐书》有褚澄传，字彦道，河南阳翟人，精医道，有《褚氏遗书》十篇传世。

热，不清心火，而温肾水，较之庸工，颇为得矣，而总不如治中。中者，《坎》阳《离》阴交媾之媒，此义得之《灵》、《素》，读唐宋以后书，未易生兹妙悟也。

齁症即伤风之重者。感冒之初，内有饮食，外有风寒，法宜理中而兼发表。表解后，温燥水土，绝其寒湿之根。盖饮食未消，感袭风寒，湿土堙瘀，肺气不降，风闭皮毛，内郁莫泄，表里皆病，故内外兼医。

彦威病，用燥土疏木、温中降浊之剂，茯苓、甘草、干姜、细辛、橘皮、半夏、桂枝、砂仁，十余剂，不再作。

吐 血 解

钱叔玉，初秋农事过劳，痰嗽唾血，紫黑成块，一吐数碗，吐之不及，上溢鼻孔，肌肤生麻，头痛寒热，渴燥食减，出汗遗精，惊恐善忘，通夜不瞑，胸腹滞痛，气逆作喘，朝夕倚枕侧坐，身欹血遂上涌，天寒风冷，或饮食稍凉，吐血更甚，右脚热肿作痛，大便溏滑。

此缘中膲阳败，水陷火飞。肺主气，肝主血，而气根于心，血原于肾。《管子》：“南方曰日，其气为热，热生火与气；北方曰月，其气为寒，寒生水与血。”心火清降，则化肺气；肾水温升，则化肝血。血升而化火，故水不下注；气降而化水，故火不上炎。气降而不至于陷泄者，血温而升之也；血升而不至于逆流者，气清而降之也。水木不能温升，则下病遗泄；火金不能清降，则上病吐血，理有固然，不足怪也。

水陷火飞，是谓《未济》，而交济水火，其职在中。中者，四维之枢也，中气运则脾升而胃降。脾土左升，肝血上行，而化心火，阳气发生，故精不下走；胃土右降，肺气下行，而化肾水，阴气收敛，故血不上溢。《子华子》所谓上水而下火，二气升降，以相济也。中气不运，肝脾下陷而肺胃上逆，水火分离，冰炭不交，此遗精吐血之原也。后世庸工，于亡血失精之理，茫乎不解，或用清凉，或事敛涩，阳败土郁，中气不转，火愈飞而水愈陷，是拯溺而锤之以石，救火而投之以薪也，不极不止耳。

气藏于金，血藏于木，而溯厥由来，总化于土。以水谷入胃，中气健旺，泌糟粕而蒸津液，化其精微，上注于肺，肺气宣扬而洒布之。剽悍者，化而为阳，行于脉外，命曰卫气。《灵枢·决气》："上膲开发，宣五谷味，熏肤，充身，泽毛，若雾露之溉，是谓气也。"气者，水之源也。精专者，化而为阴，行于脉中，命曰营血。《灵枢·决气》："中膲受气取汁，变化而赤，是谓血也。"血者，火之本也。劳苦动其中气，络脉伤则血溢。《灵枢·百病始生》："猝然多食饮则肠满，起居不节，用力过度则络脉伤。阴络伤则血内溢，血内溢则后血；阳络伤则血外溢，血外溢则衄血。"中气未败，一衄即止，中气亏败，肺胃常逆，则血之上溢，遂成熟路，是以横流不已。衄出于鼻，来自肺脏；吐出于口，来自胃腑。血之别道上溢者，来历不同，而其由于肺胃之不降一也。其一溢而即吐者，血色红鲜，其离经瘀停，陈宿腐败，而后吐者，则成块而紫黑也。

肺气下降，而生肾水，而肾水之中，又含肺气，越人《八难》所谓肾间动气，呼吸之门也。平人呼则气升于肺金，吸则气降于肾水，息息归根，故嗽喘不作。胃土上逆，肺失收降之令，气不归水，而胸膈壅遏，故冲激而生嗽喘也。肺胃不降，则胆火不得下行，金火燔蒸，故发热汗出，而风寒外束，卫气不达，是以恶寒。阳衰土湿，水谷不消，而食寒饮冷，愈难腐化，中膲壅满，肺胃更逆，故血来倍多。风闭皮毛，肺腑郁阏，故嗽喘增加而血来益甚。肺气堙瘀，津液凝结，故痰涎淫生。阳气静藏则为寐，肺胃不降，阳气升泄，蛰藏失政，故夜不成寐。胆火虚浮，不根于水，心神浮散，不藏于精，故善惊而善忘。君相皆升，寒水独沉，肾志沦陷，是以恐也。脾胃凝滞，中气不能四达，故经络闭塞而为麻，缘卫气壅塞，郁冲于汗孔之中，不得畅行，故簌簌麻生，如万针错杂而攒簇也。阳气下降，先至右足，阳气不降，经脉淤滞，故右脚肿痛，营卫梗阻，故郁而生热。不降于足，而逆冲头上，故头痛也。总之，中气不运，则升降之源塞，故火炎于上，水流于下，木陷于左，金逆于右，而四维皆病。

法宜补中而燥土，升陷而降逆，阳回湿去，谷神来苏，中枢已运，四维自旋，随推而转，因荡而还，水火金木，皆得其处，而安其常。然后阴营其脏，阳固其腑，气充而不盈，血满而不溢，鳞飞羽伏，各复其太和之天已。

叔玉病失血年余，已数十日不卧。自来医方，失血、遗精、惊悸、嗽喘，皆用清润之法，未有知其阳亏湿旺者，百不一生，千秋不悟，既非彻识，安能洞详。用燥土降逆、温中清上之品，茯苓、甘草、半夏、干姜、丹皮、牡蛎、桂枝、白芍，月余病愈。

庸工误解本草，谓血症最忌半夏，由其不知医理也。

惊悸解

陈梦周，患作酸嗳气，头晕耳鸣，春季膈热，火升头痛，手麻惊悸，不寐善忘，左乳下跳动不息，每午后膝冷病作，鸡鸣膝温而轻，平旦膝暖而瘥。服燥土疏木之药，饱食甘寝，但胸有火块，游移上下左右，时时冲击微痛，心跳未已。初秋膝冷又发，项脊两肩作痛，面颧浮肿，喷嚏时来，四肢拘急，心跳连脐，遍身筋脉亦动。八月后睡醒口苦，舌根干燥，每夜鸡鸣，膝冷病作，午后膝温而轻，日夕膝暖而瘥。病来计粒而食，饮啖稍过，胀闷不消，滞气后泄，略啖瓜果，便觉腹痛，食粥则吐稀痰，晚食更多。

此缘土湿不运，阳气莫藏。心藏神，肾藏精，人之虚灵善悟者，神之发也，睹记不忘者，精之藏也。而精交于神，神归于精，则火不上炎，水不下润，是谓《既济》。精不交神，则心神飞越，不能知来，神不归精，则肾精驰走，不能藏往，此善忘之由也。精根于神，及其右降而为金，则魄具而精生；神根于精，及其左升而为木，则魂成而神化。《子华子》所谓“精秉于金火，而气谐于水木”也。今火炎于上，则金被其克而不降；水润于下，则木失其政而不升矣。

木自东升。《尚书·洪范》：“木曰曲直，曲直作酸”，曲者，木气之不直也。木性直遂升达，发荣滋畅，故不作酸，曲折抑郁，不得直上，则盘塞地下，而克脾土，土困不能消化水谷，故变稼穑甘味，腐而为酸。土主五味，其味为甘，一得木气贼伤，则甘化而为酸也。以五行之气，阳降阴升，则水旺而为寒；阳升阴降，则火旺而为热。阴方升而阳方降，则金旺而为凉；阳方升而阴方降，则木旺而为温。阳之动，始于温而盛于暑；阴之静，始于凉而盛于寒。物惟温暖而加覆盖，气不宣扬则善酸，方热既凉已寒，不作此味。譬之釜水，薪火未燃，是水之寒；火燃未沸，是木之温；炉红汤沸，是火之热；薪尽火熄，是金之凉。后世庸工，以酸为热，岂有鼎沸而羹酸者乎。

悸者，乙木之郁冲；惊者，甲木之浮宕。乙木之枝叶敷舒于上，甲木之根本栽培于下，则惊悸不生。乙木不能直升，枝叶上郁，肝气振摇则善悸；甲木不能顺降，根本下拔，胆气虚飘则善惊。

头耳者，少阳胆经之所络也。甲木下降，则浊气退藏，上窍清空，甲木上逆，浊气升塞，故头晕而耳鸣，甚则壅遏而头痛也。胆气上溢则口苦，《奇病论》："肝者，中之将也，取决于胆，咽为之使，此人数谋虑不决，故胆气上溢而口为之苦。"胆木化气于相火，相火上炎，故作苦也。相火下蛰则水温，甲木失根，火泄水寒，是以膝冷；相火逆升，是以膈热；甲木冲击，是以胸痛也。

金自西降。《尚书·洪范》："金曰从革，从革作辛。"革者，金气之不从也。金性从顺降敛，清凉肃静，故不作辛；革碍郁遏，不得从下，上被火刑，则生辛味。肺主气而司皮毛，肺气郁升，收令不遂，皮毛疏泄，感袭风寒，则生嚏喷。以肺主呼吸，而呼吸之气，直达肾水，故肾水之中，亦有肺气。越人《八难》所谓"肾间动气，呼吸之门"也。吸随阴入，呼因阳出，肺心为阳，肾肝为阴。《四难》："呼出心与肺，吸入肾与肝。"一呼自肾而至肺，一吸自肺而至肾，其息深深，故喷嚏不作。肺气不降，而皮毛不合，积郁莫泄，逆冲鼻窍，鼻窍迫狭，出之不及，故作喷嚏，如药在炮中，激而为响也。肺气逆行，横塞肩脊，故作痛，壅阏头面，故作肿也。

左右者，阴阳之道路也。木陷于左，金逆于右，阴阳之道路塞矣，而不可徒求之左右，必责中气之虚。胃为阳土，脾为阴土，阳土顺降，阴土逆升。脾升，则平旦而后乙木左升；胃降，则日夕而后辛金右降。木升，则阳气发生，而善寤；金降，则阳气收藏，而善寐。脾土不升，则木郁于左，而清昼欲寝；胃土不降，则金郁于右，而终夜不睡。寤寐者，卫气所司，卫气昼行于阳，夜行于阴，阳尽则寐，阴尽则寤，随中气而出入也。胃土不降，收气失政，卫气不得入于阴，常留于阳，留于阳则阳气盛，不得入于阴则阴气虚，故目不瞑。阴气虚者，阴中之阳气虚，非精血之亏损也。盖阳动而阴静，静则睡，动则醒，卫不入阴，阳泄而失藏，浮动无归，故不能寐。孤阴无阳，故曰阴气虚也。胃土不降，由于太阴之湿，《灵枢·邪客》有半夏秫米之法，半夏降逆，秫米泻湿，〔秫米即高粱米，善泻湿气。〕深中病情。仲景而后，此义不传矣。

肝藏魂，肺藏魄。《灵枢·本神》："随神往来谓之魂，并精出入谓之魄。"以神发于魂，肝之魂生则胎心神，故魂含子气而知来；精产于魄，肺之魄结则孕肾精，故魄含子气而藏往。胃土上逆，肺金不降，阴魄浮升，不能并肾精下蛰，故往事遗忘而不藏也。

中气运转，脾阳升动，则饮食磨化，湿旺脾郁，饮食不化，故过啖则胀。《子华子》："流水之不腐，以其逝也。"水谷陈宿，脾土郁陷，抑遏乙木，不得发扬，故瘀生酸味。

肝气不达，而时欲发舒，故当脐而跳。中气不转，胸腹闷塞，故上嗳而下泄也。左乳下者，胃之虚里。《素问·平人气象》："胃之大络，名曰虚里，贯膈络肺，出于左乳下，其动应衣，宗气泄也。"宗气在胸，降于小腹，平人喘息，动现小腹者，宗气之升降也。胃气既逆，肺无降路，宗气不能下行，故横冲于虚里，失其收敛降蛰之性，泄而不藏，故曰泄也。此与心下之悸动异委同源，木不得直升，则动在心下，金不得顺降，则动在乳下，总缘胃气之上壅也。肺胃升填，收令莫行，甲木莫由下达，相火渫越，是膝冷髓寒之本。阳衰土湿，再以薄粥助之，故气滞痰生。得之日晚湿旺之时，故痰涎愈多。四肢秉气于胃，脾病不能为胃行气于四肢，故拘急而生麻。寒水侮土，中气愈滞，故膝冷则病作。

阳气春升而秋降，阴气春降而秋升，一日之中，亦分四时，其阴阳升降，与一岁相同。《灵枢·根结》："发于春夏，阴气少，阳气多；发于秋冬，阳气少，阴气多。"春阳上升，则地下之阴多，故阳升之时，午后阴升而膝冷；秋阳下降，则地下之阳多，故阳降之时，鸡鸣阴降而膝冷。《素问·厥论》："阴气起于五趾之里，阳脉者，集于膝下而聚于膝上，故阴气盛则从五趾至膝上寒，其寒也，不从外，皆从内也。"膝膑者，溪谷之会，机关之室，精液之所潮汐也。寒水归壑，流注关节，故膝膑寒冷，所谓"肾有邪而气流于两腘"也。

治法惟宜燥土。土居二气之中，以治四维，在阴而阴，在阳而阳，随四季而递变。土旺则上清下温，升左降右，稍助其推迁，而南北互位，东西贸区，静与阴同闭，动与阳俱开，成然寐，遽然觉，经目而讽于口，过耳而识于心，泰山崩而色不变，迅雷震而心不摇，神宇泰定，诸病俱消矣。

惊悸之症，阳败土湿，后世庸工，以为阴亏，归脾、补心诸方，谬妄极矣。梦周平日强记善睡，涉秋病作，服归脾、六味诸药，大损眠食，惕然惊悸，通夜不寐。年逾六十，中气衰弱，而常服滋润，伐其微阳，神思荒浪，欲作阜落国人。其老矣，何以堪此哉！

《宋书》：谢晦与檀道济将发荥阳，晦其夕悚动不眠，道济就寝便熟。何其胆壮如是？是宜泻湿降逆，以培甲木，甲木根深，自当宠辱不惊。

世之医士，未穷梦觉之关，神浮于上而散以远志，阳败于中而伐以地、冬，火灭于下而泻以栀、柏，彼直真梦者矣，何以使梦者之觉乎。悲夫！晋唐而后，世阅人而为世者多矣，但守突奥之萤烛，不仰天庭之白日，是使长夜杳杳，千秋不寤。己且未觉，而偏能觉人？设遇伤寒少阴善寐之症，又能使人长睡不觉矣，可胜叹哉！

悲恐解

邵熙伯，病惊悸悲忧，二十年中，病凡四发。初发四月而愈，后发愈期渐晚，或至数年。发则数月不食不寝，饭至疑有毒药，绝粒不尝；便数遗精，多欲好淫；膝冷心凉，欠伸太息；忧愁思虑，惊惧悲惋；常恐见杀，尸碎体分；逢人求救，屈膝哀恳；独处则泣下沾衣。时或自到几死，使人守之，静夜磨笄自刺，室中锥刀绳索之类，尽为收藏，乃私服大黄，泻下求死。凡诸病象，每发皆同。

此缘火败土湿，金水俱旺。肝之气为风，心之气为热，脾之气为湿，肺之气为燥，肾之气为寒，此五脏之气也。肝之志为怒，心之志为喜，脾之志为忧，肺之志为悲，肾之志为恐，此五脏之志也。凡一脏之气偏盛，则一脏之志偏现。悲者，燥金之气盛；恐者，寒水之气盛；忧思者，湿土之气盛也。肝木主生，肺金主杀，木囚火灭，金燥无制，则杀机常动。《方盛衰论》："肺气盛，则梦见斩血籍籍。"人于醒后，神气浮动，脏正之盛衰，不能自觉，寐而神气宁谧，静中独觉，故脏中之盛衰，形而为梦，《谭子》所谓"醒不灵而梦灵"也。梦中觉者，盛未极也，盛之极则不梦而亦觉之。金旺木枯，但觉杀气之烈，而无生意之萌，肢骸分裂，恍在目前，故时欲自刭，冀得完尸而死。金旺则欲哭，是以悲涕流连也。《金柜》："妇人脏燥，善悲伤欲哭"，是其肺金之燥也。金为水母，燥金生其寒水，是以恐作。盖人之五志，神气升达则为喜，将升未升，喜之弗遂，则郁勃而为怒；精气沦陷则为恐，将陷未陷，恐之欲生，则凄凉而为悲。木火衰而金水旺，故有悲恐而无喜怒，水寒则火灭，金燥则木伤故也。

肾主蛰藏，肝主疏泄，火泄水寒，不能温养肝木，而水泛土湿，陷遏乙木升达之气，生发不遂，则愈欲流泄，其性如是，遇夜半阳生，宗筋一举，则梦交接。木能疏泄而水不蛰藏，是以精遗。温气常陷，不得升，达而化君火，是以好淫。总缘生气之失政也。

精藏于肾，水藏于膀胱。《脉要精微论》："水泉不止者，是膀胱不藏也。"膀胱之藏泄，司于三焦。《灵枢·本输》：“三膲者，入络膀胱，约下膲，实则闭癃，虚则遗尿。”然水道之通塞，虽在三膲，而其疏泄之权，实在乙木，以相火秘藏，肾水温暖，则肝气升达，膀胱清利，疏泄适中，而小便常调，相火不秘，泄于膀胱，肾寒不能生木，郁陷而欲疏泄，火旺则膀胱热涩，泄而不通，火衰则膀胱寒滑，泄而不藏。人之大恐而便尿俱下者，水寒火败而木气陷泄也。

胆以甲木而化相火，亦与三膲同归癸水，根深蒂固，则惊骇不生，三膲陷泄，甲木逆飘，胆气虚浮，故生惊骇。相火者，君火之佐，相火败而君火熄，寒水上凌，故病心凉。《四气调神论》：“逆夏气则太阳不长，心气内洞，夏为寒变。”以夏暑之月，而热火变为寒灰，至于三时，则霜雪不能喻其冷，汤火不能使之温矣。君火失职，阳不归阴，则卫气常浮，夜不成寐。人之卫气，日行阳经二十五度，夜行阴脏二十五度。其行于阳也，常以平旦，从足太阳而出于内眦；其行于阴也，常以日暮，从足少阴而入于阴分。卫气入阴，则火交于水，神归于精，一身之阳气，悉退于至阴之中，群动皆息，是以能寐，卫不入阴，魂神飞宕，故终夜不寝。卫气入阴，原于胃气右降，金水收藏，胃土不降，收藏失令，是以卫浮而不入也。

阳明胃气，下行则开，上行则闭。脾胃为仓禀之官，人之食下者，仓禀开也。胃土上逆，仓禀不开，故食不下咽，下咽则呕。胃土不降，全因于湿。火败不能生土，寒水泛滥，入土化湿，金旺木枯，土邪无制。湿土司气，而风木不承，中气于是不运，故升降倒行，胃土上逆而废饮食，脾土下陷而善忧思也。湿土在中，水冷金凉，木衰火熄，变生诸症，奇诡异常，而实非怪病。

治法以燥土为主，而温暖金水，长养木火，使恐化为怒，悲转为喜，则脏气平均，情志调和矣。

《吕氏春秋》："齐王疾痏，〔炙瘢也，谓炙后病瘢。〕使人之宋迎文挚。文挚至，谓太子曰：'王之疾，必可已也。虽然，王之疾已，则必杀挚也。'太子曰：'何故?'文挚曰：'非怒王则疾不可治，王怒则挚必死。'太子顿首强请曰：'苟已王之疾，臣与臣之母以死争之于王，王必幸臣与臣之母，愿先生勿患也。'文挚曰：'诺！请以死为王。'与太子期而将往，不当者三，齐王固已怒矣。文挚至，不解履登床，履王衣。问王之疾，王怒而不与言。文挚因出，辞以重王怒。王怒而起，疾乃遂已。王大怒，将生烹文挚。太子与王后争之而不能得，文挚遂烹焉。"

《东汉书》："一郡守病，华佗以为盛怒则瘥，乃多受其货而不加功。无何弃去，又留书骂之。太守果大怒，使人追杀之。不及，因嗔恚，吐黑血数升而愈。"

熙伯病与此同。盖木虚不能制土，土之湿盛则善思，金燥则善悲，水寒则善恐，水寒不能生木故不怒，木枯不能孕火故不喜。怒则木旺而克土，生火而克金，土位之下，风气承之，则土燥而克水，故病可已。熙伯病先发时，将愈必有怒色，经所谓思伤脾，怒胜思者，至理不爽也。第其胆破魂亡，百计激之，绝不敢怒。用燥土培木、温金暖水之剂，十余日后，小有不快，怒气勃然，遂瘳。

飧泄解

崔季长，素病腿膝寒冷，日暮环脐腹痛，胀满作泄，阳痿肩寒，服燥土疏木药愈。夏初童试，劳倦病发，吐黑血数日，饮食不甘，胀满吐泄，腹中郁热，积块坟起，泄则气块宣鸣而下，小便红涩，日夕脐腹痛连左胁，往来寒热，作酸嗳气，壅嗽生痰，四肢酸凉，膝股如冰，时常倦睡，夜卧胭中作痛，仰卧冲气上奔，左侧冲气横塞，满腹剧痛，惟右胁着席。

此缘水寒土滞，金木结轖。人身脐居上下之间，太阴阳明之中气也。中气盛则运，衰则滞，运则清虚，衰则胀塞，《关尹子》所谓“实即虚而虚即实”也。饮食入胃，脾土消磨，中气运行，是以不胀。水谷腐化，精华升而渣滓降，津液渗于膀胱，渣滓传于二阳，便尿分途，故前不至淋而后不至泄。阳衰土湿，不能蒸水化气，而与渣滓并注二肠，水渍湿旺，脾气郁陷，抑遏乙木，不得升达，木气郁冲，故作痛胀。木性升泄，遏于湿土之下，冲突击撞，不得上达，则下走二肠，以泄积郁。水在二肠，不在膀胱，故乙木冲决，膀胱闭塞而大肠泄利也。《灵枢·口问》：“中气不足，溲便为之变”，正此义也。盖脾胃者，仓廪之官。《脉要精微论》：“仓廪不藏者，是门户不要也。”肾开窍于二阴，是为胃之关门。肾以癸水，居土之下；心以丁火，居土之上。而水交于火，则浊气下降，而上不热；火交于水，则清气上升，而下不寒。《阴阳应象论》："寒气生浊，热气生清。"火不上热，则浊生而右降；水不下寒，则清生而左升。浊气在下，故上不胀；清气在上，故下不泄。而水火之交，全恃乎土，土者如车之轮，如户之枢，四象皆赖以为推迁。《子华子》："阳之正气，其色赤；阴之正气，其色黑。上赤下黑，左青右白，黄潜于中宫，而五运流转，故有轮枢之象焉。轮枢运则火下炎而浊降，水上润而清升，是以《坎》、《离》独斡乎中气。土虚则鸟飞而上，鱼动而下，火则上炎，水则下注，浊气在上，则生䐜胀，清气在下，则生飧泄。"

胀泄者，太阴脾土之湿盛也。土生于火而败于水，火旺则阳明盛而湿亦化燥，水旺则太阴盛而燥亦化湿，燥则运行，湿则滞塞，运行则谷消而便坚，滞塞则完谷而后泄。《调经论》："志有余则腹胀飧泄，肾藏志而气寒。"志有余者，寒水泛滥，入土化湿，木郁风动，是以胀泄并作也。

太阳以寒水主令，手太阳化气于寒水，故丁火常热而丙火常清；少阴以君火主令，足少阴化气于君火，故癸水常温而壬水常寒。今癸水反寒而壬水反热，此以下膲之火泄也。《灵枢·本腧》："三膲者，足太阳少阴之所将，太阳之别也，并太阳之正，入络膀胱，约下膲，实则闭癃，虚则遗尿。"三膲之火，秘于肾脏，则腑清而水利，泄于膀胱，则腑热而尿涩。以水性蛰藏，木性疏泄，相火内秘，癸水温暖，此乙木生发之根。火败水寒，乙木不生，益以湿土陷遏，生发不遂，而愈欲疏泄，故相火离根，泄于膀胱。乙木常陷，则肾精不藏，泄而不通，则小便不利。此癸水寒滑，壬水热涩之原也。

三膲之火，随太阳寒水下行，秘于癸水而不泄者，寒水蛰藏之力也。手之六经，皆行于手，惟三膲之下输在足太阳之前，出于腘中，下贯腨肠，而入于外踝。肾得此火，癸水温暖，故骨髓不寒，《二十四难》所谓“少阴冬脉伏行而温于骨髓也”，火泄髓寒，则腿足不温。膝膑者，溪谷之会，寒水下流，溪谷凝冱，故膝冷倍常也。足太阳入于腘之外廉，脉动委阳；足少阳出于腘之内廉，脉动阴谷。经络寒冱，血涩而筋急，夜卧寒增而气滞，故相引而痛也。

寒水不生乙木，筋脉失营，故病阳痿。肝主筋而脉循于阴器，前阴者，筋之聚，故名宗筋。木生于水而长于土，《痿论》：“阳明者，五脏六腑之海，主润宗筋。”阴阳总宗筋之会，会于气街，而阳明为之长。足之三阴、阳明、少阳、冲、任、督、跷九脉，同会于宗筋而独长于阳明者，以阳明为多气多血之经。气以煦之，血以濡之，筋脉滋营，则坚硬不痿。水寒土湿，生长失政，木气郁槁，故阳痿而囊缩也。

寒热者，阴阳胜复之故，属在少阳。少阳居二阳三阴之中，半表半里，午后阴长阳消，阴盛而侵阳分，表闭而寒来，阳复而侵阴分，里郁而热来，胜复迭乘，则往来寒热。凡病一见寒热，是为外阳内阴，二气不和。表里阴盛，则但寒而不热；表里阳盛，则但热而不寒；里阴表阳，均势相争，则见寒热，从此阴胜阳奔，乃至惟有恶寒。抑三阴而扶二阳，当为预计也。

肝胆不调，总由土湿，土湿则脾陷而胃逆。脾陷，则乙木不升，而郁冲于下；胃逆，则甲木不降，而郁冲于上。木位于左，故痛连左胁。肝胆左郁，故气结而作酸；土困木贼，故脐腹作痛也。胃逆则肺无降路，刑于胆火，而病嗽咳。

肺司气而主声，《关尹子》："金坚故实为五声。"以肺之为体，孔窍玲珑，清气飘扬，冲而不盈，呼之则气升于颠，吸之则气降于踵，息息归根，孔窍无阻，是以不嗽。肺气逆升，冲于孔窍，窍阻气塞，则嗽而出之，故戛然而鸣，《生气通天论》所谓"秋伤于湿，上逆而咳"者，正谓此也。

人身之气，足阳明化气于燥金，手太阴化气于湿土者，常也。燥胜其湿，则肺金收降，湿胜其燥，则肺金郁升，今手太阴化己土之湿，足阳明不化庚金之燥，胃土上逆而湿气堙塞，则津液瘀浊而化痰涎，日见其多耳。土困于中，而四维皆病。

治法：燥土暖水，疏木达郁，清金降逆。水温土燥，则土气回旋，木升金降，痰消而嗽止，水利而便调矣。

季长病泄半载，为庸医误药，已至危急。用温中燥土、暖水达木之方，腹中滞气，一啜而散，阳气浸淫，现于眉宇之间，数剂泄止。

庸工以胀泄为脾气之散，用五味、木瓜、山萸、芍药诸品，中气郁结，而再服酸收，是益其源而障其流也。至于十全大补一方，真俗腐之妄作，人每用以治泄利，不通之至！

肠　澼　解

田西山，乡试旅中饮冷露卧，因病下痢，日百余次，小腹痛坠，绕脐气块如石，数道上攻，左胁更甚，痛叫不已，胸膈若烧，肛门如烙，小便热涩，气街大筋突起，跳动鼓指，发手热气下于两股，状如汤沃，阳缩囊绉，踡卧膝冷，谵语离魂，不食数日矣。

此其中膲寒湿，上下俱热。常人胃土右降，则甘饮食，脾土左升，则化水谷，胃降则甲木不逆，脾升则乙木不陷，木气无郁，故上下冲和，痛胀不生。饮食寒冷，伤其脾阳，不能蒸水化气，水谷并下，注于二肠，水气浸淫，脾土湿陷，抑遏乙木，不能升达，肝气郁冲，故生痛胀。木以升泄为性，既不上达，则下决二阴，以泄粪尿，水在二肠，不在膀胱，故小便不开而大便不合。水去土燥，肝脾升运，泄利自止；脾阳陷败，寒湿愈增，则泄利不止，遂便脓血。盖乙木直升，糟粕顺下，隧道无阻，故脂血不伤；乙木郁陷，滞气梗塞，糟粕不能顺行，脂血摧剥，与之俱下，是以作痛。君火胎于乙木，温气陷遏，不得上化君火，故生下热。湿邪淫蒸，脂血腐化，是以成脓。乙木陷于大肠，沉坠不升，是以后重。久而脂血伤残，刮迹而去，侵及脏腑，中气溃败，是以死也。

阳明以戊土而化燥金，金燥则能收降，故阳明之气，善于下行，太阴之湿胜其阳明之燥，则脾既下陷，胃亦上逆。胃逆则甲木无下行之路，甲木化气于相火，相火上炎，是以胸膈烦热；君相同气，二火燔腾，心神扰乱，是以谵语；胆木失根，相火郁升，营血不谧，是以魂离；胆位于左，经络痞塞，是以结梗，下行无路，是以逆冲而上也。

气冲者，阳明动脉，在毛际之旁，腿腹之交。阳明之气，不遂其下行之性，故气冲〔即气街。〕郁蓄，而生跳动。《灵枢·百病始生》："虚邪之中人也，其着于伏冲之脉，揣之应手而动，发手则热气下于两股，如汤沃之状。"《痿论》："冲脉者，经脉之海，主渗灌溪谷，与阳明合于宗筋。”阴阳总宗筋之会，会于气街，而阳明为之长。阳明多气多血，而冲脉又与诸筋总会阳明之气街，穴腧充满，故气街之动脉常大。“伏冲”，即冲脉之深而在脊者，风寒袭于冲脉，郁其经气，盛满莫容，走阳明而归气街，是以跳动鼓指也。是其上热在于少阳，下热在于厥阴，而上下郁热之根，则由己土之湿，土湿之故，则由癸水之寒。

后世庸工以为痢症无寒，不知其热并不在于中膲，况三膲皆寒、上下无热者亦复不少，而以硝黄重泻胃气，湿寒愈增，轻则生鼓胀之病，重则死矣。大凡新秋病痢，皆暑夏生冷之所伤，俗医以为暑邪，而用寒攻，无有不误者也。

治法：当泻土湿而疏木郁，其热盛者，凉行其滞，其寒盛者，温行其结，令其脾燥肝升，凝结通达，瘀清腐扫，脂血调和，则痛坠全瘳，脓血弗下矣。至于历代医书痢症诸方，荒唐不经，未足深辨也。

西山平素尚俭，量腹而食，度身而衣，病不服药，已至危剧。诊之尚可救挽，而自分不起，意欲勿药。谓“半月以来，神魂迷离，精魄荒散，窃觉病势已革，卢扁复生，恐难为力。君且莫喧，以扰余心。”仆与西山童稚交善，解而慰之曰：“今卢扁在此，公未见知耳。若得灵药一匙，即可返魂，勿恐。”用燥土温中、行瘀散滞、清胆达木之方，强而饮之。一服而瘥，遂不再服。

月余扶杖而行，善饥善后，食人俄顷即下，问何以故？仆闻语大笑：“公少服药数剂，此成洞风矣。《史·仓公传》：阳虚侯相赵章、齐淳于司马，皆尝病此，公脾土未调，土郁风旺，疏泄水谷，肠胃空洞，风木不达，中气难复也。”问：“此可无患恐之？”曰：“赵章之病，仓公以为法五日死，公尚无子，那可惜此小费，为后世嗤耶!”曰：“淳于司马何以不死？吾命在天，不在吾子之手!”言之再四不听，如此数月，后竟无恙，但右手战麻，写字艰难，每为考试所苦，终不服药也。

脾 胃 解

业师于子蘧，司铎金乡，录症来问：“自来饮食不多，今止三分之一，稍多即伤食泄利，鱼肉绝不思食，食枣数枚即发热，食柿饼半枚即欲泄，陪客茶多，晚即不寐，不食晚饭十余年矣。饮食调适，终日不唾，若晚饮杯酒，略服温燥，则痰唾黏联，长如唾丝，睡即涎流，大便成粒，每晚将睡，必思登溷，小便短少，夜醒必尿，五更水谷消化，此时更觉尿多，晨起必渴，饮食亦甘。平素气禀如是，往时自制加减四君丸，黄芪、白术、茯苓、橘皮、甘草、当归，遇脾胃寒湿，便服一二次，甚觉有效。向来不敢饮酒及食诸燥热之物，六月食凉粉，霍乱呕吐并作，八月六日食黍糕半枚，午后省牲，在明伦堂呕吐原物，自此饭后常觉气逆欲吐，左胁贴乳，上冲喉下，隐隐似痛，半日食消，方才气顺。服四君丸，发热面赤，耳后如火，两毗甲酸痛，胸腹燥渴，啖黄梨半枚而愈，是后每日啖梨乃安。往日一食便泄，今只大便润湿，不似从前结若羊屎而已。吾恐饭后欲吐，将成反胃症，则可虑矣。前时腰痛腿重，此际已愈，但坐卧少久，不能遽起，是老年常景，非关病也。但有还少仙方，自当更妙，但恐不能耳。偶服六味丸，即觉腹中寒滞，服八味三剂后，更觉燥热，耳后如火。或谓附桂少故，非也，吾脏腑大概寒热俱不受，须不寒不热、不燥不湿、平中带补之剂乃可。此意与县中医士言之，为吾制兔丝丸，服之甚不佳，而四君丸平日最效，今便燥热不受，大抵渐老渐衰，甚有血虚火起之意。当用何药治之？人还即寄方来。”

详观平日旧症：“自来饮食不多，渐老渐减，稍多即伤食作泄”，此脾气之弱也。脾为太阴湿土，阳明之燥足以济太阴之湿，则脾阳升运，水谷消磨，湿旺燥衰，中气莫运，多食不能消化，故病泄利。肉食更难消磨，过时陈宿，反伤胃气，是以不思食。“食枣生热”者，甘缓之性，善滞中气，土滞则脾陷而胃逆，胃逆而甲木不降，相火上炎，是以生热，非大枣之性热也。“食柿饼作泄”者，寒败脾阳也。“茶多不寐”者，阳气收藏则为寐，收藏之权，虽关金水降蛰，而金水降蛰之原，实由戊土之降，茶多滋其土湿，阳明不降，金水失收藏之政，故神魂升泄而不寐也。“不食晚饭”者，日暮阳衰，不能腐化耳。“晚饮杯酒，痰生涎流”者，酒助土湿，湿动胃逆，津液堙郁，则化痰涎，下行无路，是以逆行也。“大便成粒，硬若羊屎”者，下膲阴旺，肠窍约结，糟粕传送，不能顺下，下而辄闭，蓄积既多，乃复破隘而下，下而又闭，零星续下，不相联属，大肠以燥金主令，而手足太阴，湿旺津瘀，但化痰涎，不能下润大肠，是以燥结成丸，枯涩难下，实非下膲之阳盛也。“晚思登溷”者，阳衰湿动，肝脾郁陷也。“夜多小便”者，子半阳生，水谷消化也。便多水利土燥，故思饮而甘食。“四君丸”，术甘补中，茯苓泻湿，橘皮利肺，当归滋肝，与脏气颇合，是以能效。“近食凉粉吐泄”，寒湿伤脾。黍糕胶黏难化，原物涌吐。阳明胃气，本自下行，屡呕气逆，因而上行，饭后中膲郁满，胃气不下，是以欲呕。胃逆则胆无降路，亦遂上冲，胆位于左，故左胁冲喉，隐隐而痛。食消而胆胃皆降，故气顺也。平时颇宜四君丸，今乃燥热不受，非药性之热，乃中气之愈衰也。归、芪、术、甘，壅滞不行，茯苓、橘皮，不能开其郁塞，君相之火，不得归根，遂生上热，与食枣发热之故，理相同也。梨以甘寒疏利之性，清其郁热，是以渴燥皆止。兔丝收敛固涩，与湿旺土郁之症，愈为助虐，甚不宜也。八味暖水滋木，与肝肾燥寒，未为相反，但以地黄入胃，留恋湿土，湿动胃逆，则附子不能下温癸水，而反助甲木上炎之火，耳后火起，少阳胆经络于耳后故也，何关桂附多少乎！六味滋湿伐阳，原属庸工妄作，更与此症相左矣。

法宜燥土暖水，疏木达郁，水温土燥，木达风清，脾旺湿消，神气渐盈，百龄易得，还少仙方，何其不能！《素问·生气通天论》："圣人服天气而通神明"；《阴阳应象论》："能知七损八益，则耳目聪明，身体轻健，老者复壮，壮者益治。"年高之人，阳衰阴旺，是以易老，若以药物抑阴扶阳，本有还童之理，而愚昧以为妄诞，此下士闻道，所以大笑也。至于素禀脏气，虽与人别，而寒热燥湿，一切不受，是方药之差误，非宜寒不受寒，宜热不受热也。此以肠胃柔脆，不堪毒药，少服便效，未宜多用也。

十一月初，先生又录症来问："吾十月十五生日，行香后使客纷纭，颇劳酬酢，饭毕腰痛，脊骨两旁，筋急如扯，旧病复发。又因初五六日每晚饮酒数杯，湿热郁积，遂成此症。十六日大势已瘥，尚能回拜客，进县署。误服八味丸，腰弯不能立行，痛连脊背，乃服羌活、独活、白术、地黄、杜仲、甘草二剂，背痛少减，而不能行立如故。又服左归饮加白术、葳蕤，痛如前，且觉大便燥，腹内热，两膝酸热。乃服当归地黄饮加黄芩、栀子五分，晨起破腹两三次，身颇轻爽，腰微能直，火气似去，其痛乃移左胯。因往年病虐，左半伤耗，上年腿肿，亦在左畔，此时渐轻，但不及未痛前耳。今欲去黄芩、栀子，第服当归地黄饮。昨日已服一剂，大便尚未滋润，而脾甚觉其湿。思欲空腹服之，压以干物，未审何如?”

前悉腰痛一症，已获康愈，今又因饮酒动湿，脾土郁陷，肝气抑遏，盘塞肾部，而生痛楚。肾位于腰，为肝之母，子气不能生发，是以腰痛也。误服八味，助其土湿，木气更遏，是以痛剧。张景岳之左归饮，服之脾湿愈滋，木郁风生，而成燥热。归、地、栀、芩，寒湿败脾，木郁作泄，泄后郁热清利，是以微瘥，而肝气益陷，故痛移左胯，实明减而暗增，非药效也。前此已为误用，若今后常服，土湿日滋而脾阳日败，断不可也。大便之燥，全缘脾湿，湿去阳回，饮食消化，精华升布，津液降洒，大肠滋润，自然便调。倘以归地滋湿，变结燥而为滑溏，则脾阳亏败，为祸深矣。

火　逆　解

王文源，平日膈上壅塞，常吐清痰。冬夜心惊火发，下自足心，上自腨内，直冲心胸，胸膈痞闷，咽喉闭塞，耳鸣头眩，气虚心馁，四肢无力，遍身汗流，烦躁饮冷，得食稍瘥，小便清数，大便重坠，阴精欲流，胸腹腰脊表里皆热，手足独凉，将愈则冲气下行，渐而火降烦消，小便热黄乃瘳。五六日、半月一作，凡腹中壅滞，或食肉稍多则发。先时足心常热，近则尿孔亦热。医用六味、八味不受，病已四年矣。

此缘土湿胃逆，相火上炎。足少阳以甲木而化相火，自头走足，下行而温癸水，癸水蛰藏，相火不泄，则肾脏温暖，而上下清和，癸水不蛰，相火升泄，下自九原①，上出重霄，变清凉之境，为曦赫之域，是以烦热而燥渴也。阳根下拔，浮越无归，故耳鸣头眩，扰乱不宁，以少阳经脉，自锐眦而绕头耳也。热蒸窍泄，是以汗流。君相同气，心火升浮，不根肾水，故虚馁空洞，欲得谷气。足心者，足少阴之涌泉。少阴之脉，自足心循腨内，出腘中，上络于心，循喉咙而夹舌本，相火泄于涌泉之下，故根起足心，自少阴肾脉逆行而上也。其足心尿孔之热者，手少阳相火之陷也。足少阳从相火化气，病则上逆，手少阳以相火主令，病则下陷，以足之三阳，自头走足，其气本降，手之三阳，自手走头，其气本升，降者不降而升者不升，反顺为逆，是以病也。少阴主藏，手足少阳之火，秘藏癸水之中，则浊气不逆，清气不陷，故上热不生，下热不作，少阴失藏，甲木常逆，则三焦常陷，陷于少阴之经，则热在足心，陷于太阳之腑，则热在尿孔。《灵枢·本腧》："三焦者，足太阳少阴之所将，太阳之别也，并太阳之正，入络膀胱，约下焦，实则闭癃，虚则遗尿。"三焦之火，陷于水底，沦落涌泉之

① 国中按："原"，似当为"泉"字之误，"九原"，古文多指坟地。

下，则不在州都之中，故膀胱寒滑而溲尿清数，是即虚则遗尿之义也。及火退病除，尿孔方热，是相火不归水脏，而又陷于水腑，此乃异日甲木飞腾之原也。甲木之降，机在戊土，戊土降则肺金能收，肾水善藏，戊土右转，金水得收藏之政，此胆火所以下行也。戊土上逆，浊气升填，肺无下行之路，收敛失政，则胆火不藏，遇饮食弗消，中气郁满，胃土全逆，肺金尽革，则胆火拔根而上炎，是旋至而立应者也。其发于食肉中满之际者，土气堙塞，窒其四运之轴，是以胃逆而病作耳。胃腑既逆，脾脏必陷，陷遏乙木升发之气，不得上达，必将下泄，故精欲前流而粪欲后失也。胃逆脾陷，由于土湿，而土湿之故，全因寒水之旺，土不克水，而寒水泛滥，反得侮土，土被水渍，既湿且寒，运化之机，迟蹇失度，一得肥腻，不能消腐，凝滞愈增，则升降悉反，乌得不病耶？土旺四季，人之四肢，即岁之四季，四肢秉气于脾胃，而寒湿在中，流注肢节，故手足厥冷，改其温和之常也。

是宜燥土降逆，以蛰相火，土燥阳回，中气旋转，升降复职，水火归根，君相宁谧，则胆壮而神清，惊骇不生，烦热不作矣。

唐太仆王冰注《素问》，发壮水益火之言，嗣后薛立斋、赵养葵、高鼓峰、吕用晦辈祖述其说，乃以六味壮水，退膈上之热，以八味益火，除脐下之寒。不知下寒上热，缘于土败，地黄滋湿伐阳，溃败脾土，服之上热愈增，下寒更剧，是以水益水以火益火也，土败阳亡，则人死矣。至于今日，恶风布扬，遍满天下，此实仁人君子之所深忧也。

自医理失传，火逆上热之症，概谓阴虚，肆用归地败土，枉杀生灵。至于妖魔下鬼，乃以龟板、天冬、知母、黄柏泻其微阳，得之立死，其祸更惨，此刘朱之遗毒也。君子不操燮理之权，以康斯世，见此群凶屠毒万代，安能默默无言耶？

治文源病，用燥土降逆、暖水蛰火之法，十余剂，不再发。

卷四

消 渴 解

吴智渊，病消渴，胸膈燥热如焚，日饮凉水石余，溲亦石余，溲下温热，将毕则寒，其色白浊，魄门失气亦凉，天寒腿膝颇冷，善食善饥，数倍其常。

此缘湿土遏抑，风木疏泄。心火本热，肾水本寒，平人火不上热、水不下寒者，以水根于火、火根于水也。水根于火，则九天之上，阳极阴生，常肃然而如秋；火根于水，则九地之下，阴极阳化，常煦然而如春。盖阳降而化浊阴，又含阳气，阴升而化清阳，又抱阴精，此水火交济之常也。阴阳之升降，必由左右，左右者，阴阳之道路也。右为肺金，左为肝木。金不右降，则火逆而生上热；木不左升，则水陷而生下寒。下寒，则肝木郁泄，而善溲；上热，则肺金枯燥，而善饮。而消渴之病，则独责肝木而不责肺金。仲景《伤寒》、《金柜》："厥阴之为病，消渴。"以厥阴风木，生于癸水，而长于己土，水寒土湿，生长不遂，木郁风动，疏泄失藏，则善溲尿，风燥亡津，肺金不泽，则善消渴。溲尿不止者，乙木之陷也；消渴不已者，甲木之逆也。甲木化气于相火，与手少阳三膲并归癸水，而约小便。《灵枢·本腧》："三膲者，入络膀胱，约下膲，实则闭癃，虚则遗尿。"手足少阳，秘藏癸水之中，则下不淋遗而上无消渴。癸水不藏，甲木上逆，则相火升炎，而病消渴；三膲下陷，则相火沦落，而病淋遗。盖膀胱者，州都之官，津液藏焉；三膲者，决渎之官，水道出焉。膀胱主藏，三膲主出，水善藏而火善泄，其性然也。三膲之火，秘于肾脏，则脏温而腑清；三膲之火，泄于膀胱，则脏寒而腑热。腑清则水利，腑热则尿癃。而三膲之火，不无盛衰，其火盛而陷者，则水腑热涩；其火衰而陷者，则水腑寒滑。热涩者，实则闭癃也；寒滑者，虚则遗尿也。膀胱寒滑，藏气失政，故多溲尿。甲木之逆，三膲之陷，则皆乙木泄之也，是以独责之厥阴。

而乙木之泄，则由太阴之湿陷，阳明之燥逆也。《阴阳别论》："二阳结，谓之消。"二阳者，手足阳明，手阳明以燥金主令，足阳明从令而化燥；足太阴以湿土主令，手太阴化气而为湿。湿济其燥，则肺胃清降而上不过饮；燥济其湿，则肝脾温升而下不多溲。阳明燥结于上脘，故相火燔蒸而善渴；太阴湿郁于下脘，故风木疏泄而善尿。《金柜》："男子消渴，饮水一斗，小便一斗者，肾气丸主之。"相火在水，是为肾气，附子补肾中阳根，召摄相火，相火蛰藏，则渴止而逆收，此返本还原之法也。地黄、丹皮，清乙木而润风燥；泽泻、茯苓，渗己土而退湿淫。桂枝，达肝脾之遏陷；薯蓣、茱萸，敛精尿之输泄。附子温肾水之寒，制方精良，毫无缺欠矣。

然阴阳有进退，燥湿有消长，此非尽阳明之病也。消渴而水利者，燥多而湿少，当属之阳明；消渴而尿癃者，湿多而燥少，宜属之太阴。以土湿非旺，则风木疏泄而不藏，是以水利；土湿过甚，则风木疏泄而不通，是以尿癃。二阳结，谓之消，是阳明燥盛而水利者也；二阳之病发心脾，有不得隐曲，女子不月，其传为风消，是太阴湿盛而尿癃者也。盖乙木藏血而孕丁火，脾土湿陷，木郁风生，必病消渴。血中温气，化火之根，温气抑遏，子母感应，心火必炎。相火者，君火之佐，君相同气，有感必应，其势如此。病起二阳而究归心脾者，太阴之湿盛也。心火上炎，热甚津亡，故常燥渴，脾土下陷，湿旺木郁，故少溲尿。肝主筋，前阴者，筋之聚。其在男子，则宗筋短缩，隐曲不利；其在女子，出经血瘀涩，月事不来。总由风木盘塞，而莫能泄也。如此则宜减地黄而增丹皮，去附子而加芍药；缘木郁不泄，温气陷而生下热，膀胱热癃，则宜芍药；经脉闭结，营血不流，则宜丹皮；去附子之助热，减地黄之滋湿，药随病变，无容胶执也。《金柜》以八味治小便不利，是无下热者。

后世庸工，或以承气泻火，或以六味补水，或以四物滋阴，述作相承，千秋一例，而《金柜》立法，昭若日星，何其若罔闻知也。至喻嘉言解《金柜·消渴》厥阴为病一条，以为后人从《伤寒》采入，其于《伤寒》、《金柜》，一丝不解，是又庸医之下者矣。〔嘉言谓伤寒热深厥深，与杂症不同，是袭传经为热之说，不通极矣。〕又以下消为热，更谬。

经义渊微，固属难解，仲景八味之法与岐伯二阳结义同符，特庸工不悟耳。

智渊病，用肾气丸料煎汤冷饮，覆杯渴止，积年之苦遂除。

气鼓解

田龙章，初秋病痢，服药数剂，痢愈而腹胀，得食更甚，胁内气冲作痛。用温中散滞之方，胀消，心绪烦乱，悦怒不平。又以忿恚而发，数发之后，脐内肿胀，遂成气鼓，喘呼不卧，溲尿艰涩，诸味俱绝，食甘稍瘥。

此缘脾土湿陷，木郁不达。肾司二便，而粪尿之输泄，其职在肝，阳衰土湿，脾气郁陷，抑遏乙木升发之气，下冲魄门，泄其积郁，而传道阻梗，是以病痢。过服寒泄，伤其脾阳，痢止土败，不能升运，木气犹遏，故多忿怒。怒伤肝气，贼虚脾土，肝脾郁迫，不得发舒，故清气壅阻，而为肿胀。脾主消磨，肝主疏泄，饮食入胃，脾阳升磨，谷精上运，则化气血，谷滓下传，则为大便。而水之消化，全赖土燥，克以燥土，蒸而为气，雾气降洒，化而为水，以输膀胱。粪尿蓄积，泄以风木之气，水利于前，谷行于后，则后不至泄而前不至淋。水利土燥，脾升木达，清阳旋转，肿胀所以不作也。土湿不能蒸水化气，乃与谷滓并入二肠，水停湿旺，土陷木郁，木气冲决，但冲二肠而为泄利，不开膀胱而导闭癃，是以后窍滑而前窍涩。前窍不开，湿无去路，肝脾日郁，此肿胀所由作也。

肺主气而行水，脾气陷塞，胃无下行之路，则肺金逆上，不能下降而为水，雾气堙郁，故生痰喘。气位于上，水位于下，上不病气鼓、下不病水胀者，气水各得其位也，惟水逆于上，则病水胀，气陷于下，则病气鼓。《金柜》:

"腰以上肿，当发其汗；腰以下肿，当利其小便。"发其汗者，使积水化气，泄于汗孔；利其小便者，使积气化水，泄于膀胱也。

膀胱通塞，司于三膲，三膲之火，随太阳下行，温肾水而约膀胱，虚则遗尿而不藏，实则闭涩而不通。所谓实者，三膲之火陷于膀胱也，火陷于膀胱者，肝脾之不升也，肝木下陷，郁而生热，传于脾土，土木合邪，传于膀胱，膀胱瘀热，故小便淋涩黄赤。黄者，土色之下行；赤者，火色之下现。肾主蛰藏，三膲之火秘于肾脏，肾水暖则上生肝木，木之温者，秉于水中之火也。肝木温升，则化心火，肝木不升，温气遏陷，故生下热。温气下陷，生意不遂，而愈欲疏泄，故相火失藏。

此宜燥土升陷，而达木气，土燥阳升，消化水谷，水能化气而气复化水，下注膀胱，水道清利，湿气渗泄，肝脾升达，肿胀自消。庸工见其小便热涩，而以黄柏、知母清泻膀胱之热，脾阳更败，湿陷益增，是拯溺而投之以石也，岂不谬与？若脏腑之中，湿旺气结，久而不行，化生腐败，腐败瘀填，则用疏涤五脏之法，去其郁陈。腐败全消，脾阳升布，则精气动迫，神化回潏[①]，寿命永固，长生不老，此除旧布新之法也。

人生于火而死于水，以阳生而阴杀也。土者，火之子而水之夫，所以制水而救火。太阴湿土，虽名克水，而湿性易发，辄为水侮，故仲景立方，第有泄湿之论，而无补水之条。至刘朱二家，专事泻火，而鼓胀一门，亦谓湿热，

---

① 国中按："潏"，读 jué，水涌出之貌。《楚辞·九章·悲回风》："泛潏潏其前后兮，伴张弛之信期。"洪兴祖补注："潏，涌出也。"

不知湿热之原，何由而成，此井蛙夏虫之见耳。薛氏加减肾气之法，地黄滋其土湿，牛膝陷其脾阳，附子不能补水中之火，反以益肝胆膀胱之热，服之病轻者效，病重者死，非气鼓之良法也。其减地黄、附子，增车前而倍茯苓，亦恐其滋湿而生热，而不知为湿热之媒，譬犹遗盖而逃雨也，无之而非湿矣。庸工见八味助火，改事寒凉，杀人更捷。此刘朱之遗祸，至今不息，良可悲夫！

龙章病，用燥土达木、行郁升陷之味，十余日全瘳。

噎膈解

李玉林，因积忿病膈，喉紧胸痞，饮食艰阻，焦物稍下，右胁胀痛，腹满气逆，环脐痛楚，酸水泛溢，日呕胶痰，得酒更多，便干，完谷不化。病将半年，日月增剧。医教以多饮牛乳，或欲以甘遂下痰，迟疑未服。

此缘肝脾湿陷，肺胃壅阻。人之中气，左旋而化脾土，右转而化胃土，中气健旺，阴阳不偏，则胃气下行，浊阴右降，清虚而善容，脾气上行，清阳左升，温暖而善消。枢轴运动，水谷消磨，精华上奉，碴滓下传，旧谷既腐，新谷又至，气化循环，仓禀常开，所以不病噎膈也。

中气在阴阳之交，水火之分，不燥不湿，不热不寒。脾升，则阳气发生，而化温；胃降，则阴气收敛，而化燥。清阳化火乃为热，浊阴化水乃为寒，然则《坎》、《离》之本，是在戊己，戊己之原，实归中气。中年以外，戊土之阴渐长，己土之阳渐消，往往湿增而燥减，水旺而火衰。

寒水胜火，入土化湿，水寒则乙木不生，土湿则肝气不达，重以积怒伤肝，克贼脾土，肝脾郁陷，水谷不消，则肺胃痞升，饮食不纳，相因之理也。

肺位于胸，胆位于胁，皆随胃土下行，胃气上逆，肺胆无下行之路，食下而肺胆愈壅，故胸痞而胁胀。背者胸之府，肺气壅遏，胸膈莫容，逆冲肩背，故肩胛之痛生焉。痰饮者，土金湿旺，雾气堙郁所化。饮食入胃，水谷之消磨，赖乎脾阳，精华之洒陈，赖乎肺气。饮食腐化，游溢精气，上输于脾，脾气散精，上归于肺，肺气飘扬，氤氲布濩，所谓上膲如雾者也。肺气清肃，将此水谷精华，宣布于毛脉脏腑之中，化为津液精血，所谓上膲开发，宣五谷味，熏肤，充身，泽毛，若雾露之溉者是也。足太阴以湿土主令，手太阴从湿土化气，燥衰湿旺，木郁金革，水谷在脾而消磨不速，精华入肺而洒陈不利，则气滞津凝，淫泆而化痰涎。肺胃上逆，浊气填塞，益以痰涎瘀阻，胶黏不下，此噎膈所由来也。

肺与大肠，表里同气，肺气化津，滋灌大肠，则肠滑而便易。饮食消腐，其权在脾，粪尿疏泄，其职在肝，以肝性发扬，而渣滓盈满，碍其布舒之气，则冲决二阴，行其疏泄，催以风力，故传送无阻。脾土湿陷，风木不达，疏泄之令弗行，则阴气凝塞，肠窍全闭，关隘阻隔，传导[①]维艰。而饮食有限，糟粕无多，不能冲关破隘，顺行而下，零星断落，不相联接。大肠以燥金之腑，而津液上凝，不复下润，故粪粒干燥，梗涩难下。膀胱者，津液之腑，津液之源，化于肺气，气滞痰结，不获化生津液，下注膀胱，

---

① 国中按："导"，原文作"道"，属同音假借，故改之。

故水道枯竭，小便不利。《阴阳别论》:“三阳结，谓之膈。”三阳者，太阳也。足太阳膀胱结，则小便癃；手太阳小肠结，则大便闭。前后闭癃，浊气不能下泄，因而上逆，浊气冲逆，上脘痞塞，是以食阻而不纳。肝脾升达，则下窍疏通而善出，肺胃降敛，则上窍空洞而善入，脾陷胃逆，升降颠倒，则上下不开，出纳俱废。病在饮食便尿之间，而总以中脘之阳虚也。

朱丹溪以下愚谈医，于噎膈一门，首开滋润之法，阳虚湿旺，再以牛羊乳酪，败脾阳而助土湿，无不死者；赵氏《医贯》，更扇其虐，乃以六味补阴；吕用晦赞扬而刻行之。致使群愚诵习，毒流天下后世，可胜叹哉！

丹溪论病，悉归于痰，不知痰饮化生，全因土败湿滋，乃于噎膈痰多，竟以为燥，此狂夫之下者。是后医书，皆袭其讹，以为阴亏燥甚，遂使病者多死。此自中古以来，庸流立法之误，并非不起之症也。

玉林病，用燥土行郁、升陷降逆、温胃滑肠之法，十余日后，二便皆通，逆气悉下，饮啖如常。

反 胃 解

林氏，怒后胸膈热痛，吐血烦闷，多痰，头疼作呕，因成反胃，头面四肢浮肿，肌骨渐瘦，常下紫血。夏月心痛恒作，腹中三块如石，一在左胁，一在右胁，一在心下，痛时三块上冲，痞满嗳浊，心烦口渴，旋饮旋吐，手足厥冷如冰，交秋则愈。经来腹痛，遍身皮肉筋骨皆痛，上热燔蒸。初病因丧爱子痛哭，泪尽血流，后遭父姑之丧，凡哭皆血。鱼肉瓜果，概不敢食，恃粥而已，粥下至胸即上，时而吐蛔，小腹结塞，喘息不通，小便红浊淋涩，粪若羊屎。半月以后，嗽喘惊悸不寐，合眼欲睡，身跳尺余，醒梦汗流，往来寒热。凡心绪不快，及目眶青黑，则病发必剧。病九年矣，滴水弗存，粒米不纳，服药汤丸俱吐。

此缘脾陷胃逆，出纳皆阻。胃主降浊，脾主升清。脾升，则清气上达，粪尿无阻；胃降，则浊气下传，饮食不呕。脾陷而清气填塞，是以涩闭；胃逆而浊气冲逆，是以涌吐。而出纳废弃，上下关格，总由中脘阳虚，脾胃湿寒，不能消水而化谷。盖水谷消化，糟粕下传，胃无陈宿，故不呕也，即呕亦无物。脾胃湿寒，水谷不消，陈宿停留，壅碍阳明虚受之常，则中脘郁胀，升降倒行，胃气上逆，故呕吐不存也。胃以下行为顺，上行为反，上行之久，习为自然，食停即吐，永不顺降，故曰胃反。饮食不存，无复渣滓入于二便，而肝脾郁结，肠窍塞闭，是以便尿不利。胃气上逆，肺胆莫降，相火刑金，故上热郁蒸，嗽喘燥渴。辛金不收，则气滞而痰凝。甲木失藏，则胆虚而惊作。相火升炎，泄而不秘，皮毛开滑，斯常汗流。神气浮动，自少梦寐。六月湿旺，胃气更逆，愈阻胆经降路，甲木郁迫，贼伤胃气，则胃口疼痛。少阳经脉，自胃口而下两胁，经腑俱逆，不得舒布，两气抟塞，因成三块。甲木升击，则三块齐冲。土木纠缠，故痞塞嗳气。交秋燥动湿收，是以病愈也。

血藏于肝，而敛于肺。阴分之血，肝气升之，故不下脱；阳分之血，肺气敛之，故不上溢。血以阴体而含阳气，温则升，清则降，热则上流，寒则下泄。下温而上清，则条达而红鲜；上热而下寒，则瘀凝而紫黑。凝瘀之久，蓄积莫容，乃病外亡。相火升泄，上热下寒，阳分之血，已从上溢，阴分之血，必从下脱，经脉败漏，紫黑不鲜，一月数来，或半月方止者，血海寒陷而不升也。经血寒瘀，月期满盈，阻碍风木发舒之气，郁勃冲突，是以腹痛。既不上达，则必下泄，而木气遏陷，疏泄不畅，是以血下而梗涩也。刘朱论血，以紫黑为热，谬矣！

肝藏血而窍于目，肾主五液，入肝为泪，肝气上通于心。《灵枢·口问》："心者，五脏六腑之主也。目者，宗脉之所聚，上液之道也，悲哀忧愁则心动，心动则五脏六腑皆摇，摇则宗脉感而液道开，故泣出焉。"悲哀动中，肝液上涌，营血感应，宗脉开张，木火升泄，而金水不能敛藏，是以血泪俱下也。肝脾郁陷，下膲堵塞，故小腹结硬，喘息不通。肝属木，其色青，其志怒，其窍为目。《灵枢·五阅五使》："肝病者，眦青，肝病则郁怒而克脾土，故青色现于目眦，目眶青则病重者，木贼而土败也。木郁则生虫，肝郁则生蛔，故《伤寒·厥阴》有吐蛔之条，亦由土湿而木遏也。脾主肌肉，四肢之本，湿旺脾郁，肌肉壅滞，而四肢失秉，故生肿胀，经后血脱，温气亡泄，脾阳愈败，故肿胀愈加也。土亏阳败，病重邪深，幸以下窍结涩，阳根未断，是以久病长危而不死也。

林氏久病，几于绝粒。用燥土暖水、温胃降逆、疏木行郁之法，川椒、附子、干姜、茯苓、甘草、桂枝、白芍、丹皮、半夏、苁蓉，半月愈。

中 风 解

马孝和，素以生计忧劳，因怒中风，左手足卷屈，寒冷如冰，遍身骨痛，惟左半无觉，夜烦谵语不寐，能食不能饮，饮则气逆欲吐，胸闷痰多，大便燥结，小便痛涩，肌色皯黵，精神惶惑，遇亲故慰问，泣下沾衣。

此缘水寒土湿，木郁风生。肝位于左，其志为怒，其气为风。《子华子》："西方阴，止以收，而生燥；东方阳，动以散，而生风。"观之于天，大块之噫气，必自春发，推之于人，人生之息吹，必自肝生。厥阴风木之气，天人所同也，而土燥水暖，则风生不烈，以木生于水而长于土，水暖则生发滋荣，土燥则长育条畅，和风舒布，必无飘忽激扬之灾。水寒土湿，生长不遂，木郁风发，极力疏泄，乃有播土扬沙，摧枯拉朽诸变。木性疏泄，水性蛰藏，使阳根未断，藏气稍存，虽风木飘扬，不至尽泄。《子华子》："水，阳也，而其伏为阴；风，阴也，而其发为阳。"阳根不至升泄于风木者，全赖肾阴之能伏耳。今土湿水寒，阳根欲绝，风木郁飘，肾精不藏，值怒动肝气，飘风勃发，益以感冒虚邪，束其皮毛，里气郁遏，愈增激烈，风力簸扇，津液消亡，则筋脉挛缩，而病偏枯。此病生于内，而非中八风之虚邪，不能伤也。

肾藏精而主骨，肝藏血而主筋，风燥亡阴，精血枯槁，筋骨失养，故卷屈疼痛。左手足者，风木之位，是以偏伤。肝血既耗，则阳明与冲脉之血，必不充足。阳明多气多血之经，主润宗筋，宗筋主束骨而利机关。冲脉者，经脉之海，主渗灌溪谷，与阳明合于宗筋。肘膝者，溪谷之会，机关之室，阳明冲脉经血枯燥，溪谷焦涸，故机关不利。肝心子母之脏，肝气传心，母病累子，心液亡而神明乱，故烦躁谵语。风木疏泄，阳气不敛，君相升浮，故不能寐。夜半阴隆，阳泄而不藏，故中夜病剧也。大小便者，膀胱大肠之腑，开窍于肾，而输泄之权，则在于肝，风动血亏，输泄不畅，故便干而尿涩也。腿膝厥冷之症，属在厥阴。阴性寒而阳性热，平人阴阳交济，则上不热而下不寒。厥阴阴极阳生，水为母而火为子，受母气于北地，所以下寒，胎子气于南天，所以上热。阳上阴下，不相交接，故厥阴经病，独有厥症。上下者，阴阳之定位也；左右者，阴阳之道路也。风木未极疏泄，则火炎于子宫，水冱于母位，上下之寒热，不至易地，风木大发，扫地无余，阳根尽亡，温气全泄，乙木之温夺于癸水之寒，变东方阳和之地为北边冰雪之场，是以左半手足寒凉而无觉也。肺属金，其气燥，其志悲，其声哭，风伤津液，燥动悲生，触绪哀感，其性如此也。总以寒水泛滥，入土生湿，木郁风作，筋脉失营。

脾者，孤脏以灌四旁，湿旺津瘀，不能四灌，故内愈湿而外益燥，一旦因情志之内伤，虚邪外袭，风燥血烁，筋挛体枯。以风木而刑湿土，湿气堙郁，化生败浊，孔窍填塞，肺腑郁闷，胃逆则神迷，脾陷则言拙，是皆中气之败也。汤入则吐者，滋其土湿，胃气愈逆也。

法当暖水燥土，而润风木，水暖土燥，乙木荣达，风静体伸，复其骨健筋柔之素矣。

中风症，时医知有外邪，不知有内伤，全用辛温发散，误矣。又或用硝黄下药，是速其死。病理微妙，非近代粗工所知，如刘河间、李东垣、朱丹溪辈，曷能解此？张景岳愚而妄作，又创为非风之论，是敢与岐黄仲景为敌也！又与气脱之症相提并论，尤属愚昧。气脱者，昏迷颠仆，朝病夕死，中风偏枯痿废，犹延数年之命，久病方死，安可混言！风者，百病之长，外感悉同，而病象悬殊，以人之本气不一也。中风，水寒土湿，木郁风摇，外袭风淫，表里皆病，初无西北东南真假之殊，前人之论，一字不通，无足多辨者。

孝和病，用暖水燥土、滋木清风之法，十余剂，拥杖而起，放杖而笑，不知病之去也。

《吕氏春秋》："鲁人有公孙悼者，谓人曰：'吾能起死人，吾故能治偏枯，今吾倍所以治偏枯之药，则能起死人矣。[①]'"公孙悼虽不能起死人，然未尝不善治偏枯。后之医者，倍死人之药，以起偏枯，良可叹息也。

带　下　解

李氏，夏病赤带，内杂白沙如豆，并下紫血，食不甘味，入口作苦，咽干胸燥思饮，而内实不渴，大便泄利，小便淋浊，尿前作痛，尿后作痒。

此缘脾土湿陷，风木疏泄。精藏于肾，其性封蛰，而

---

① 国中按：此句引自《吕氏春秋·别类》，其云："鲁人有公孙悼者，告人曰：'我固能治偏枯，今吾倍所以为偏枯之药，则可以起死人矣。'"

肾水蛰封，由于肺金之收敛，收则生燥，手阳明以燥金主令，足阳明从燥金化气，戊土燥降，收敛得政，阳蛰九地之下，则癸水温暖而不泄。阳明之燥夺于太阴之湿，则戊土不降，肺金失收敛之令，相火升泄，于是癸水莫藏。肾主蛰藏，肝主疏泄，己土湿陷，抑遏乙木生发之气，郁怒生风，竭力疏泄，木能疏泄而水不蛰藏，其在男子，则病遗精，其在女子，则病带下。《灵枢·五癃津液别》："阴阳不和，〔即水火不交。〕则使液溢而下流于阴，髓液皆减而下，下过度则虚，虚故腰背痛而胫痠"，即遗精带下之症也。女子带下，精液流溢，五色不同。《上古天真论》："肾者主水，受五脏六腑之精而藏之。"肾水失藏，五脏陷流，一脏偏伤，则一色偏下。肝青、心赤、脾黄、肺白、肾黑，各有本色，是以不一也。

风木郁泄，相火不秘，甲木之火逆，则胸膈烦热，三膲之火陷，则膀胱热涩。风力郁冲，而木气遏陷，不能畅泄，故溲尿淋漓，梗阻难下。木以疏泄为性，水道不开，势必后冲谷道，以泄怫郁，水谷齐下，则成泄利。水曰润下，润下作咸，水之润下，莫过于海，故海水独咸，一经火煎日晒，则结咸块，白沙成粒者，相火陷于膀胱，煎熬溲尿而结，与煮海成盐之义正相同。膀胱热癃，精尿蹇塞，木气郁碍，是以作痛。精尿既下，而木郁未达，是以发痒。风木陷泄，肝血失藏，离经瘀郁，久而腐败，故紫黑时下。其病于夏暑者，湿旺木郁，非关热盛。秋凉则愈者，燥动而湿收也。然木郁热作，是病之标，而火泄水寒，是病之本，推其源流，则由奇经之任带二脉。《骨孔论》："任脉为病，男子内结七疝，女子带下瘕聚。"任为诸阴之长，水寒血冷，任脉凝冱，阴气抟结则为疝瘕，阴精流注则为带下，无二理也。带脉起于季胁，回身一周，居中膲之位，处上下之间，横束诸脉，环腰如带，所以使阳不上溢，阴不下泄，土败湿滋，带脉不束，督升任降，阳飞阴走，故精液淫溢而不收也。

《金柜》："妇人病下利，数十日不止，暮即发热，小腹里急，手掌烦热，唇口干燥，此病属带下，曾经半产，瘀血在小腹不去。"以瘀血凝结，阻水火升降之路，则火逆而生热烦，水陷而为带下，此带症发作之因也。

此当温燥脾肾，疏木达郁，以营风木。后之庸医，或用清利，或事固涩，阳败郁增，则风木愈泄，是决江河之流而障之以手也，不竭不止矣。男子淋浊遗精，女子崩漏带下，病悉同源，而庸工不解，其所制各方，无可用者。

李氏，用燥土温中、疏肝清下、蛰火敛精之法，数日而瘳。

耳　聋　解

张氏，少因半产，下血虚损。中年腹中郁满，头目昏晕，咽喉有物如草。后因媳女猝病，惊悸火发，自肩上项，升腾耳后，右耳遂聋，数日左耳亦病滞塞，怒则更甚，头面麻痒，如蜂蚁纷挠，心烦生躁，则头上汗流，膈右烦热，胶痰瘀塞，食下胸闷吐酸，项脊筋疼，饥则心空气馁，酸水浸淫，心神慌乱不寐，寐必手足麻软，醒后不能转移，腿胫骨髓空虚，筋脉酸楚，膝踝浮肿，小便赤涩，病半年矣。

此缘土湿火升，清陷浊逆。《阴阳应象论》："北方生寒，在脏为肾，在窍为耳。"耳为肾官，亦为心官。《金柜正言论》："南方赤色，入通于心，开窍于耳。"肾藏精，心藏神，神为阳，精为阴，阳清而阴浊，清气上升，则孔窍空虚，浊气上逆，则孔窍闭塞，空虚则善听，闭塞则莫闻。而阴根于阳，阳根于阴，阴生则浊，阳生则清，清则必升，浊则必降。盖水为纯阴，而内含阳气，此气左升，则化木火，是清阳出于浊阴之中也；火为纯阳，而中抱阴精，此精右降，则化金水，是浊阴生于清阳之内也。肾水之内，一阳常升；心火之中，一阴常降。七窍空虚，但有清阳布濩，而无一线浊阴，稍生闭塞，是以声入耳通，巨[①]细必闻。非水火相济，精神互交，不能如是，故耳以一窍而并官心肾。

心为君火，相火者，君火之佐也。胆以甲木而化相火，随君火而交癸水，君相下根，则精温而清升，神肃而浊降。神胎于魂，魂藏于血，血统于肝，肝胆之气，表里相合，血脱则温气亡泄，魂虚木陷，不能生火化神，则心君浮动，常有升摇之意，而温泄胆寒，甲木失其培养，君相感应，亦将飞腾，其头目昏晕，咽喉梗碍者，皆甲木飘扬，根本不秘之象也，但未全逆耳。偶因惊悸猝发，君相同奔，浊气上逆，孔窍冲塞，是以重听不闻。少阳之脉，循耳后而下肩项，甲木逆冲，由经倒上，故相火升炎，自肩项而绕耳后也。君相下行，肺金敛之也，肺自右降，相火上逆，肺金被克，收令不行，故先聋右耳；胆自左升，续则渐及本位，故后聋左耳。怒则胆气更逆，是以病加。甲木郁升，

① 国中按："巨"，原文作"钜"，属同音假字，故改之。

浊气纷乱，故头面麻痒，如蚁动蜂飞；火能上泄，金不下敛，故头上汗流；肺被火刑，故膈右烦热；君相虚浮，故心慌胆怯，不能寐也。

究其根原，总由阳衰而湿旺。太阴以湿土主令，而清气左升，则化阳魂；阳明从燥金化气，而浊气右降，则生阴魄。盖肺金藏气而含魄，胃为化气之原，气清则魄凝；肝木藏血而含魂，脾为生血之本，血温则魂现。气之清者，生水之基，故精孕于魄；血之温者，化火之根，故神胎于魂。火旺则土燥，水盛则土湿，燥济其湿，则胃降而脾升，湿夺其燥，则脾陷而胃逆。血脱温亡，泻其化火之根，火衰水盛，精脏生寒，寒水上泛，脾土滋湿，湿夺阳明之燥，脾陷胃逆，故君相拔根，而肺失收藏之政也。

胃土不降，浊气右填，肺津郁遏，凝为痰涎，蒸以君相之火，则胶塞不流；脾湿不化水谷，食下而中膲郁胀，肺胃更逆，故胸膈壅闷；肺气不得前下，逆而上冲，后侵太阳之部，故项脊筋疼。肾主髓，《灵枢·决气》："谷入气满，淖泽注于骨，补益脑髓"，是肾为髓之下源，而肺为髓之上源也。肺郁化痰，无缘下生肾水，故骨髓空虚；脾陷木遏，筋脉不舒，故觉酸楚。脾主五味，入肝为酸，土燥则乙木直升，土湿则乙木曲陷。吞吐酸水者，湿土而遭曲木，温气抑郁之所化也。谷消气馁，胃虚心空之时，乙木郁冲，故酸水泛滥；阳气不得下达，阴凝气滞，故膝踝浮肿；寐而中气愈郁，不能四布，故手足麻软；水源上竭，膀胱空涸，而乙木遏陷，疏泄不行，是以水道淋涩也。

《灵枢，决气》："液脱者，脑髓消而胫酸；精脱者，耳聋。"今骨髓空虚，膝胫酸楚，孔窍闭塞，音响不闻，浮据经语，参以当年失血，甚似精血脱亡，阴虚阳盛，不知亡血失精，泻其阳根，水寒土湿，胃逆火升，故令病此。《灵枢·邪气脏腑病形》："十二经脉，三百六十五络，其血气皆上于面而走孔窍，其别气走于耳而为听。"而胆脉下行，正由耳旁，《灵枢·卫气》："足少阳之标，在窗笼之前，窗笼者，耳也。"胃降，则胆木下达，而耳聪；胃逆，则胆木上盘，而耳聋。以耳者宗脉之所聚，胃者十二经脉之海，宗脉浊降而清升，机在阳明。《通评虚实论》："头痛耳鸣，九窍不利，肠胃之所生也。"手阳明之燥衰，足阳明之湿旺，胃不化气于燥金，而化气于湿土，此头痛耳鸣，九窍不利之原也。

张氏病，为制燥土降逆、清金敛火、暖水升陷、疏木达郁之方，晨起净鼻，右耳响声如雷，豁然而通，鸟语蝇声，聒耳喧心，盘水洗面，波涛澥沛。此以久塞之窍，忽得清空，虚灵乍复，无足为怪。《晋书》："殷仲堪父，〔名师。〕尝病耳聪，闻床下蚁动，声若牛斗"，亦由宿障新开，是以如此。午后气平，声闻如常。接服十余剂，加椒、附温下而康。

目 病 解

玉楸子中外条固，夙无苛殃。甲寅八月，时年三十，左目红涩，三日后白睛如血，周外肿起，渐裹黑珠，口干不饮，并无上热烦渴之症。延一医诊之，高冠严色，口沫泉涌，以为大肠之火，用大黄黄连下之，不泄。又以重剂下之，微泄，不愈。乃意外有风寒，用滚茶一盆，覆衣熏蒸，汗流至踵，不愈。有老妪善针，轻刺白珠，出浊血数十滴如胶，红肿消退，颇觉清朗。前医犹谓风火不尽，饮以风燥苦寒数十剂，渐有飞白拂上，如轻雾蒙笼。伊谓恐薄翳渐长，乃用所谓孙真人秘方，名揭障丹，一派辛寒，日服二次。又有熏法，名冲翳散，药品如前，煎汤热敷，含筒吹熏，取汗如雨，每日一作。如此半月，薄翳渐长渐昏，蟹睛突生外眦，光流似电。脾阳大亏，数年之内，屡病中虚，至今未复。

此缘阳泄土败，木陷火亏。《金柜正言论》："东方色青，入通于肝，开窍于目。"《灵枢·脉度》："肝气通于目，肝和则目能辨五色矣。"目官于肝而实窍于心，《解精微论》："心者，五脏之专精，目者，其窍也。"盖肝藏魂，肺藏魄，肾藏精，心藏神，肾为阴，心为阳，五行之性，阴静而阳动，静极则阴凝而为精，动极则阳发而为神。方其半静，精未凝也，而精之阴魄已结；方其半动，神未发也，而神之阳魂先生。《关尹子》："精者魄藏之，神者魂藏之"，即此理也。阴静则精凝而为幽，阳动则神发而为明，神魂者，肝心之阳，故并官于目。心以丁火，而含阴根，降则化水；肾以癸水，而含阳根，升则化火。火降而化浊阴，必由心而之肺，水升而化清阳，必由肾而之肝。有阳必升，无阴不降，升则下浊，降则上清，阴浊则暗，阳清则光，清阳之位，微阴不存，而后神魂发露，而为明也。清阳上升，必由于脉，脉之沉者为经，浮者为络。头上经络，清升浊降，是谓纯阳，而诸脉皆属于目。《灵枢·邪气腑腑病形》："十二经脉，三百六十五络，其血气皆上于面而走孔窍，其精气上走于目而为睛。"是周身之阳，无不由脉而上升于目也。而诸脉之升，则由于心，以心主脉而窍于目，故诸脉在胸则皆属于心，在头则皆属于目，心目者，同为宗脉之所聚也。阳由脉升，则清明在上，以神生于阳，而阳旺于火。少阴者，君火也。太阳者，寒水也。少阴以君火主令，降则下温而不寒；太阳从寒水化气，升则上清而不热。君火之降，必协甲木，甲木化气于相火，君令臣随，自然之理。君相之降，司之于金，金主收而水主藏，收令旺，则君相之火，由金而归水，神交于精，深根宁极，而后太阳之上升者，清虚而不乱，火清则神宇泰定，而天光发矣。手太阳以丙火而化寒水，升则火清。金气不降，则君火上炎而刑金，相火秉令，甲木亦逆，肺金被克，收令不行，火随经上，营血沸腾，白睛红肿，阳光散乱。清气陷遏，浊气郁升，云雾迷漫，乃生翳障。火退清升，云消雾散，翳障自平，阳衰气滞，云翳不退，障其神明，神虚不能外发，久则阳气陷亡，神去而明丧矣。

左目者，阳中之阳也。《阴阳应象论》："天不足西北，故西北阴也，而人右耳目不如左明；地不满东南，故东南阳也，而人左手足不如右强。阳者其精并于上，则上明而下虚，故其耳目聪明而手足不便也；阴者其精并于下，则下盛而上虚，故其耳目不聪明而手足便也。"以东方者，金水既衰，木火方旺，清阳当令，神魂畅发，此升魂所以为贵，而降魄所以为贱也。而阴魄右降，阳魂左升，全赖中气之运。中气运转，胃降脾升，则金收西北，阴从魄敛，木生东南，阳自魂发，浊阴归地，清阳上天，《亢仓子》所谓清而能久则明也。阳衰土湿，中气莫运，则升降迟滞，四维不转，水陷，火逆，是以目病。水陷则乙木与庚金不升；火逆，则甲木与辛金不降。木主血，金主气。乙木庚金不升，则气血之清者下陷；甲木辛金不降，则气血之浊者上凝，翳膜凝结。中气未败，俟其浊降清升，则明复翳退，弗为害也。乃火已降矣，犹以苦寒泄于下，辛燥汗于上，内外铲削，元气败竭，辛金甲木，永不能降，庚金乙木，永不能升，则阳常下陷，而阴常上逆，头上经络，浊阴冲塞，气血凝涩，津液堙瘀，翳障层生，阳神蔽锢，而光明损矣。

《灵枢·决气》："气脱者，目不明。"气统于外而根于中，人身下则肾气，上则肺气，中则胃气，外则卫气。气盛于外，故悉统于卫，而卫生于谷，故并根于中。卫气夜行于阴，昼行于阳，常随中气出入。其行于阳也，平旦寅初从足太阴之经，而出于睛明，睛明在目之内眦，故目张而能视。卫出于目，则上下中外之阳，随而俱升，阳盛则日月淑清而扬光矣。中气亡泄，诸阳俱败而不升，故目不明也。《五脏生成论》："肝受血而能视"，以血藏温气，升则化火，魂舍于血而神生于魂也。《二十难》："脱阴者目盲"，以阳根于阴，阴脱则阳根绝也。而究其根本，悉关中气。

后世庸工不解，或谓火盛，或谓阴虚，是以天之中央在燕之北，与越之南也。至于火退昏翳，全由阳败，而再服清润，不亦谬乎？眼科如《原机启微》，一字不通，张子和、刘守真之论，更属荒诞，薛立斋妄载《医案》之中，赵养葵、吕用晦等谬加赞扬，继以《证治准绳》、《眼科全书》、《审视瑶函》、《银海精微》、《龙木禅师》诸书，真介葛卢、管公明所不解也。而九域传诵，业此名家，从此目病之人，皆变离朱而为瞽旷矣。何图天壤之间，又有孙真人《秘谈》一书，更出诸人之下。今《千金》具在，岂思邈仙灵，而为此厉鬼耶？庸愚醉梦，习之以胶人目，谓非酷软？

眼病悉在经络，其赤肿疼痛，皆手太阴足少阳二气之逆冲也，法宜清胆肺而降冲逆。至于中虚下寒，则全宜温燥。白珠红肿，当行其瘀血，浮翳初生，先破其滞气，自应随手病除。乃不事此，妄以汗下亡阳，致使中气颓败，翳障坚老，何哉？

序 意

玉楸先生，宰思损虑，气漠神融，清耳而听，明目而视。既遭庸医之祸，乃喟然太息，仰榱而叹曰：是余之罪也。夫昔杜子夏、殷仲堪辈，祸剧折肱，而未尝游思医事，后之病者，不能遁天之刑也。

古之至人，视听不用耳目，自兹吾作庚桑子矣。杜门谢客，罄心渺虑，思黄帝、岐伯、越人、仲景之道，三载而悟，乃知夫圣人之言冥冥，所以使人盲也。

轩岐既往，《灵》《素》犹传，世历三古，人更四圣，当途而后，赤水迷津，而一火薪传，何敢让焉。因溯四圣之心传，作《素灵微蕴》二十有六篇，原始要终，以究天人之际，成一家之言。藏诸空山，以待后之达人。岁在庚申九月二十八日草成。

悲夫！昔屈子、吕氏之伦①，咸以穷愁著书，自现于后，垂诸竹素，不可殚述。使非意有郁结，曷能冥心于冲虚之表，骛精于恍惚之庭，论书策以抒怀，垂文章以行远哉！

---

① 国中按："伦"，《说文》云："伦，辈也。"又按：后之"自现于后"，原文作"自见于后"，"见"，古有两个读音，一曰 jiàn，一曰 xiàn，后现字作为"见"的俗字出现，承担了"露、显"之义，于是"见、现"有了分工，区别用之，可使文义了然。故本书中凡属显露之义者，均用"现"。

杝 元[1]

玉楸子著《素灵微蕴》既成，徇华之客，以为不急之务，虚恒岁月，乃述上圣之功，剖作者之意，作杝元以解嘲。其词曰：

涒滩之岁，节届初冬，玉楸子独处乎寒青之馆，神宁于遥碧之亭，时则玄阴晦朔，素雪飘零，梧槭槭而叶堕，松谡谡而风清，闲庭寂寥，不闻人声。

有北里望人者，轩车南驾，驻辔相过。袨服绛缪，高冠伟峨，扬眉张颊，言涌如波。闻子穷年作解，一空冥搜，椓天地之奥，锲鬼神之幽，障千寻之浪，扫五里之雾，信乎？玉楸子曰：唯。客乃傲然而笑曰：吁嗟吾子，茫乎愚矣！乃者乾光耀采，文运璘斌，群才云骇，万汇烟屯，人附虬龙之翼，家荫鸾凤之林，蔚然如长风之凌劲翮，荡乎若大壑之纵游鳞，是以朝无佞禄，野无伪隐，滋兰蕙之不足，又曷事乎析薪？今吾子匿秀山巅，藏云水曲，栖心于恍惚之庭，梏神于冥漠之麓，意疲精殚，手胼口瘃，仰远骛乎九霄，俯深钓于穷谷，纵彰微理于遐年，畅名言于遗录，曾不得掇巍科，阚朝轴，凌高轩，纡佩玉，洵所谓刻棘端之沐猴，镂冰玉之画斑，人以为结珞之与玙璠，吾以为燕石之与鼠璞。况今医子蜂生，方书代作，人自以为俞跗，家自以为扁鹊，附托贵游，凭依高爵，舒虹霓以蓄尘，

---

① 国中按："杝"，音 zhì，义为顺着木材的纹理劈开。《诗·小雅·小弁》云："伐木掎矣，析薪杝矣。""元"，始也。即解析创作《素灵微蕴》一书之始末因由。一说"元"通"原"，析其成书之原委，亦通。

攀骊龙而云薄，莫不意色慷慨，声华灼烁。今吾子足不出于方州，行不越乎闾里，抱一篇以长吟，面百城以自喜，仰屋梁以咨嗟，抚空几而叹只。子不如还车息驾，折柱摧弦，萧凉书阁，寂寞云檐，松声两岸，花影一帘，于焉啸乐可以盘桓，何为涉彼漫漫之歧路，遣此骏骎之岁年！

玉楸子振臂而起，仰天而嘘：夫闻清商而谓角，非徽弦之过，听者之不聪也；见和璧而曰石，非琼瑶之贱，视者之不明也。世皆宝瓴甋而憎琬璞，重筘拍而弃钟吕，又何诧乎子之舌谰谰而口许许。

厥初生民，风淳气平，浑固敦庞，人鲜疾病。五子相荡，二气初竞，夭机疵疠，楛窳厥性。乃有黄帝，运起天钟；传经玉板，示药昆峰；道遵岐伯，业受雷公；向天老而问凤，驱黄神以驭龙；补造化之缺漏，济民物之伤残；功与天地相并，术与鬼神通玄。遐哉邈矣！不可得而述殚。

无何，鼎湖一去，攀髯长号，云迷大谷，鬼哭秋郊，黎丘昼市，枭鹃夜咷。人误药术，家习圭刀，双目戢戢，众口呶呶。聆其议论，则风飞云逸；溯厥指归，则烟笼雾飘。无不齿有刃而舌有剑，胸有斧而手有刀。似此悠悠，何足谈悉，遥望前修，慨而叹矣。关情玉机，阻隽灵兰，如墨如漆，亦几千年，谁从此日，握要钩玄，相煦以燠，相濯以寒。至于仆者，丘园散诞，松菊徘徊，慕仲长统之乐志，企赵元叔之壮怀；晓云西去，夜月东来，挥落叶哀鸿之曲，倾梅花寒雪之杯。既息心以遗累，复违俗而舒襟，良无求于富贵，亦何羡乎卢文。乃偶撄末疾，见误庸医，夷然太息，键户深思，澄心凝虑，六年于兹。当其午夜篝灯，心源默辟，擢笔灵飞，抚几神蓦，砉然天开，磔然理易。于是凿先圣未雕之璞，探千秋永坠之奇，腾幽振微，破险开迷，闳言眇旨，磅礴陆离。不知兹固不足以扬天地之大化，继古圣之匡维，衷群言之淆乱，回苍生之颠沛也。

呜呼！玄风既邈，大道遂沦，世憎其璞，人恶其真，率信耳而疑目，咸誉古而疵今。季主揲卦，贾生有居鄙之诮；子云著书，刘子发覆瓿之言。故孟坚寄慨于《宾戏》之作，景纯述意于《客傲》之篇。纵受嗤于一世，终留誉于万年，彼流俗之谣诼，亦何屑而论旃。

今子失辔于康庄之路，熏心于荣利之场，虽目动而言肆，实墨明而狐苍。乃欲持眇见以訾大道，是何异乘车鼠穴，而欲穷章台①之广狭；企足蚁封②，而欲测渤海之渺茫也。不亦妄欤？

① 国中按："章台"，道光本、同治本、咸丰本均作"章亥"，章亥乃古代善走之人皆大禹之臣，章指太章，亥指竖亥。《淮南子·地形训》："禹乃使太章步自东极，至于西极，二亿三万三千五百里七十五步；使竖亥步自北极，至于南极，二亿三万三千五百里七十五步。"读全文当知"章亥"之用与文义不符。"章台"，古称秦始皇之宫台，在咸阳城内，《战国策·楚策一》："今乃欲西面而事秦，则诸候莫不南面而朝于章台之下矣。"又，汉代长安街，亦名"章台街"。读黄氏之文宜作"章台"，而非"章亥"，故改之。

② 国中按："蚁封"，犹言蚁穴自封。

附录

校勘举例

《黄帝内经》早在唐代已无完本，今日所见，是唐代中期医学家王冰整理补充而成。王冰是《黄帝内经》的第一个整理者，他将“简脱文断，义不相接者，搜求经论所有，迁移以补其处；篇目坠缺，指事不明者，量其意趣，加字以昭其义；篇论吞并，义不相涉，缺漏名目者，区分事类，别目以冠篇首；君臣请问，礼仪乖失者，考校尊卑，增益以光其意；错简碎文，前后重迭者，详其旨趣，削去繁杂，以存其要；词理秘密，难粗论述者，别撰《玄珠》以陈其道。”而且“凡所加字，皆朱书其文，使今古必分，字不杂糅。”由此可见王冰治学严谨。除此之外，我想王冰还做了一件事，那就是把竹简上的古字，全部改为当时的通用文字，这对《内经》的传播来说，也是非常重要的工作。我们今日所见的王冰注本中，还有宋代两位医学家的校勘成果在里面，即高保衡、林亿二位的重校。高、林二氏云：“正谬误者六千余字，增注义者二千余条。一言去取，必有稽考。”可见其功也不可没。古人的这种审慎，是值得我们学习和效法的，也是校勘古籍所应遵循的。我们这套选刊的全部整理工作也是这样，在保持原著完整统一的原则下，改一字，必有所本；删一字，必无损原著。

在此基础上，把古本上的繁体字、通假字、异体字等，尽可能变成我们今天使用的文字，并用准确规范的现代标点，使得本套选刊，清晰明了，为初学提供一部易读、易学、易懂的善本。

一、变通假，使之易断文义

秦汉时期，竹简、帛书在文字的使用上，假借之字约占全书的三分之一，或者更多，这一点可以从今日出土文物中得到见证。《说文通训定声》的作者朱骏声云："不知假借者，不可与读古书。"我们今日所见之古籍，大多经过历代学者的修正，其假借之字已非秦汉古貌之多，但依然有存之者，如不识之，必然令人费解，甚至歪曲文义。所以清代学者王念孙云："字之声同声近者，经传往往假借，破其假借之字而读其本字，则涣然冰释；如其假借之字，而强为之解，则诘鞫为病矣。"

《内经》一书虽有唐代王冰的精心整理，又有宋代学者的重修，以及元明清以来学者们的研究，但仍因医道在古代被视为小道末技，没有受到足够的关注和重视，以至书中的文字问题远胜过《诗》、《书》、《礼》、《易》六经及其他精典作品，今日读者如不扫清文字障碍，要想读通读懂，实难如愿。

如《阴阳别论》云："阴阳结斜，多阴少阳曰石水，少腹肿。"句中"斜"字，当作"邪"，"邪、斜"同音，故可假借；句中"少"字，当作"小"，"少、小"古音相近，义也相近，故可假借。今改“斜”为“邪”，改“少”为“小”，则句义顺畅易晓。

《咳论》云：“肺咳不已，则大肠受之，大肠咳状，咳而遗矢。”《腹中论》云：“治以鸡矢醴。”句中“矢”字，当作“屎”，“矢、屎”古音同，故可假借。

《气府论》云：“侠背以下……侠鸠尾之外……侠齐广三寸……侠扶突各一……侠鸠尾外……侠齐下旁……。”句中“侠”字，均为“夹”的假借，句中“齐”字，也是“脐”之假借。凡此者书中经文、注文最多，故直改作本字，不出注。

《刺节正邪论》云：“其咳上气，穷诎胸痛者，取之奈何?”句中“穷诎”二字，当是“躬屈”二字之假借，“穷诎”，应作“躬屈”。“穷”，是“躬”的假借字；“诎”，是“屈”的假借字。此义自唐以降，无人识破，故诸家均不得真解。“穷”的繁体字作“窮”，《易·蒙》云：“夫有不躬”，《涣》云“涣其躬”，汉帛书本均作“窮”。《论语·乡党》云：“执圭，鞠躬如也。”郑玄引作“鞠窮”。《荀子·正名》云：“说行则天下正，说不行则白道而冥窮。”俞樾《诸子平议》云：“窮当为躬。白道而冥躬者，明白其道而幽隐其身也。”《大戴礼记·哀公问五义》云：“躬为匹夫而不願富，贵为诸侯而无财”。孔广森《补注》云：“躬，读为窮。”“诎”，音 qū。《荀子·劝学》云：“若挈裘领，诎五指而顿之，顺者不可胜数也。”《礼记·乐记》云：“执其干戚，习其俯仰诎伸，容貌得庄焉。”其中“诎”字均为“屈”。“诎、屈”，古互用不分，由此可知也。综上所述，可知“窮诎”应作“躬屈”。躬，人身也；屈，弯也。“躬屈胸痛”，即“身子向前弯曲而胸痛”。此“窮”字一明，其经义自畅，千古之暗，豁然开朗。

《刺腰痛篇》云：“腰痛侠脊而痛至头几几然，目𥇖𥇖欲僵仆，刺足太阳郄中出血。”句中“几几”，当是“紧紧”，乃同音假借。《说文通训定声》云：“《诗·狼跋》‘赤舄几几’，《传》注云：‘拘貌’，许书手部作‘赤舄掔掔’，《己部》作‘赤舄己己。’《集疏》云：‘《三家诗》“几几”作“掔掔”，亦作“己己”。’……盖取金绚着屦，坚固之貌。”笔者认为“掔掔”，当作“緊緊”，两字义通形近，作“緊緊”，其字易识，其义易明。“緊緊”，简体字作“紧紧”。本句中应当作“至头紧紧然”，今所云：“头发紧、腰背发紧”者，即此义也。又按：句中“侠”，当作“夹”；“𥇖𥇖”，当作“𥇖𥇖”；“郄”，当作“隙”。

《逆调论》云：“荣气虚则不仁，卫气虚则不用，”《痹论》云：“荣者，水谷之精气也。”《调经论》云：“荣血泣，卫气去，故曰虚。”《天年篇》云：“血气已和，荣卫已通。”句中“荣”字，均为“营”之假借。“泣”，当是“涩”之假借。凡此者经文、注文甚多，均直改作“营、涩”，不出注。

《阴阳应象大论》云：“阳胜则身热……能冬不能夏；阴胜则身寒……能夏不能冬。”《五常政大论》云：“能毒者以厚药，不胜毒者以薄药。”句中“能”字，均为“耐”之假借。《阴阳应象大论》云：“此阴阳更胜之变，病之形能也。”《风论》帝云：“愿闻其诊及病能。”

此二句中之“能”字，又是“态”之借字。《阴阳应象大论》云：“阴阳者，万物之能始也。”句中“能”字又为“胎”之借字。一个“能”字，在不同的文句中，其假借之字也不同，不明假借者，岂不难通其义？无怪乎朱骏声有“不知假借者，不可与读古书”之叹。

《缪刺论》云：“邪客足厥阴之络，令人卒疝暴痛。”又云：“邪客于足少阴之络，令人卒心痛，暴胀，胸胁支满。”《举痛论》云：“其痛或卒然而止者，或痛甚不休者。”《刺热篇》云：“心热病者……热甚则卒心痛。”《生机正脏论》云：“然其卒发者，不必治于传。”《气交变大论》云：“应常不应卒。”《徵四失论》云：“卒持寸口，何病能中？”《灵枢·五变篇》云：“卒风暴起……。”《九宫八风篇》云：“三虚相搏，则为暴病卒死。”《百病始生篇》云：“卒然逢疾风暴雨……。”《本脏》云：“虽犯风雨卒寒大暑，犹有弗能害也。”以上例句中之“卒”，乃“猝”之假借。经文、注文中此例者甚多，均改之作“猝”，使之一目了然。现在有些学者及大医院中设有“卒中”救治或研究中心，并念作“zú”实乃误写误读，此正清代王引之所云：“至于经典古字，声近而通，则有不限于无字之假借者，往往本字见存，而古书则不用本字，而用同声之字，学者改用本字读之，则怡然理顺；依借字读之，则以文害词。”“猝”字，古书上多以“卒”代之，今人不察，故沿习而用之，似是而非也。

古本《内经》中，最令现代读者难辨者，首推“藏”字，它即为收藏之“藏”，又作宝藏之“藏”，还作五脏之“藏”。由于《内经》原文语简词奥，以至初学难以识别。如《六节藏象论》中之“藏象”，应为“脏象”，“脏象”之“脏”为何不能写成“藏象”，明代医学家张介宾讲的很清楚：“象，形象也。脏居于内，形现于外，故曰脏象。”在如《五脏别论篇》有“五味入口，藏于胃，以养五藏气。”如改为“藏于胃，以养五脏气”，则初学一目了然。《平人气象论》中有“藏正下于肾，肾藏骨髓之气也。”“藏正”应为“脏正”，直接写为“脏正下于肾，肾藏骨髓气也”，就更为易懂。清代医学家姚绍虞，在其《素问经注节解》一书中云：“五脏既以胃气为本，是胃者五脏之正气也，故曰脏正。”《生机正脏论》有“故正藏之气独现，独现者，病胜藏也。”其中“藏”字均为“脏”。在诸家之注中“藏”字多次出现在一句话中，着实令初学费解。如高士宗《素问直解》云：“九藏者：肝肺心脾肾，藏魂魄神意志，故神藏五；大肠小肠胃与膀胱，藏水谷糟粕，故形藏四。合神藏形藏而为九藏。”这句话中出现八个“藏”字，初学很难理解，如改成“九脏者：肝、肺、心、脾、肾，藏魂、魄、神、意、志，故神脏五；大肠、小肠、胃与膀胱，藏水谷糟粕，故形脏四。合神脏形脏而为九脏。”一气读来，一则易晓，二则畅快。学者“难而却步之感”一扫全无。故将文中脏义之“藏”，均改为“脏”。

“里”，《阴阳应象大论》云：“天有八纪，地有五里。”吴昆注云：“五里，五方之分理。”故改“里”为“理”。

“空”，有虚空之义，在本书中又有“控”、“孔”之用。《六元正纪大论》云：“阳光不治，空积沉阴。”“去石飞空，洪水乃从。”其中“空”，均为天空之义。《阴阳类论》云：“伏鼓不浮，上空志心。”王冰注云：“心气不足，故上控引于心而为病。”可见此“空”，应为“控”。《水热穴论》云：“所谓玄府者，汗空也。”句中“空”，应为“孔”，汗毛孔也。《刺疟篇》云：“刺跗上动脉，开其空，出其血，立寒。”《虚实要论》云：“入实者，右手开针空也；入虚者，左手闭针空也。”二句之“空”，应为“孔”，即针孔也。故凡见文中“空”属“控”、“孔”之义者，均改之。

“解堕”，此二字文中多次使用，《上古天真论》云：“今五脏皆衰，筋骨解堕。”《痹论》云：“脾痹者，四肢解堕。”句中“解堕”应为“懈惰”。《平人气象论》云：“尺缓脉涩，谓之解㑊。”“解㑊”二字应改为“懈㑊”。

“泣”，除作哭泣外，又作“涩”。《六书故》云：“泣又与涩通”。明代焦竑作《焦氏笔乘·古字有通用假借用》云：“《素问》：‘脉泣而血虚’，又云：‘寒气入经而稽迟，泣而不行’，又云：‘多食咸则脉凝泣而变色’。‘泣’读为‘涩’，泣、涩古通用。”故书中凡见泣为涩之义者，均改为涩。

“胕”，在本书某些《论》中，曾多次使用，但字义各有不同，综合诸家之解，“胕”通“跗”，通“浮”，可以作“肤”，也可以作“腐”，还可以作“附”。但诸家之解又不一致。如《评热病论》云：“有病肾风者，面胕庞然。”吴昆注云：“胕，肿也。”高士宗注云：“皮里肉外曰胕。”马莳注云：“胕者，足面也。”张志聪注云：“胕，足胕也。”对同一句话中的“胕”字，诸家释义有别，所以只能依诸家之解，而不能统而划一。

“高粱”，《通评虚实论》云：“肥贵人则高粱之疾也。”句中“高粱”应为“膏粱”。凡类此者均改之。

“鬲”，通“隔”，又通“膈”。《风论篇》云：“食饮不下，鬲塞不通。”《气厥篇》云：“鬲肠不便，上为口糜。”上二句中之“鬲”字，均应为“隔”，故应改之为隔。《评热病论》云：“鬲中热。”《五脏生成篇》云：“病在鬲中。”《诊要经终论》云：“中鬲者，皆为伤中。”上三句中之“鬲”字，均应为“膈”，故应改之为膈。凡文中见属上二字者，均改之。

“副”，《三部九候论》云：“上应天光星辰历纪，下副四时五行。”《疏五过论》云：“诊必副矣。”上二句中之“副”，均为“符”。《疏五过论》又云：“按循医事，为万民副。”王冰与杨上善均注：“副，助也。”不妥。唯清代学者于鬯以经解经，所解为确。其云：“‘副’，当读为‘福’，福、副则声通借。《史记·龟策传》褚先生曰：‘邦福重实’。裴解引徐广曰：‘福，音副’。是‘福’读为副也。此言‘为万民副’，实即‘为万民福’也。”但于鬯对《疏五过论》中“诊必副矣”之“副”，也作“福”解，则失之远矣。吴昆解此为“全”，也属不妥。此句中之“副”字，应作“符”，句意为：“这样，诊断的结果，就必然与病情相符。”

二、改古字，省去今人费解

“痝”，《风论》云：“肾风之状，多汗恶风，面痝然浮肿。”其中“痝”字为古字，此字冷僻，今已不用。笔者考正，字中之“尨”，隋代《龙藏寺碑》作“龙”字，而“龙”字与“庞”同，是高大之义。柳宗元《三戒·黔之驴》云：“虎见之，尨然大物也。”尨字又与“痝”通。《尔雅·释诂上》云：“痝，引伸为凡大之称。”而“痝”字也与“庞”通。元代李直夫《虎头牌》第二折云：“则我那银盆也似痝儿腻粉钿。”句中“痝”作“庞”，即脸庞，作脸盘解。“痝”又作“庬”，《正字通·广部》云：“庬，俗痝字。”《玉篇·广部》云：“庬，丰也，有也，厚也。”《国语·周语上》云：“敦庬纯固于是乎成，是故稷为大官。”韦昭注云：“庬，大也。”《楚辞·九章·昔往日》云：“心纯庬而不泄兮，遭谗人而嫉之。”洪兴祖补注云：“庬，厚也。”《汉书·司马相如传下》云：“湛恩庬洪，易丰也。”颜师古注云：“庬、洪，皆大也。”由此可见“尨、痝、庬，三字均可用作“庞”。以此推之，“痝”字也可以写成“疣”字，古无此写法，但有“瘲”字，而此字作“聋”解，《字汇·广部》云：“瘲，俗聋字。”《集韵·用部》云：“瘲，瘋瘲，病也。”可见疣字与大、厚之义无涉。综上所述，可知“痝”字是古人类推之字，笔者认为今天可以直接写成“庞”，以“庞”代“痝”，不知读者以为然否？

“閟”，为古字，今已不用。《五常政大论》云：“其病癃閟，邪伤肾也。”王冰注云：“癃，小便不通；閟，大便干涩不利也。”吴注云：“小便不通为癃，大便不通为闭。”《说文》云：“閟，闭门也。《春秋传》曰：‘閟门而与之言。’唐慧琳《一切经音义》卷八十二引《韵英》云：‘閟，闭也’。”可见“閟”，可写作闭。又按：“閟”又通“秘”，《说文解字注》云：“閟，又假为‘秘’字。”今日大便干燥不下，均称之为“便秘”，将“閟”写成“秘”，也无不可，但因近古为是，故应写成“闭”。

“痛”，《五常政大论》云：“皮痛肉苛，筋脉不利。”高士宗注云：“痛，音群，痹也。”吴昆注云：“皮着而敛谓之痛。”《集韵》云：“痛，或作瘴。”《龙龛手鉴》云：“癖，同痛。”以此可知，“痛、瘴，癖”三字通用。为今日读者易识，均写作“癖”。

“幱”，《诊要经终论》云：“刺胸腹者，必以布幱着之，乃从单布上刺。”王冰本“幱”作“憿”。马莳注云：“憿，当作幱，布巾也。”《玉篇·巾部》云：“幱，幱胵，行縢也。”《广韵》云：“幱，行縢，幱胵布也。”《集韵》云：“幱，行縢谓之憿，或从纟。”于鬯认为：“憿，当读为缴。《广雅·释诂》云：‘缴，缠也。’《汉书·司马相如传》颜注云：‘缴绕，犹缠绕也。’然而‘缴着之’者，谓以布缠着于胸腹也，作‘憿’者，借字。林校正引别本作‘幱’，又作‘撽’，俱借字也。”可见文中“幱”字，当作“缴”。

“髣髴”，《八正神明论》云：“视之无形，尝之无味，故谓冥冥，若神髣髴，”句中“髣髴”即今之“仿佛”。

“緛”，《生气通天论》曰：“大筋緛短，小筋弛长，緛短为拘，弛长为痿。”其中“緛”字为古字，今已不用。《玉篇·纟部》云：“緛，缩也。”故改“緛”为“缩”。但《素问直解》士宗解为：“緛，輭同。”《玉篇》云：“輭，柔也，俗软。”可见士宗把緛解为软，今存之。

“胔”，《五脏生成篇》：“多食酸，则胝胔而唇揭。”句中“胔”字应为“皱”。

“瞚”，《八正神明论》云：“至其当发，间不容瞚。”吴昆注：“瞚，瞬也。”《庄子·庚桑楚》云：“终日视而目不瞚。”唐代陆德明《释文》云：“瞚字又作瞬，同动也。”

“虙”，《气厥论》云：“小肠移热于大肠，为虙瘕、为沉。”句中“虙”字今作“伏”。

“黔”，古“阴”字，后作“陰，今作“阴”。《五常政大论》云：“沉黔淫雨。”《玉篇》云：“黔，古文‘陰’字。”故文中凡见“黔、陰”者，皆改为“阴”。

“繇”，《气交变大论》云：“筋骨繇复。”王冰注云：“繇，摇也。”故改繇为“摇”。

“稸”，《五常政大论》云：“水饮内稸，中满不食。”句中“稸”作“蓄”，积聚之义。

“瘖”，《至正要大论》云：“暴瘖心痛，郁冒不知人。”句中“瘖”，今改为“喑”。

“肮”，音 huāng。此字在书中多次重复使用。《气交变大论》云："岁水不及，湿乃大行……民病……面色时变，筋骨并辟，肉瞤瘛，目视䀮䀮。""䀮"是古字，右边"㠩"即今之"荒"字。《说文解字注》云："㠩，水广也。引申为凡广大之称。《周颂》云：'天作高山，大王荒之。'《传》曰：'荒，大也。'凡此等皆假荒为㠩也。荒，芜也。荒行而㠩废矣。从巛，亡声，呼光切。《易》曰：'包㠩用冯河。'《泰·九二》爻辞，今易作'荒'。"又，《隶释·孝廉柳敏碑》云："四祀烝尝，不废㠩兮。"洪适注："㠩，即荒字。"可见古时二字通用，后"荒"行而"㠩"废矣。荒加"忄"，是心慌。心慌者，失去镇定，不知所措，故有"慌不择路"之说。荒加"目"，是目不明，视不清，故云："目𪾢𪾢无所见。"《集韵·唐韵》云："䀮，或作𪾢。"宋代诗人陆游《雪夕》诗云："目视𪾢𪾢左耳聋，吾衰略与昔人同。"有此考证，"䀮"字可以写作"𪾢"。二字比较，"𪾢"字音义易明，而"䀮"字费解，故凡文中所用"䀮"字者，均改为"𪾢"。其实高士宗《直解》在《脏气法时论》中，已将"䀮䀮"写成"𪾢𪾢"，不知为何，后边所用，又都写成了"䀮䀮"，或因不曾全改所至。总之，有以上考证，足可为士宗张本。

"鍉"音dī，九针之一，曰鍉针，鍉字是古字，因九针之名，故医家沿用。"鍉"，《集韵》云："镝，通作鍉。"《汉书·项籍传》云："销锋鍉。"颜师古注曰："鍉与镝同，即箭镞也。"日本学者丹波元简云："鍉，音时，又音低，镝也，箭镞也。"可见鍉可以写作镝，因镝字音义易查易明，而鍉字今已不用，故本书改作镝针。

书中古字甚多，在此略举数例。

三、用本字，令人一目了然

“慄”字在经文中常见，如“冻慄、寒慄、振慄、战慄、数慄等等，而今所用，将“慄”字改为“栗”，去掉“忄”，简便了许多，但对初学却是费解。如“冻栗”一词，若离开语言环境，很多人会理解成“冻了的栗子”。如加上“忄”，成“冻慄”，则读者一目了然。但用作“栗”，也非今人之强为。《论语》云：“夏后氏以松，殷人以柏，周人以栗，曰使民战栗。”《庄子·人间世》云：“吾甚慄之。”《诗经·秦风·黄鸟》云：“临其穴，惴惴其慄。”可见“栗、慄”，古之通用。但后世之用法，言恐惧、战抖时多用“慄”，而“栗”则多用于“栗树、栗子、板栗”之类。这种分工有力于文意的判断。如同“藏”字，经文中也作“脏”用，为了区分，古人在藏之左边加上一个“月”，成为“臓”，这样令人一目了然，知其所指为脏。如果省略“月”旁，则会造成文字上的混乱，不利于学习。再如“然”字，古代即作燃烧之燃，又作“忽然、了然、然也”之然。其实古然字的本义，就是燃烧之燃。《说文》云：“然，烧也，从火。”然字下面四点，就是火义。后世为了区分，又在然字左边加上了一个“火”字。徐铉注云：“然，今俗别作‘燃’。”由于约定俗成，今之“然、燃”二字，各守本分，独当一面，如果混之，今人读来，也觉不便。“栗”和“慄”也是这样，笔者认为还是应该给它们以明确的分工，所以本书中，凡属恐惧、战抖之义者，均用“慄”；凡属栗树、栗子者，均用“栗”。

“踡”，今简体以“蜷”代“踡”，而“踡”字本义为：曲足为踡。《举痛论》云：“脉寒则缩踡。”缩为缩头，踡为踡足。可见今日所用之“蜷”，反不如本字义明，故仍用本字。

“膲”，今日学者大多写成“焦”。《玉篇·肉部》云：“膲，三膲。”《广韵·宵韵》云：“膲，人之三膲。”《集韵·宵韵》云：“膲，三膲，无形之府。”《脉经·三膲病症》云：“三膲病者，腹胀气满，小腹尤坚，不得小便。”由此可见，古来三膲之“膲”有本字，写成“焦”者，因其音同可通借也。《素问·四气调神大论》云：“逆秋气则太阴不收，肺气焦满。”王冰注云：“‘焦’，上焦也。太阴行气，主化上焦，故肺气不收，上焦满也。”而《太素》作“逆秋气则太阴不收，肺气焦漏。”杨上善自注云：“‘太阴’，手太阴肺之脉也。腠理毫毛受邪，入于经络，则脉不收聚，深入至脏，故肺气焦漏。‘焦’，热也；‘漏’，泄也。”同一个“焦”字，二人所注天壤，如果古人能区别此“焦、膲”二字而用之，试问：还会有如此之误吗？笔者认为“三焦”之“焦”，应写成“膲”，不宜写成“焦”，此“膲”字更不宜简化为“焦”，故本书中凡属此义者，均用“膲”而不用“焦”。

“见”，在古籍中，有二义，一读 jiàn，音件，乃看见之见；一读 xiàn，音现，乃出现之现。二者均用一个“见”字，这对今天的读者来说尤为难辨，如不辨之，在理解语义上就会有较大出入，或本质的区别。如《素问·宝命全形论》云："众脉不见，众凶弗闻。"《玉板论要》云："其色见浅者，汤液主治，十日已；其见深者，必剂主治，二十一日已；其见大深者，醪酒主治，百日已。……色见上下左右，各在其要。"《生机正脏论》云："正脏脉见，乃予之期日"；见其正脏，乃予之期日"；"正脏虽不见，犹死也。"《五脏别论》云："是以五脏六腑之气味，皆出于胃，变见于气口。"以上诸句中之"见"，均应作"现"，改"见"为"现"，其文义则易晓通畅，初学读之，也易知经义。

手足之"指"字，今统一用"指"，但在此书中，若全用"指"字，对初学也有不便。如"小指外侧至阴续"，"中指之末中冲良"二句，若写成"小趾外侧至阴续"、"中指之末中冲良"，初学者，一见便知至阴穴在足小趾之端，中冲穴在手中指之末，即方便了学习，又容易记忆。全书经文和注文中，此类用法甚多，今将手足之指字，分别"指、趾"而用之，无疑会使学习变得轻松。

四、求正解，以别字义不同

"徵"与"征"："徵"字，今日之简体可以写作"征"。但"徵"字古来有三种读音：一是 zhēng，二是 chéng，三是 zhǐ。因而在使用中须有区别，所以不能统而归一，均写作"征"。读作 zhēng 时，有征召、求取、证验、征兆、证明、征聘、追究等义，均可写作"征"。读作 chéng 时，应写为"惩"，此假借之字，故高士宗云："徵，同惩。"是惩戒之义。读 zhǐ 时，它只有一种用法，其字义仅代表五音之一，五音是宫、商、角、徵、羽，所以在用于五音时，它的读音和字形是不能改变的。即：决不能写成“征”，读成 zhēng。多年来由于受文字简化的影响，许多书中均由此而缺乏严谨审慎的考辨，而写为“征”。由于五音是古人之学，今人多不知其用，便见字而变，以至失察。“征”字古无读 zhǐ 者，也无此音义，所以“徵”字用于五音之 zhǐ 时，则不可以“征”代“徵”也。

“酸”与“痠”，二字均读 suān，古今文中皆有混用者，殊不知此二字音同而义别。如胃酸，言胃之上返酸水，此处用“酸”，是十分准确的，因为胃酸是一种单一的酸感。如腰痠腿痛，如果写成腰酸腿痛，所用之“酸”字就不准确。这里的“痠”并非是单一的“酸”，而是一种以酸为主，又兼及重、胀、痛的综合反应，是一种病态或疲劳过度引发的“痠”。《阴阳应象大论》云：“东方生风，风生木，木生酸，酸生肝……在味为酸……酸伤筋，辛胜酸。”《脏气法时论》云：“肝欲散，急食辛以散之，用辛补之，酸泻之。”上二论之“酸”，就不能写成“痠”。《长刺节论》云：“病在骨，骨重不可举，骨髓酸痛。”《至正要大论》云：“少阴在泉，客胜则腰痛，尻、股、膝、髀、腨、胻、足病，瞀热以酸。”此二论中之“酸”就应该写成“痠”，故高士宗注云：“酸，作痠”。可见“酸”与“痠”，二者必分而用之，词义方可表达准确。

“胻”与“胫”，“胻”音 héng，与“骱”，音义皆同，凡书中所用之“骱”，均改为“胻”。有解“胻”与

"胫"同者。《史记·龟策列传》云："圣人剖其心，壮士斩其胻。"裴骃《集解》云："胻，脚胫也。"《广雅·释亲》云："胻，胫也。"可见古有将"胻"作胫者。《说文》云：'胻，胫端也。"段玉裁《说文解字注》云："端，犹头也。胫近膝者曰胻，如股之外曰髀也。言胫则统胻，言胻不统胫。"桂馥的《说文解字义证》云："胫端者，谓股下胫上也。"王念孙《广雅疏证》云："凡对文则膝以上为股，膝以下为胫。"可见膝下胫上谓之胻，胻与胫是有区别的。《骨孔论》云："胻骨孔在辅骨之上端。"高士宗注云："辅骨，小腿大骨之旁骨也。上端，近膝处也。"此解甚明。按：虽胻、胫有别，但古今有通用者，《内经》之中也不乏此例。《脉要精微论》云："脾脉搏坚而长，其色黄，当病少气；其软而散，色不泽者，当病足胻肿，若水状也。"其中"足胻肿"，张志聪注云："当病足胫肿。"可见胻、胫之用，又须从具体的语言环境而辨之。

"冶"与"治"，二者形近而音义皆别。"治"字用于医书中有诊疗、调养、安定、修身等等多义，其义虽众，而无甚争议。唯"冶"字用于医书，其义须明。

《缪刺论》云："不已，以竹管吹其两耳，剃其左角之髪，方一寸，燔治，饮以美酒一杯，不能饮者灌之，立已。"其中"燔治"二字，自王冰本之后，均作"燔治"，唐以降诸本皆然。殊不知其中"治"字，应作"冶"。何以知之？史学家、考古学家李学勤先生对此有专论，其《冶字的一种古义》小论，精辟准确的论述了它的医用之义，并指出《内经》中"燔治"一词也是

"燔冶"的误写。让我们看一看古人是如何解释"剃其左角之髮，方一寸，燔治，饮以美酒一杯……。"王冰云："左角之髮，是五络血之余，故剃之燔治，饮之以美酒也。"显然，王冰并没有细说此法，以后吴昆、张志聪、高士宗，均无细解。唯马莳注云："又剃其左角之髮，内与五络相通者，方一寸许，燔而治之以为末，用美酒一杯送之。"马莳之解可谓详明，但今人读之，其"治"字之义依然模糊。李学勤先生在整理汉代出土的木简及帛书时，对医书医方中"冶合、燔而冶"等用语作了考察，在否定了"冶"字是"治"字的误写后，终于在《医心方》一书中找到答案。《医心方》是一部日本的医方书，系日本圆融天皇天元五年（相当中国北宋太宗太平兴国七年，公元 982 年）丹波康赖所撰。在该书卷十四、二十二中发现有关"冶"字的注释，训为"捣、舂"之义，及"碎"之义。因此确定古医书中的"冶"字，为"捣碎"之义。让我们再听一听医学家、考古学家马继兴先生的说法。"古医书中，对于绝大多数药物的粉碎方法，均将其研成干燥的末，称之为'冶'。如果是研成细末，则称为'冶精'。按：'冶'字在汉代《治百病方》中仍沿用之，但到了东汉张仲景医书中则改用'末'字。"又说："'冶'字在古医书中，义为研末。"有此二位专家的立论，再把这个古义拿来重新解释"燔冶，饮以美酒一杯"，其义就非常顺畅明通。即：将头髮烧后捣碎研成细末，用美酒一杯送下，从而也证实了《内经》中"燔治"一词应作"燔冶"。此乃唐以前古人传抄之误，或因王冰失察所至，也未可知。有人问：唐代初年杨上善《太素》一书也作"燔治"，此又何讲？笔者曰：《太素》一书国内原无古本，今日所见，是光绪年中叶，学者杨惺吾先生从日本获唐写卷子本影抄以归，仅二十三卷。后桐庐袁忠节未加详校，即以付刊，讹谬滋多；后有萧延平者，精于医道，聚群籍而重校之，殚精二十年而成，其用心不谓不深，其考辨不谓不详，其治学不谓不严，然其书均以传本《内经·素问、灵枢》、《甲乙经》等书为据而校，其对者皆对，其误处又何能免乎？其结果自然可知。不仅《太素》如此，即便比《太素》早几百年的《甲乙经》，也因其传抄之误，而将"燔冶"写作"燔治"，此又何足为怪哉？

一个"冶"字的考证，其中蕴藏着古文字学以及医书医方的流传、版本年代、使用特点等多种丰富的知识信息，因本文不宜旁涉其他，读者细品慢嚼，自能有许多心悟，其受益岂浅鲜哉！

五、明引文，有利学者研究

在注文中，作者常引经文云云之类，但所引之经文，又非是一段完整的经文，而是将有关的文字引出，其中有许多的省略。如《五脏生成篇》中，高士宗引经文解"腹满䐜胀，支膈胠胁"时，引《灵枢·经脉》论云："脾足太阴之脉，其支者，复从胃，别上膈。"本段经文，从"脾足太阴之脉"下，就有一大段话被省略。全段经文是："脾足太阴之脉，起于大趾之端，循趾内侧白肉际，交出厥阴之前，上膝股内前廉，入腹，属脾，络胃，上膈，夹咽，连舌本，散舌下；其支者，复从胃，别上膈，注心中。”又如其下注解“心烦头痛，病在膈中”时，引《经脉论》云：“心手少阴之脉，下膈，络小肠。”原经文是：“心手少阴之脉，起于心中，出属心系，下膈，络小肠。”再如《风论》中，高士宗注解“肝风”时，引《经脉论》云：“肝是动病，甚则嗌干。”原经文是：“是动则病，腰痛不可以俯仰，丈夫㿉疝，妇人小腹肿，甚则嗌干，面尘，脱色。”综上所述，不难看出，医家为了直截了当说明问题，在引用经文上，只将有关文字直述，而非全文录用。所以为了区分经文与注文，我们将经文所云全部用引号括起来，以利读者的识别，从而有助于学习研究。

我们前面讲了：“删一字，必无损原著。”整理古籍，不能随意删改字句，否则就会破坏原著的完整统一，这是校勘古籍之大忌。但把古籍繁体字变成今天的简体时，特别是在我们这套选刊中，由于注文的存在，在繁变简时就有了问题。比如《上古天真论》云：“迺问于天师曰。”吴昆注云：“迺，乃同。”“迺”字在变成简体时，已变成了“乃”，如果保留后边的注，就成了“乃，乃同”，显然，这句注是多余的。要么留繁体的“迺”，从而存注；要么改繁体的“迺”，而删去注。两者哪一个有利于读者，而又无损于原著呢？当然是后者。不然，书中繁简混杂，不伦不类，读来反觉不快，所以我们将凡属此类之注者删去。但由于诸多原因，有时又不得不用繁体字。这是因为有些字我们今天的简体字中没有，必须去繁体字中去查寻，所以为了方便读者，只好依用原字，以便查阅。

以上诸条是我们校勘这套选刊时做的一些工作，校勘时我们参考了多种古籍版本，及现代学者们的注释本，尽管如此，面对这样一个文化知识的宝库，时常令我们住笔深思，它的博大精深，使我们肃然起敬；它的词简意奥，也使我们深感学识的不足。为此，我们虽然十分尽力，恐不足之处尚存，诚望海内外学者给予批评指正，以利我们把校勘工作做的更好，从而奉献给广大读者更多更好的古籍精品，为二十一世纪中国文化的再创辉煌，贡献微薄之力。

己卯年索隐斋主人悟真子孙国中识

“搏、摶”辨析

从字义上讲，“搏”字有搏斗、交争之义，而“摶”字有合聚凝结之义。“搏”字是向外施展，同对方抗争，使之屈服；“摶”字向内合聚，使之凝结，形成整体。二者字义相反，绝无相通之义，而《内经》中却有以“搏”代“摶”者，如《灵枢·本神篇》：“故生之来谓之精，两精相搏谓之神。”《灵枢·决气篇》云：“两神相搏，合而成形。”其中“搏”字就是“摶”字之义。

两精者，即先天之精与后天之精。先天之精，父母之精也；后天之精，水谷精微之精也。必是此两精之合聚凝结，而后可以生育人身。如此析之，此处宜用“摶”字，而不应是“搏”字，何以《内经》中反其道而用之？殊不知，“搏”与“摶”，字形相近，实乃古人传抄之误。自明代马莳给《灵枢》作注以来，诸家均不知此误，妄解“搏”义，以讹传讹，今正而改之。

〔按：本文中用繁体之“摶”，不用简体之“抟”者，易于辨析耳。〕

壬午年孙国中谨记

"匮"字辨析

"匮"字，古有二义：一曰竭乏，读作 kuì，即匮乏之义。《诗·大雅·既醉》云："孝子不匮，永赐尔类。"《韩非子·外储说右下》云："上有积财，则民臣必匮乏于下。"二曰匮同柜，读 guì，藏物之柜也。《书·金縢》云："公归，纳册于金縢之匮中。"《庄子·胠箧》云："将为胠箧探囊发匮之盗。"

"金匮"，当作"金柜"，在上古是简称，全称为"金縢之柜"。古人云："縢，缄也。縢、缄皆绳，以绳束约为縢为缄"。又曰："縢，约也，缠也，以绳缚约谓之縢。"金縢之柜，即用金属叶片缠绕封闭的柜子。

《尚书·金縢》云："武王有疾，周公作《金縢》。"注云："为请命之书，藏之于匮，缄之以金，不欲人开之。遂以所藏为篇名。"唐孔颖达疏云："武王有疾，周公作策书告神，请代武王死，事毕纳书于金縢之匮，遂作《金縢》。"又云："《诗》述帐弓之事云：'竹闭绲縢'，毛《传》云：'绲，绳；縢，约也。'此《传》言缄之以金，则训縢为缄，王、郑皆云：'縢，束也。'又，郑《礼记·丧服大记》注云：'齐人谓棺束为缄'，《家语》称'周庙之内有金人，三缄其口'，则縢是束缚之义。藏之于匮，缄之以金，若今钉鍱之不欲人开也。郑云：'凡藏秘书，藏之于匮，必以金缄其表，是秘密之书皆藏于匮，非周公始造此匮，独藏此书也。'"

"匮"，在《内经》一书中，有作"匮乏"之义者：

《天元纪大论》云："令有条理，简而不匮。"有作"金柜"之义者：《气穴论》云："请之金匮，不敢复出"；《岁露论》云："请藏之金匮，命曰三宝"；《阴阳二十五人》云："余愿得而明之，金櫃藏之。"

明代马莳云："金匮者，藏书之器也。《尚书·金縢篇》蔡注释为'金縢之匮'，《灵枢·阴阳二十五人篇》有'金櫃藏之'，其'櫃'从木义，盖同此。"清初高士宗注解《金匮真言论》篇名时云："'金匮'，藏书之器也；'真言'，至真不易之言也。天之阴阳四时，合人之阴阳脏腑，人之五脏五行，合天地之五方、五色、五谷、五味、五音、五畜、五臭，各有收受，三才合一，至真不易。然此真言者，非其人勿教，非其真勿授，藏之心意，不可轻泄，犹以此言藏之金匮者然，故曰金匮真言也。"今人郭霭春先生云："古人认为这些理论都是'至真不易'之言，必须将它藏之于金匮之中，故称《金匮真言论》。"〔国中按："真"乃"正"之避讳字，应作"正"，诸家对此不留意，故沿用，今应改之。〕

综上所述，"金匮"之义岂不简明？将"金匮"写成"金柜"，今人读来，何须费解？又按：《金匮要略》一书，简称为《金匮》者，以藏书之器名篇也，不过示其价值珍贵，求之难得，令人珍惜而已，今用简体字表示，就必须写成《金柜要略》，《金匮肾气丸》也应写成《金柜肾气丸》，才是本字本义。

"匮"和"柜"，在简体字中，已各有分工，不可假借，不可混用，一字一义是简体字的明显特征，即改用简体字，就要遵守今日简体字之使用规律，与时俱进，岂可将古人之用，用于今人之用乎？故应改"匮"为"柜"。

丙戌年立秋日孙国中识

"卒、猝"辨析

"卒",《说文》云:"卒,隶人给事者衣为卒。卒,衣有题识者。"《说文解字义证》云:"当云'隶人给事者为卒',后人加'衣'字。"古字中有"卆"字,即"卒"的异体。《玉篇·衣部》云:"卆,今作卒,隶人给事也。"《正字通·衣部》云:"卆,《说文》'卆,衣有题识',故从衣从十。"《说文通训定声》云:"卒,本训当为衣名,因即命着此衣之人为卒也。古以染衣题识,若'救火衣'及'亭长着绛衣'之类,亦谓之褚,今役民壮,以绛缘衣,当胸与背有题字,其遗制也。"以上是"卒"字之原始本义。

《左传·隐公元年》云:"大叔完聚,缮甲兵,具卒乘,将袭郑。"杜预注云"步曰卒。"陆德明《经典释文》云:"卒,步兵也。"孔颖达云:"从车者为卒,在车者为乘。"《战国策·秦策二》云:"三鼓之而卒不上。"高诱注云:"卒,士也。"卒作为士兵之义,是其第一引伸义,后成为卒字之本义。又引伸为竟也、死也、已也、末也、后也、终也、尽也"等义。

"猝",《说文》云:"猝,犬从草暴出逐人也。"《玉篇·犬部》云:"猝,言仓猝暴疾也。"又云:"猝,突也。"猝不象卒字,有哪么多的引伸义,仅此猝暴而发之义,后凡突然发生的情况,均以"猝"字为义。

中医病症中,有"卒中、卒心痛、卒中风、卒耳聋、卒脑风症、卒喉痹、卒喑、卒癫、卒喘”等等。其中“卒”字，读音均作 cù，均应写成本字“猝”，何以见之？卒、猝二字上古同韵，故可假借。《墨子·号令》云：“敌人卒而至”；《杂守》云：“卒不可远。”孙诒让注云：“卒，猝同。”《战国策·齐策三》云：“决疑应卒”；《秦策三》云：“秦卒有他事而从齐”；《魏策四》云：“卒然见赵王”；《齐策四》云：“王之问臣也卒。”鲍彪注均云：“卒，与猝同。”《史记·酷吏传》云：“野彘卒入厕”，注云：“卒，猝同。”《汉书·成帝纪》云：“兴卒暴之作”；《食货志上》云：“卒然边境有急”；《赵充国传》云：“四夷卒有动摇”，“卒有不虞之变。”颜师古注云：“卒，读曰猝。”清代学者戴震认为，卒与猝古通用；段玉裁认为：“卒、猝古今字”，又云：“古多假‘卒’字为之。”朱骏声《说文通训定声》云：“卒，假借为猝。”

综上所述，在古文中如能区分“卒、猝”二字而用之，则文义易解。

明清以前的古籍中，多以“卒”代“猝”者为多，明清以后则用“猝”字者渐多，这反应了学者们在用字上的准确性，同时则避免了后世学者误识误解。仅以明代医学大家张介宾的《类经》举例。该书十九卷针刺类二中云：“岐伯曰：‘镵针者，取法于巾针，去末寸半卒锐之，长一寸六分，主热在头身也。’注云：‘镵，锐也。‘卒，尾也。此针身大，其近末约寸半许而渐锐之，共长一寸六分，主泻去阳气，故治热在头身。’”首先张氏此段引文中“去末寸半”，《甲乙经》作“去末半寸”，仔细品味经文，当以《甲乙经》为是，张介宾此处不仅引文有误，而且其注文更有大误之处。注中云：“卒，尾也。”实乃望文生义，缺乏潜心揣摩。“卒”，确有“尾、末”之义，《孟子·万章下》云：“于卒也。”朱熹注云：“卒，末也。”末者，岂不是尾乎？而在《内经》此段文字中，“其近末约半寸卒锐之”一句中，“其近末”，已说明其近尾了，何以后边之“卒”又成尾呢？后之“卒”，实当是突然之义，如果经文不用“卒”，而用“猝”，想来必不会误会错解。细思：张介宾一代名医，又是理论大家，尚且如此，后之学者又会如何？即便是今日的医学大教授们也常说成“脑卒（zú）中”，可见其误识误读，今日犹然，其关键岂不是在一字之用乎?！医界学者中，有些不知“卒、猝”实为假借，长期以来许多著作中、论文中，继续使用“卒”，而不用“猝”，以“卒”代“猝”，造成了文字上的混乱，使得一些文字学者也随波逐流，以至不是而是了，又似乎成了“约定俗成”，实乃缺乏科学之态度，学不精、识不定，故如此尔。比如中国社会科学院语言研究所编定的《现代汉语词典》中，有关“卒”字条中，有“卒 cù 同猝”一条，这样的解释是非常科学准确的，而在新近出版词典中，有的学者，就为“卒”的突然暴发之义立了专门的词条，给卒一个合法的身份。试问如果让“卒”的突然暴发之义合法化，那么“猝”字之义又将如何？根据简体字的发展方向，有了“卒”，何必还要“猝”？简体字的特点之一就是词的准确易识，如果把“脑卒中”一词，给一百个中学生读，恐怕有百分之八十的人读成“脑卒（zú）中”，如果把“脑猝中”给一百个中学生读，就会有一百个人读成“脑猝中”，并能准确的说明词义。用“卒”用“猝”，其利其弊，岂不一目了然？又按：“中”，读作 zhòng，即击中之“中”，不能读作 zhōng，不是中流、中间、中气之“中”。

乙酉年中秋孙国中识

“令尖如挺”考议

《灵枢·九针论》云：“九者，野也。野者，人之节解皮肤之间也。淫邪流溢于身，如风水之状，而流不能过于机关大节者也。故为之治针，令小大如挺，其锋微圆，以取大气之不能过于关节者也。”此明代马莳所见之传本也，但同为明代人所见传本中，其文字又有不同者，其中“令小大如挺”句作“令尖如挺”。如明代赵府居敬堂本、明天启年张介宾《类经》本，即今所见《太素》亦云“令尖如挺”，如此看来，似“尖”字为是，而“小大”有疑。但“尖”与“大小”，又有可解者，即古文竖写，“尖”字上半是“小”，下半是“大”，二者合而视之，可为“尖”；分而视之，可为“小大”，均可视为误抄、误识，或版断所至。如何选择，着实令人难以取舍。笔者认为，欲断此案，须先对其“挺”字进行考辨，否则终难释疑。

古代“梃、挺、铤、莛、筳、脡、珽”，七字音声相近，义亦相近，故可互通假借。经文中“令尖如挺”之“挺”字，诸家所解不同。有作“梃”解者，张介宾《类经》是也；有作“筳”解者，杨上善《太素》是也；有作“铤”解者，马莳《灵枢注证发微》是也。孰是孰非，令人难从。

“梃”，指形圆且长且直之木棒，《孟子·梁惠王》云：“杀人以梃与刃，有以异乎？”若云“令尖如梃”，此针岂不很大，可以舞动乎，况梃乃非尖之物，又何以如之？与经义相去甚远。若云“令尖如筳”，筳者，小竹枝也。或可解为似竹枝一样尖挺，故杨上善注云：“小破竹也。”《汉书·王莽传》中有：“以竹筳导其脉，知所终始”，可为一证，其义似与经文相近。若云：“令小大如铤”，铤，古义中除指未成器铜之坯料，念 dìng 外，又称箭足为“铤”，念 tǐng。《周礼·冬官考工记》云：“冶氏为杀矢，刃长寸，围寸，铤十之。”郑司农注云：“铤，箭足，入稾中者也。”“稾”，箭杆，亦古义之一。即箭头后圆锥形长体，插入箭杆中者，谓之铤。如此看来，“令小大如铤”，则与经义相合，与下句“其锋微圆”，语义相贯。笔者亲见秦汉时期军中所用之箭头，其形状有十几种，有只有头而无“铤”者，有头铤一体者，其铤又有长短不等，长者可达十寸之多，约等于今之二十三厘米有余；有四寸者，约等今之九厘米有余。如手握箭头，其铤正是大针之状，二者长短、大小、粗细一致。故笔者断言，“令尖如挺”，应作“令小大如铤”，马莳之解胜出〔见附图〕。

附：鍉针、铍针解

九针多与古之兵器相关，如鍉针、铍针。

鍉针，“鍉”，读 dī，音滴。即针头如箭头之状者，依箭头而制之针，谓之鍉针。古之箭头，有称之为鍉者，有称之为镝者，有称之为镞者。《说文》云：“镝，矢锋也。”段玉裁《说文解字注》云：“谓矢镞之入物者，古亦作‘鍉’。”《汉书·陈胜项籍传赞》云：“销锋锃”，颜师古注云：“锃，与镝同，即箭镞也。”《史记·陈涉世家赞》云：“销锋锃”，裴骃集解引徐广曰：“锃，一作镝。”“镞”，《广雅》、《集韵》均释为“镝也”。《庄子·天下》云：“镞矢之疾”，陆德明释文引《三苍》云：“镞，矢镝也。”《汉书·地理志下》云：“或骨为镞”，颜师古注云：“镞，矢锋也。”故《内经》书中凡称“锃针”者，笔者均改作“镝针”。“镝”字今日学者易识易解，而“锃”字今已不为所用也。

“铍针”，“铍”，读 pī，音劈。铍是古之兵器，其身头似剑，有云其“剑而似刀”者，有云其“铍，剑也。”有云：“铍，两刃小刀也。”有云：“铍，剑之别名”者。铍之形，类似短剑，但它像枪头一样，是插在木棒之上，与古之枪相仿，临敌可刺可劈，挥舞自如。笔者亲见战国出土之铍，铍针似其形，故云：“取法于剑锋”，实取法于铍也，故云铍针。

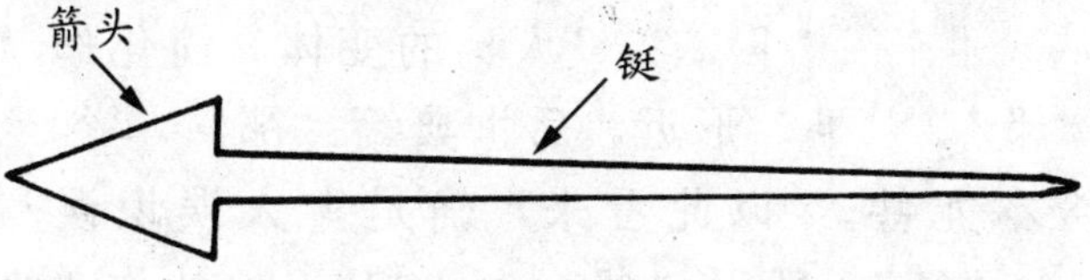

箭铤图

古代箭头，样式繁多，大小不一，此乃其中之一。

丁亥年清明节孙国中识

“络却”穴名辨真

“络却”，乃足太阳膀胱经之头部穴，其别名又有强阳、脑盖之称。其穴位在“通天”穴之下1．5寸，即头顶部，当前髮际正中直上5．5寸，旁开1．5寸。络却之名，自明清以来，一直沿用至今。但明清以来，也有称之为“络郄”者，如明代马莳《灵枢注证发微》、张介宾《类经》、清代张志聪《灵枢集注》等，今天也有一些学者撰文提出其为“络郄”。到底是“郄”还是“却”呢?

殊不知“郄”古字作“郤”，“却”之古字作“卻”，二者只一笔之差。文字学家王力先生曾经指出：“‘郄’是‘郤’的异体字，‘卻’和‘郤’音义都不同，《广韵》‘卻’在药韵，‘郤’在陌韵，今音区别更大。‘郤’本指县邑，借为间隙，所以从邑；‘卻’表后退、退卻，所以从‘卩’，‘卩’实‘人’的变体，简化作‘却’。楷书‘阝’、‘卩’形近，后世典籍‘郤’、‘卻’常互讹，今本尤甚。”以此看来，确是古人误识误写，将“郤”为“卻”，即误“郄”为“却”，故认作“络却”。或曰：如此说法，也可认为古人误“卻”为“郤”，故有称之为“络郄”者，此又孰是孰非呢?

笔者存疑有年，一日见电视探索节目，有《针灸铜人迷踪》，银屏上出现一块穴名刻碑，上有“络郄”之名，不由心中一动。异日，来到中医科学院针灸研究所，想问个究竟。所里张立剑老师，给予了热情接待，先参观了针灸搏物馆，后又找出资料核对事实，原来此碑是上世纪 60 年代到 80 年代陆续出土的文物，可惜只存六块残碑。此碑是北宋天圣年间，即公元 1023 年到 1032 年间，官刻《新铸铜人腧学针灸图经》，距今已有近千年，此碑现藏于北京石刻艺术博物馆和首都博物馆。由此还可认定，北宋王惟一奉旨造"针灸铜人"时，其足太阳膀胱经之头部穴，当也作"络郄"，而非"络却"。

不独此证，日本御宫仁和寺现存仁安二年（相当于中国南宋乾道三年，即公元 1167 年）旧抄卷子本《太素》，也是佐证。其《腧穴·气府》注云："督脉两旁，足太阳脉五处、承光、通天、络郤、玉枕，左右十也。"其中"络郤"，前文以述，"郤"即"郄"字。可见唐代《太素》之原本，也作"络郄"而非"络却"也。

从字形上分析，"郤"与"卻"，只一笔之差，同样"郄"与"却"，形体也十分相近。可以说，将"郄"误抄作"却"是可能的，而将"却"误抄为"郄"，其可能性不大。综上述，笔者认为，当以"络郄"为是。又按："郄"，今简体用"隙"，故今日应写成"络隙"穴。

附：北宋天圣年间官刻《新铸铜人腧学针灸图经》残碑图之一。

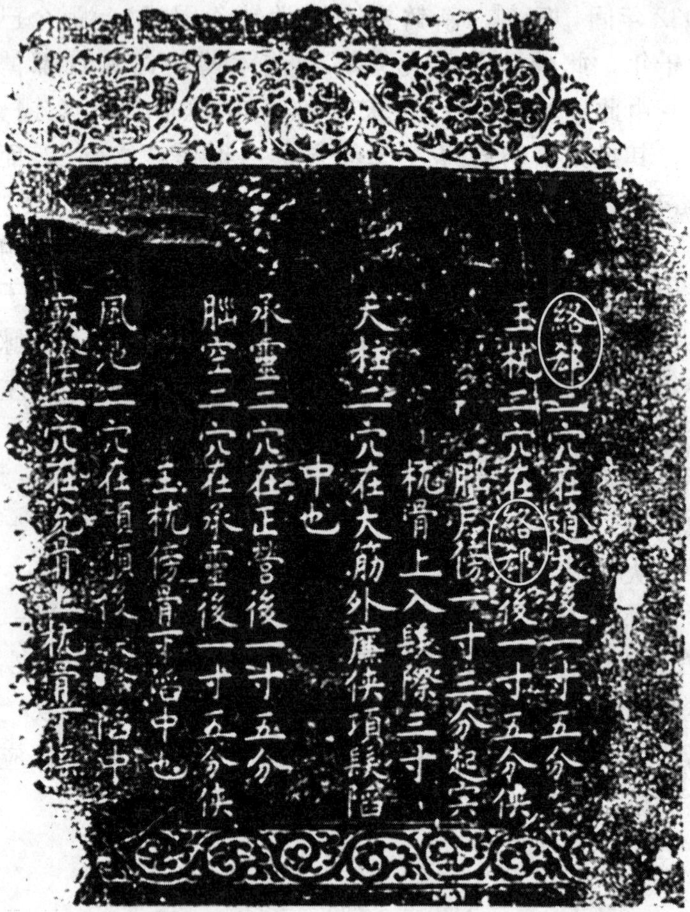

此图引自黄龙祥主编《中国针灸史图鉴》

足太阳膀胱经

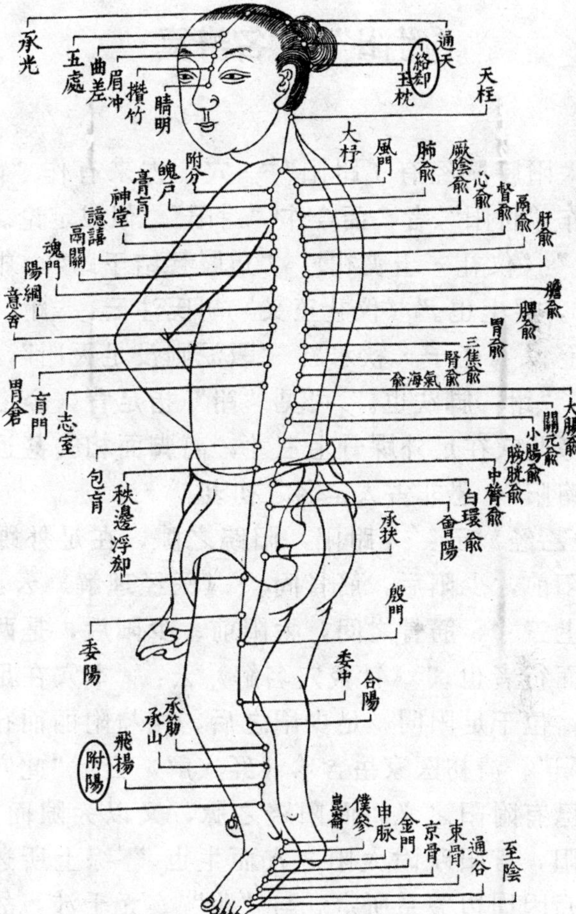

此乃马莳所用之图，后张介宾、张志聪、高士宗均遵循用之。其中“络隙、附阳”之穴名，均认同无误，可为“辨真”之证。

丁亥年清明节孙国中识

“跗阳”穴名辨真

足太阳膀胱经有“跗阳”一穴，古来有作“附阳”者，有作“付阳”者，而今作“跗阳”，似成定论。

“跗”《仪礼·士丧礼》：“乃屦綦结于跗”，郑玄注云：“跗，足上也。”《仪礼正义》胡氏注云：“跗，谓在足背之上。”《庄子·秋水》：“蹶泥则没足灭跗”，成玄英疏云：“跗，脚趺也。”可见“跗”指足背，今俗云脚面也，考此穴在足外踝骨上三寸，离脚面相去甚远，称其为“跗阳”，恐非古人定名之初衷。

《甲乙经》云：“跗阳，阳跷之隙，在足外踝上三寸，太阳前，少阳后，筋骨间。”《医经理解》云：“在足外踝上三寸，筋骨之间，太阳前、少阳后，是两阳脉之相附而行者也。”《针灸穴名解》云：“本穴在足三阳交近处，位于足阳明，足少阳之后，相与附丽而行，故名“附阳”。清初医家岳含珍《经穴解》云：“此穴将近少阳，已有附阳之义，而阳跷之脉，又以为隙而上行，故曰附阳，言阳跷附太阳之穴而生也。”综上所述，此穴名实乃因周边关系所定。与“跗”实无干涉，故应名“附阳”，而不应写作“跗阳”。

古之“跗、付、附、柎、符、俯、胕、拊”等字，因声同形似，均可假借使用，知此，“附、跗”之辨，可以了断矣。

丁亥年清明节孙国中识

《玉机真脏论》正名

《素问》有《玉机真脏论》一文，何谓“玉机”，何谓“真脏”，诸家确无详解。殊不知，“玉机”当作“生机”，“真脏”当作“正脏”。

唐代杨上善《太素·四时脉形》云：“著之玉板，藏之于府，每日读之，名曰生机。”注云：“书而藏之，日日读之，以为摄生机要，故曰生机也。”此句经文，乃《素问·玉机真脏论》之文，而其文“生机”作“玉机”。《太素·色脉诊》云：“至数之要，迫近以微，著之玉板，命曰合生机。”注云：“神动物之理者，近于万物机微之妙，故书玉板，命曰合于养生之机也。”此句经文乃《素问·玉板论要》之文，而其文“生机”作“玉机”。

日本学者喜多村直宽在其所著《素问札记》一书中指出：“篇内‘名曰玉机’，观《玉板论要篇》，而《太素》并作‘生机’，注意亦然，此知‘玉’字当作‘生’。此篇内盖论‘真脏’与‘生机’之异，其意太明，若作‘玉机’，却属无谓矣。”今传《内经》皆王冰校勘之本，而王冰校书时，无他本可以证，不及其前人《太素》之作者杨上善，《太素》之作有他本为证，故可互相参校，自然在王本之上，故其说可信。笔者认为理应改“玉机”为“生机”。生机者，胃气也，实乃后天水谷精微之气。有胃气则人之三宝精气神，滋养化生，循环不已，永葆生机；无胃气，则人之三宝精气神，无滋养之源，生化断绝，人命休矣。

何谓“真脏”，“真”乃避讳字，秦始皇名正，为避此“正”而改作“真”。杨上善《太素·真脏脉形》注云：“古本有作“正脏”，当是秦皇名‘正’，故改为‘真’耳，真、正义同也。”何谓“正脏”？正脏者，肝心脾肺肾也。《周礼·天官》云：“两之以九窍之变，参之以九脏之动。”东汉经学家郑玄注云：“‘脏之动’，谓脉至与不至。正脏五，又有胃、膀胱、大肠、小肠。”其中“脏之动，谓脉至与不至”一句，正言“正脏脉”也，故云：“正脏五。”由此可见，先秦不称“真脏”，而称“正脏”也，因避秦始皇之名，改“正”为“真”也。元代医家危亦林撰《世医得效方·集脉说》云：“两手各三部，分为寸关尺。左三部，正脏心、肝、肾，小肠、胆与膀胱为腑；右三部，正脏肺、脾、命，大肠胃与三膲为腑。”此其佐证也。五脏六腑，古人均称之为“脏”，故经文有“十一脏取决于胆”之说。正脏为区别于六腑而言，五脏为主，故曰正脏。

杨上善云：“无余物和杂，故名正也。五脏之气，皆胃气和之，不得独用。如至刚不得独用，独用即折，和柔用之即固也。五脏之气，和于胃气即得长生，若正独现，无和胃气，必死期也。欲知五脏正现为死，和胃为生者，若于寸口诊手太阴，即可知之也。现者，如弦是肝脉也，微弦为平好也。‘微弦’，谓弦之少也，三分有一分为微，二分胃气与一分弦气俱动，为微弦也。三分并是弦气，竟无胃气，为现正脏也。”此“正脏脉现”

之解也。

又按：正脏脉现，实乃先天之气所现，先天之气，隐而不现，赖后天水谷精微以滋养，而生生不息，今无后天之气，先天之气必不能独存，其现则人命危矣，故知死期将至，此又诸家所未言也。有胃气，谓之生机；无胃气，谓之正脏脉现。一生一死，故本篇应名《生机正脏论》。

丁亥年清明节孙国中识

内经“逢寒则虫，逢热则纵”辨

《内经·素问·痹论》云：“帝曰：‘夫痹为病，不痛何也?’岐伯对曰：‘痹在于骨则重，在于筋则屈不伸，在于脉则血凝而不流，在于肉则不仁，在于皮则寒，故具此五者，则不痛也。凡痹之类，逢寒则虫，逢热则纵。’”其中“逢寒则虫，逢热则纵”一个“虫”，一个“纵”，让历代学子，费心不已。其中又以解“虫”为“疼”者，被视为正解。

清代末年文字学家于鬯，在其《香草续校书》中指出：“‘虫’”当读为‘痋’，‘痋’谐‘虫’省声，故可通借。《说文·疒部》云：‘痋，动病也。’字又作‘疼’，即上文云：‘其留连筋骨者疼久’。《释名·释疾病》云：‘疼痹，痹气疼疼然烦也’。然则‘逢寒则痋’，正疼疼然烦，所谓疼痹也。段玉裁疒部注以释疾病之疼疼，即《诗·云汉》篇之虫虫，则又‘痋、虫’通借之一证。抑玄应成实《论音义》引《说文》‘动病作动痛’。上文云：‘寒气胜者为痛痹’，又云：‘痛者，寒气多也，有寒故痛也’。然则‘逢寒则痋’，解作‘逢寒则痛’，亦一义矣。要因痛，故疼疼然烦，两义初不背也。动痛本合两义为一。王注云：‘虫，谓皮中如虫行’，望文生义，不足为训。《甲乙经·阴受病发痹篇》作‘逢寒则急’，当属后人所改，下句云：‘逢热则纵’，‘虫’与‘纵’为韵，改作‘急’，则失韵矣。”此说还有相同者，前于鬯者，清代文字学家，经学家，孙诒让早已提出；后于鬯者，民国学者沈祖绵《读素问臆断》亦详论之。

综上所述。诸家之解似一口同声，且均为大家之言，似应为定论。笔者玩味此句多年，觉的诸家之言并非尽然，何也？“逢寒则虫”一语，在《太素》和《甲乙经》均作“逢寒则急”，二者孰是孰非？《太素》、《甲乙经》均早于唐代王冰之《素问》，于氏认为是后人改动之笔，我说此解不能成立，属臆断想当然尔。今查日本御宫仁和寺现存仁安二年，相当于中国南宋乾道三年，即公元1167年旧抄卷子本《太素》，也作“逢寒则急”，可见唐本《太素》原文如此，以此可证《甲乙经》也非后人改动，此其一证也。再从经文来看，黄帝问岐伯“夫痹之为病，不痛何也。”则是发问痹症之不痛的原因，何以岐伯答曰：“逢寒则疼”乎？岂非所答非所问？此又一证也。

有此二证，经文理应作“逢寒则急，逢热则纵”。那么“急、纵”二字又作何解呢？

先说“急”字。古代“急、紧”二字可以互训，如“紧”字，《说文》云：“紧，缠丝急也。”《广雅·释诂一》云：“紧，急也。”《三国志·魏书·吕布传》云：“缚太急，小缓之。”《齐民要术·种桃柰》云：“桃皮性急。”古人均训为“急，紧也。”医家有“急脉”一说，明代李中梓之《诊家正眼》云：“曰急者，紧之别名也。”清初张路之《诊家三味》云：“紧为寒束之象。”由此可见，“逢寒则急”之“急”字，当作“紧”解。

《素问·气交变大论》云："其德清洁，其化紧敛。"王冰注云："紧，缩也。"逢寒则急等于逢寒则紧，逢寒则缩也。

再说"纵"字。《说文》云："纵，缓也。"王冰对"逢热则纵"之"纵"字有专解，其云："纵，谓纵缓不相就。"其义虽明，今日读者解之犹觉不畅。其实"纵"在此读 sōng，代表的字义是"鬆"字，即今天简体字之"松"。在汉代以前，凡言"放、松"之义者，多用"纵"字，"鬆"字晚出，或出用于两晋之后，之后用"纵"者见少，用"鬆"者见多，字义随之也易识，至今日简体字又以"松"字代之，而"纵"之"松"义渐废。

过去诸家学者均释"虫"为"疼"者，除"虫、疼"同声可互借外，则与下句"逢热则纵"之"纵"字同韵，这符合经文有韵的规律，但《内经》运用修词手段是多种多样的，并非句句用韵。如"实而滑则生，实而逆则死"、"五虚勿近，五实勿远"、"高而远则小，下而近则大"、"阳胜则热、阴胜则寒"、"秋冬为逆、春夏为顺"，其中"生死、远近、大小、热寒、逆顺"，都是对偶之句。同样"逢寒则急，逢热则纵"，"急、纵"二字即是"紧、松"二字之义，也是对举，并非用韵。诸家一味追求韵语，从而失去考察的严谨，故有此误。

戊子年春分日孙国中识

《内经》避讳字初探

陈垣先生在《史讳举例》一书中指出："民国以前，凡文字上不得直书当代君王或所尊之名，必须用其他方法以避之，是之谓避讳。避讳为中国特有之风俗，其俗起于周，成于秦，盛于唐宋，其历史垂二千年，其流弊足以淆乱古文书，然反而利用之，则可以解释古文书之疑滞，辨别古文书之真伪时代，识者便焉。盖讳字各朝不同，不啻为时代之标志，前乎此或后乎此，均不能有是。"又说："研究避讳而能应用于校勘学及考古学者，谓之避讳学。"

《内经》一书即有战国之文章，又有秦汉之文字，历三国两晋、南北朝，以至隋唐，由于各种原因，使得该书有损有增，最后由唐代大医学家王冰重新审定纂编，乃成今日之传本，又经宋、元、明、清诸代，当避讳者又复不少，故其中未改或改之未尽的避讳字甚多，今就其知之者，合而论之。

一、"玄"字之避讳

清朝避"玄"字，这是因为康熙皇帝名玄烨，所以自康熙始至清代末年，天下书报文字均避"玄"。《内经》一书，凡清代刻本，均避"玄"字，常见有缺笔之"玄"，或将"玄"改成"元"字，此皆为避讳之法。明代刻本的《内经》也有避“玄”者，如顾从德翻刻宋本之《内经》，这是因为宋代始祖名玄朗，故讳“玄”，顾氏翻刻时，以样照旧而刻，故其中避讳字全部保留。今人若不察此，常误认为顾氏本为清代翻刻。

二、“胡、虏、夷、狄”字之避讳

清初避“胡、虏、夷、狄”四字，雍正皇帝有圣谕，云：“朕览本朝人刊写书籍，凡遇“胡、虏、夷、狄等字，每作空白，又或改易形声。如以“夷”为“彝”，以“虏”为“卤”之类，殊不可解，揣其意盖为本朝忌讳，避之以明其敬慎，不知此固背理犯义不敬之甚者也，嗣后临文作字及刊刻书籍，如仍蹈前辙，将此等字样空白及更换者，照大不敬律治罪。其从前书籍，若一概责令填补更换，恐卷帙繁多，或有遗漏，着一并晓谕，有情愿填补更换者，听其自为之。”乾隆皇帝在编纂《四库全书》时也有圣谕，云：“前日披览四库全书馆所进《宗泽集》，内将“夷”字改写“彝”字，“狄”字改写“敌”字；昨阅《杨继盛集》，内改写亦然，而此两集中又有不改者，殊不可解。“夷、狄”二字，屡见于经书，若有心改避，转为非礼，如《论语》“夷狄之有君”，《孟子》“东夷西夷”，又岂能改易？亦何必改易！且宗泽所指系金人，杨继盛所指系暗达，更何所用其避讳耶？因命取原本阅之，则已改者皆系原本妄易，而不改者原本皆空格加圈。二书刻于康熙年间，其谬误本无庸追究。今办理《四库全书》，应抄之本，理应斟酌妥善，再誊录等。草野无知，照本抄誊，不足深责，而空格则系分校所填，既知填从原文，何不将其原改者悉为更正？所有此二书之分校、复校，及总裁官，俱着交部分别议处。除此二书改正外，他书有似此者，并着一体查明改正。”

《黄帝内经素问集注·序》中，张志聪云：“讵敢追康节、希彝通《易》之秘。”其中“希彝”应作“希夷”，希夷乃宋代道家代表人物陈抟之号，也称陈希夷。张志聪此书成于康熙九年，知此，故陈垣先生云：“可以鉴定清初版本。”

三、“世”字之避讳

唐代太宗皇帝李世民，避讳“世民”二字，陈垣先生云：“‘世’改为‘代’，或为‘系’，从‘世’之字，改从‘云’，或改从‘曳’。‘民’改为人，或为‘甿’，从‘民’之字，改从‘氏’。”《素问·脉要精微论》云：“数动一代者，病在阳之脉也，洩及便脓血。”张介宾《类经》注云：“洩，泄同。”张氏不知此“洩”字，是避讳所成，故注“泄同”。唐王冰原本，凡“泄”字均改为“洩”。宋代高保衡、林亿、孙奇在重新整理《内经》时，已做了回改工作，今日所见，实高、林、孙三人，回改未尽之文，理应改之。

四、“顺”字之避讳

避“顺”字者，乃南北朝梁武帝之父，其名曰顺之，故避“顺”字。陈垣先生云：“《南齐书》为梁武父顺之讳，凡‘顺’字皆改为‘从’，遇顺之名则空之。”又云：“《南齐书·王俭传》‘天应民顺。’‘民顺’宋本作‘民从’，盖避梁武帝父顺之讳。”又云：“《南齐书·武帝纪》永明十一年：‘孝子顺孙’，梁武帝父名顺之，故子显修史，多易‘顺’为‘从’，如《天文志》‘五星从伏’，‘太白从行’，‘荧惑从行’，‘岁星太白俱从行’，‘辰星从行’之类。宋‘顺帝’亦作‘从帝’，今汲古阁本，惟《祥瑞志》、《豫章王嶷、王琨传》各两见，《刘休传》一见，余篇多作顺帝，盖后人所改，监本于此数处，亦改为顺字矣。《百官志》汉顺帝，宋本亦作从。《州郡志》从阳郡、从阳县，汲古阁本改为顺阳，唯监本尚是‘从’字，而《张敬儿、陈显达传》中，仍为顺阳，《陈显达传》‘南乡县故顺阳郡治也’，宋本作‘从阳’，今《武帝纪》及《明帝纪》俱有‘顺孙’字，元本必作‘从孙’，后来校书者以意改易耳。”

综上所述，易“顺”为“从”，是南北朝梁武帝时代文字使用中一个明显的特点，而我们今日所见之《内经》，其中易“顺”为“从”者，比比皆是，开卷可得，以《素问》为例：

第一篇：“逆从阴阳，分别四时。”

第二篇：“秋冬养阴，以从其根。”“逆之则灾害生，从之则苛疾不起。”“从之则治，逆之则乱。”

第三篇：“骨髓坚固，气血皆从。”“营气不从，逆于肉理。”

第四篇：“一逆一从，阴阳表里。”

第五篇：“此阴阳反作，病之从逆也。”“分部逆从，各有条理。”

第七篇：“人有四经十二从”，“四经应四时，十二从应十二月。”

第十三篇：“又失四时之从，逆寒暑之宜。”“不知日月，不审逆从。”“逆从倒行，标本不得。”“数问其情，以从其意。”

第十五篇：“上为逆，下为从。”“孤为逆，虚为从。”“行所胜曰从，从则活。”

第十六篇：“刺避五脏者，知逆从也。”

第十八篇：“脉从阴阳，病易已。”“脉有逆从，四时未有脏形。”

第十九篇：“四时之序，逆从之变异也。”“脉从四时，谓之可治。”

第二十篇：“七诊虽现，九候皆从者，不死。”“视其经络浮沉，以上下逆从循之。”“上实下虚，切而从之。”

第二十二篇：“何如而从？何如而逆？”

第二十七篇：“夺人正气，以从为逆。”

第二十八篇：“滑则从，涩则逆也。”“秋冬为逆，春夏为从。”

第二十九篇：“更虚更实，更逆更从。”

第三十一篇：“视其虚实，调其逆从。”

第三十四篇：“阳明逆，不得从其道。”

第四十篇：“居脐上为逆，居脐下为从。”

第四十三篇：“逆其气则病，从其气则愈。

第四十八篇：“其从者喑，三岁起。”

第五十二篇：“从之有福，逆之有咎。”

第六十四篇：“四时刺逆从论。”“大逆之病，不可从也。”“以从为逆，正气内乱。”

第六十五篇：“病有标本，刺有逆从。”“逆从得施，标本相移。”“夫阴阳逆从，标本之为道也。”“治反其逆，治得为从。”

第六十七篇：“从其气则和，逆其气则病。”“各从其气化也。”

第六十九篇：“各从其动而复之耳。”

第七十篇：“故曰补上下者从之，治上下者逆之。”“其久病者，有气从不康。”“血气以从，复其不足。”

第七十一篇：“夫五运之化，或从五气，或逆天气，或从天气而逆地气，或从地气逆天气……欲通天之纪，从地之理……从逆奈何。”“愿夫子推而次之，从其类序。”

第七十四篇：“其逆从何如?”，“主胜逆，客胜从”，“同者逆之，异者从之”，“气相得者逆之，不相得者从之。”“所谓寒热温凉，反从其病也。”“脉从而病反者……脉至而从”，“有逆取而得者，有从取而得者”，“微者逆之，甚者从之”，“何谓逆从？从者反治”，“逆之从之，逆而从之，从而逆之。”

第七十八篇：“诊不知阴阳逆从之理，此治之一失也。”

第八十篇：“何者为逆，何者为从?”，“阳从左，阴从右，老从上，少从下”，“不察逆从，是为妄行。”

由此可知，今日所见之《内经》版本是王冰所重编，而王冰所使用的底本，则是南北朝梁武帝时代之刻本。因为唐代王冰以至宋代林亿等人均未回改其中的避讳字，故今本存之。又按：“运气七篇”，后人多疑是王冰将《阴阳大论》一书加入《内经》，今观其避讳字，当知此“七篇大论”之文，也是梁武帝时代之再刻本。

五、“喜”字之避讳

东魏孝静帝名“元善”，为避其偏讳，故改“善”为“喜”，《灵枢·百病始生篇》云：“留而不去，传舍于经，在经之时，洒淅喜惊。”《五邪篇》云：“邪在心则病心痛喜悲。”《癫狂篇》云：“狂始生，先自悲也，喜忘……。”《素问·至正要大论》云：“岁阳明在泉……民病喜呕……。”《五常政大论》云：“太阳司天……喜悲数欠……。”以上诸“喜”字，均应作“善”，故改之。

六、“正”字之避讳

《史讳举例》云：“或谓秦始皇名政，兼避‘正’字，故《史记·秦楚之际月表》称正月为端月，此避嫌名之始也。不知‘政’与‘正’本通，始皇以正月生，故名政。《集解》引徐广曰：‘一作正。’宋忠云：‘以正月旦生，故名正。’避正非避嫌名也。”又云：“《秦楚之际月表》端月注，《索隐》曰：‘秦讳正，谓之端’”《琅邪台刻石》曰：‘端平法度’、‘端直敦忠’，皆以‘端’代‘正’也。”

《内经》一书有战国之文章，有秦汉之文字，而秦始皇焚书，唯医卜种植之书不焚，留而传之，当也有避讳，如《内经·素问》：

第五篇："论理人形，列别脏腑，端络经脉，会通六合，各从其经。

第十九篇："故其气来，软弱轻虚而滑，端直以长，故曰弦。

第五十五篇："治腐肿者，刺腐上，视痈小大，深浅刺。刺大者多血，小者深之，必端纳针，为故止。"

第七十篇："其气端，其性随……。"

以上数条，其中"端"字改为'正'字，则文义易解，笔者认为，当属古人回改未尽之文。

又，《玉机真脏论》云："真脏脉现，乃予之期日。"唐代杨上善注云："古本有作'正脏'，当是秦始皇名'正'，故改为'真'耳，'真、正'义同也。"此说甚是。《周礼·天官》云："两之以九窍之变，参之以九脏之动。"东汉经学家郑玄注云："'脏之动'，谓脉至与不至，正脏五，又有胃、膀胱、大肠、小肠。"其中"脏之动，谓脉至与不至"一句，正言"正脏脉"也，故云："正脏五"。由此可见，先秦不称"真脏"，而称"正脏"也，因避始皇之名，改"正"为"真"。元代医家危亦林撰《世医得效方·集脉说》云："两手各三部，分为寸关尺。左三部，正脏心肝肾，小肠胆与膀胱为腑；右三部，正脏肺脾命，大肠胃与三膲为腑"，是其证也。再如《至真要大论》，"至真"也应为"至正"。《庄子·骈拇篇》云："故此皆多骈旁枝之道，非天下之至正也。"可见先秦称"至正"，而不称"至真"也。其它《金匮真言论》、《离合真邪论》等，均宜改"真"为"正"。总之，凡书中因避秦始皇名讳者，均应改之。

或曰：书中凡云"真气"者，是否全改作"正气"？

曰：必区分而改之。何也？“真人、真气、全真、保真”者，均为古代道家专用术语，《黄帝内经》自古称之为道家专著，因此而收入《道藏》，故凡属道家专称者，不能改之，如《上古天真论》一文中之“真气”者是也。但《黄帝内经》终究是一部医书，其中先秦古籍居多，如《离合真邪论》一文中之“真邪、真气”者，此因避讳而成，均宜回改成本字。“真邪、真气”回改成“正邪、正气”，一扫玄妙神秘，令人一目了然，不但利于国人之学习，译成他国之文字，也省去了许多费解，岂不善哉？

或曰：“真气”与“正气”，是否为同一之物？曰：“真气”者，乃道家修炼所得。道人李涵虚《道窍诀》云：“元气者，童子得之于天，所谓成形之气，随年加长者也。若夫真气则不然，先天元始之祖，自虚无内生来，要得真师口诀，先设乾坤鼎器，调和真龙真虎，打合真阴真阳，半个时辰，结为铅母，铅中产阳，乃为真气。故天以元气生人物，而道以真气生仙佛。”“正气”者，《灵枢·刺节正邪篇》云：“正气者，所受于天，与谷气并而充身者也。”今人解释为：“指人体对疾病防御抵抗和再生的能力。”故《素问·刺法论》云：“正气存内，邪不可干。”由此可见，“正气”与“元气”同一，而与“真气”，实为二物，不可等同。

按：《黄帝内经》一书，自唐代王冰整理之后，便遗有“先天不足”之症，其中尚有许多王冰没有解决，有些也解决不了的问题。比如《内经》之成书，其内容绝非一人一时之作，故全书所用之术语，缺乏规范统一，同一名词，其内含所指不同。如“正气”，此论中指人身元气而言，彼论中又指“四时正常之风气”。“真气”一词也然，此论指正气而言，彼论指修道所得。因不知是避讳字，加上年代久远，使用上出现“同化”，造成词义界定不清。同一词汇，文字书写不同。比如“早晚”，此论作“早晚”，彼论作“蚤晏’，他论作“早晏”，因不知假借，造成混乱。这些均属王冰没有解决的问题。再如：我们今日所用之本，均为王冰整理后的传世之本，而王冰所用底本，当时已是残本，有不少章节，是经王冰缀接而成，其中脱误甚多，以至有些内容，众说纷纭，至今难已定论，这些又属王冰解决不了的问题。

综上所述，可知《内经》一书在整理上存在许多复杂的现象，不能整齐划一，只能因文而论，所以在回改避讳字时尤须慎重。为此笔者不避狂妄之嫌，意在使之接近古貌，是得是失，是功是过，交予读者评判。才学不到之处，眼界拘囿之点，诚望海内外学者批评指正。

壬午年孙国中谨识

癸未年孙国中增补

《易经》与三阴三阳

医家有三阴三阳：三阴者，少阴、太阴、厥阴；三阳者，少阳、太阳、阳明。指称经脉，则三阴三阳又分而为二，成为十二经。手太阴肺经，手阳明大肠经；手少阴心经，手太阳小肠经；手厥阴心包络经，手少阳三膲经；足少阳胆经，足厥阴肝经；足太阳膀胱经，足少阴肾经；足阳明胃经，足太阴脾经。此十二经脉，从三阴三阳而来，而三阴三阳，又从何而来？此历代医家所未能解者也。今以《易》道观之，方显端倪，天有此道，人有此脉。非杜撰强加，实天然有序于冥冥之中；岂任意安排，人体本具此十二经行。依形索迹，因实立名，非巧智私创，实只发现运用，循自然之规律，治人类之疾病。以《易》道求人道，若合符节，见《易》道即天道，天道即人道，莫不一以贯之也。

一、乾坤生六子

《易·说卦》云："《乾》，天也，故称父；《坤》，地也，故称母。《震》一索而得男，故谓之长男；《巽》一索而得女，故谓之长女；《坎》再索而得男，故谓之中男；《离》再索而得女，故谓之中女；《艮》三索而得男，故谓之少男；《兑》三索而得女，故谓之少女。"

"索"，求也。"再"，数词，两次。"再索"，即二索。《坤》求《乾》，得《乾》初爻为《震》，是长男；得《乾》中爻为《坎》，是中男；得《乾》上爻为《艮》，是少男。《乾》求《坤》，得《坤》初爻为《巽》，是长女；得《坤》中爻为《离》，是中女；得《坤》上爻为《兑》，是少女。天地相交，阴阳相求，一阴一阳，互为其根，此六子之卦所以成，三阴三阳之所以名也。

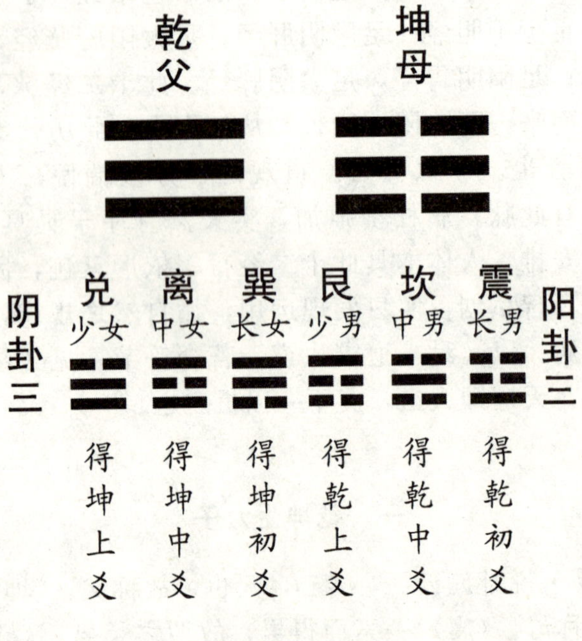

乾坤生六子图

有天地，然后有万物；有《乾》、《坤》，而后有六子。先天，《乾》统三女于东南，《坤》统三男于西北；后天，《乾》统三男于东北，《坤》统三女于西南。先天为体，主生，阴以阳为体，故《乾》统三女于东南，君不见三阴之卦《离》、《兑》、《巽》，其体皆二阳一阴乎？《易》云："阴卦多阳"者，因于此也。阳以阴为体，故《坤》统三阳于西北，君不见三阳之卦，《艮》、《坎》、《震》，其体皆二阴一阳乎？《易》云："阳卦多阴"者，因于此也。后天为用主成，阴阳各归其位，故《乾》统三男于东北，成始成终，有生长收藏之能；《坤》统三女于西南，孕化万物，有长养成熟之功。《乾》南《坤》北，天地之定位也，六子分居左右，阴阳之道路也，此先天卦位也。《离》南《坎》北，天地之大用也，八卦一气流行，播五行于四时，此后天卦位也。

二、任督统六经

人身有任督二脉，此二脉即人身之《乾》、《坤》，《乾》为纯阳为天，《坤》为纯阴为地，督脉统一身之阳，任脉统一身之阴。《十四经发挥》云："任与督，一源而二歧，督则由会阴而行背，任则由会阴而行腹。夫人身之有任督，犹天地之有子午也；人身之任督以腹背言，天地之子午以南北言，可以分，可以合者也。分之于以见阴阳之不杂，合之于以见浑沦之无间，一而二，二而一者也。云阴脉之海者，亦以人之脉络，周流于诸阴之分，譬犹水也，而任脉则为之总任焉，故曰阴脉之海。”又云：“云阳脉之海者，以人之脉络，周流于诸阳之分，譬犹水也，而督脉则为都纲，故曰阳脉之海也。”张洁古云：“督者，都也，为阳脉之都纲；任者妊也，为阴脉之妊养。”李时珍云：“任督二脉，人身之子午也，乃丹家阳火阴符升降之道，《坎》水《离》火之乡。”元代养生家俞琰注《参同契》云：“医书有任督二脉，人能通此二脉，则百脉皆通。”

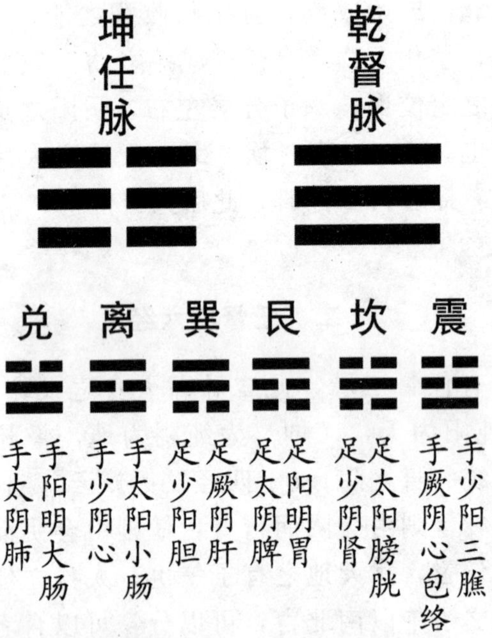

任督十二脉配卦图

督脉为阳，故其循行在人之背头，背头者，人气诸阳之海也；任脉为阴，故其循行在人之腹胸，腹胸者，人气诸阴之海也。

督脉统领三阳脉，故手足三阳之经，皆同督脉一样，循行于人体四肢外侧表阳之肌里；任脉统领三阴脉，故手足三阴之经，皆同任脉一样，循行于人体四肢里侧表阴之肌里。脏为阴，腑为阳，故三阴脉均属脏而络腑，三阳脉均属腑而络脏，此又阴阳相因，互为其根也。十二经脉循行周身，起于手太阴肺，终于足厥阴肝，终始之际，又以任脉督脉成始成终，任督虽不直接循行，但依然发挥作用于其间。任督似水库，十二经似沟渠，水库有吐纳蓄放之能，沟渠有流通灌溉之用。涝时沟渠涨满，而水库可蓄；旱时水库放流，而沟渠可充。血气之盈虚，阴阳之平衡，不离任督之调控，似后天卦位，《乾》退居西北，《坤》退居西南，六子发挥个性，《乾》、《坤》主宰其中。

三、八卦配经脉

三阴三阳，类同《乾》、《坤》生六子，而与先天卦位，妙合无间，发其精蕴者，首推清代乾隆年间大学者江慎修。江氏研《易》最深，对《河图》、《洛书》发千古所未发，其阐述三阴三阳、十二经脉与《易》之关系，可谓一箭中的，让人茅塞顿开。其图其解，简明易晓，又包蕴宏深，医者、《易》者，不可不知也。

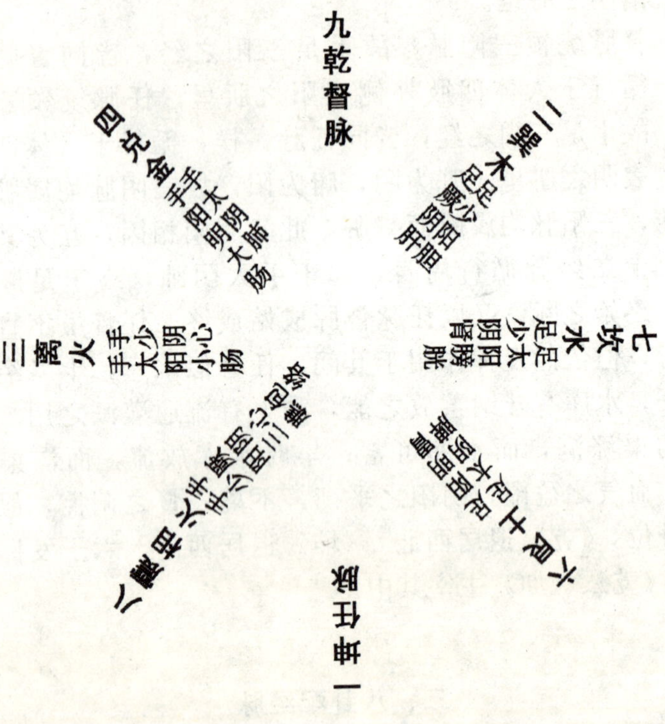

人身督任脉手足经脉应络书先天八卦图

其图解云："人为三才之一，位居天地之中，本与天地相肖，则所谓《河图》、《洛书》、八卦，其理自与人身相通。《易》谓近取诸身，《乾》首、《坤》腹、《震》足、《巽》股、《坎》耳、《离》目、《艮》手、《兑》口，粗举其大略耳。卦之所以应乎人身者，岂仅以形体粗迹比拟耶？

人身有督脉，从下体二阴之间，过尾閭循背膂而上，至颠顶，下鼻抵人中，止于唇之上；有任脉，从前阴循腹而上，至于口唇之下。此二脉即人身之《乾》、《坤》，亦即九、一二数之相表里，督统一身之阳，任统一身之阴。不惟人有之，鸟、兽、虫、鱼皆有之，即果实之类亦有之。

人身内有脏腑，则其肌肉之间，有十二经脉，行于手者六，行于足者六，即《乾》、《坤》之外，有六子之卦，九一之外，有二八、三七、四六之数也。四六为《兑》金《艮》土，非即太阴阳明之相表里乎？手太阴肺从脏走手，手阳明大肠从手走头，肺与大肠表里也；足阳明胃从头走足，足太阴脾从足走腹，脾与胃表里也。三七为《离》火《坎》水，非即少阴太阳之相表里乎？手少阴心从脏走手，手太阳小肠从手走头，心与小肠表里也；足太阳膀胱从头走足，足少阴肾从足走腹，肾与膀胱表里也。八二为《震》阳木《巽》阴木，而阳木即为相火，非即厥阴少阳之相表里乎？手厥阴心包络从脏走手，手少阳三膲从手走头，心包络与三膲表里也；足少阳胆从头走足，足厥阴肝从足走腹，肝与胆表里也。

由此观之督任二脉者，人身之天地定位；肺金脾土，大肠金胃土者，人身之山泽通气；心火肾水，小肠火膀胱水者，人身之水火不相射；心包络三膲之相火，肝胆之阴木，即人身之雷风相迫。人身与造化相符如此，而《兑》、《离》、《震》阳仪之卦，其脉行于手；《巽》、《坎》、《艮》阴仪之卦，其脉行于足，自然之理，千古未经人道也。

《河图》十数，正应天干，亦配脏腑，甲胆、乙肝、丙小肠，丁心、戊胃、己脾、庚大肠、辛肺、壬膀胱、癸肾。五脏五腑不能益也，乃画为八卦，则《乾》《坤》之外，有六子焉。《河图》变为《洛书》，则九一之外，有四六、三七、二八之六位焉，则五脏有六腑，以三膲为孤腑也，六腑亦有六脏，以心包络为之配也。此阴阳五行之变化甚奇，而不知其无奇也，八卦、《洛书》早呈其象，人自不察耳。五行宜各专其一，而火则有二，一为君火，一为相火，以卦配之，君火《离》也，相火《震》也。《震》是阳木，而何以为相火？火无体，以木为体也，心包络三膲，皆相火之脏腑，故属之《震》八之位。

以《震》为相火，从来儒家、医家皆未知，不观《说卦传》乎？《震》为雷，为龙。龙雷之火，岂不象人身之相火乎？医家亦知相火为龙雷之火，而不知相火即《震卦》，可谓惑之甚矣。不但心包络三膲是《震卦》，即右尺命门，亦正是《震卦》，人自不察耳。

医家谓相火亦寄于肝胆何也？八与二，本厥阴少阳之相通，心包络与肝皆厥阴，三膲与胆皆少阳，且二本《河图》南方之火，故相火亦寄于肝胆。

十二经脉，起于手太阴肺，终于足厥阴肝，其序则《兑》与《艮》，《离》与《坎》，《震》与《巽》，符乎六子之序，循环周流，昼行阳二十五度，夜行阴二十五度，以应大衍之数。圣人作《易》，不必求合于人身，而人身自然相符如此。”

四、六子与六气

中医有五运六气，其六气之说与六子之卦，亦甚吻合，江氏图解，颇得要旨。

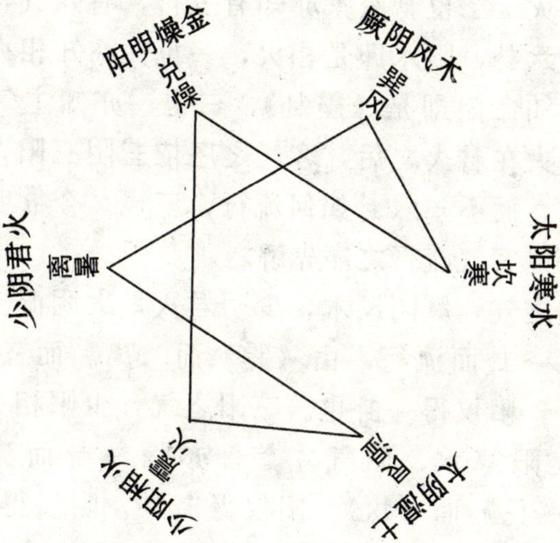

六子应六气图

其图解云：“五行变而为六气，分明与六子相配。风者，厥阴风木，《巽》也；寒者，太阳寒水，《坎》也；暑者，少阴君火，《离》也；湿者，太阴湿土，《艮》也；燥者，阳明燥金，《兑》也；火者，少阳相火，《震》也。从来儒家、医家未有言六气即六子何也？儒家但知卦有八，而不知《乾》、《坤》总领阴阳，其为用者只有六卦，一也；但知《兑》之为泽，《艮》之为山，《震》之为雷，而不知泽即是燥金，山即是湿土，雷即是相火，二也。医家亦知有五行，有六气，而不知六气原于六卦，阳木即是相火，一也；亦知相火本于命门，而不知命门即是《震卦》，二也；亦知主气之序依五行，相火在君火之后，客气之序依三阴三阳，湿土在相火之前，而不知六卦如何流行，三也。今欲明六子即六卦，当以客气流行之序先解之。

三阴之气，厥阴风木，少阴君火，太阴湿土，阴气右旋，隔一卦而流行，由《巽》而《离》而《艮》，阴仪得二卦，阳仪得一卦也。三阳之气，少阳相火，阳明燥金，太阳寒水，阳气左旋，亦隔一卦而流行，由《震》而《兑》而《坎》，阳仪得二卦，阴仪得一卦也。阴气始《巽》，阳气始《震》者，二八之位，长女长男之交，相火之合，造化发生之本也。主气则二火相随，先《震》而后《艮》耳。以主气顺序为常，以客气加临为变，二者迭运不穷，其根皆自卦画来，奈何儒家、医家皆昧其源乎！

《左传》医和所言之六气，阴、阳、风、雨、晦、明，却与医家不同何也？曰：是亦同也，但所言者异耳。阴淫寒疾，太阳寒水也；阳淫热疾，少阳相火也；风淫末疾，厥阴风木也；雨淫腹疾，太阴湿土也；晦淫惑疾，少阴君火也；明淫心疾，阳明燥金也。惑疾固是心志蛊惑之疾，明淫何以又为心疾？谓心火克肺金而肺热，其疾由于心也。以六脉合之，阴阳者，左尺肾，右尺命门也；风雨者，左关肝右关脾也；晦明者，左寸心右寸肺也。与《素问》六气不同者，医家亦各有所受也。以命门为阳淫热疾，如消渴之疾是也，龙火上炎，岂非《震卦》相火乎？

六气分阴阳，则风木为厥阴，君火为少阴，湿土为太阴。《巽》、《艮》在阴仪者为阴，而《离》在阳仪者亦为阴，阳中有阴也。相火为少阳，燥金为阳明，寒水为太阳。《震》、《兑》在阳仪者为阳，而《坎》在阴仪者亦为阳，阴中有阳也。三阴主于脏，为肝、心、脾；三阳主于腑，为三焦、大肠、膀胱。而阴阳各以相对者为表里，则《震》、《巽》对，而少阳与厥阴为表里；《坎》、《离》对，而太阳与少阴为表里；《兑》、《艮》对，而阳明与太阴为表里。于是一脏配一腑，而厥阴肝与少阳胆为配，少阴心与太阳小肠为配，太阴脾与阳明胃为配，少阳三焦与厥阴心包络为配，阳明大肠与太阴肺为配，太阳膀胱与少阴肾为配也。金土对化，而燥湿相胜；水火对化，而寒暑相敌；木火对化，而风火相随也。天有六气，人有六脏六腑，卦位先定之矣。

张景岳《类经》之图六气也，以热为君火，暑为相火，然暑自是对寒，其他处言六气，亦曰寒暑燥湿风火，则不得以暑为相火矣。以主气言之，自二月春分至四月立夏，虽不当小暑大暑之候，而气已渐向暄，而亦可谓之暑。《内经》言神在天为火，在地为热，此合君、相二火言之。若分为二，则皆以暑为君火，热为相火。总之，寒水对君火，风木对相火，此有一定之位，言暑言热，或以热为火，任人言之皆可，今图以暑为君火，火为相火。

张氏云：‘天地之道，以六为节，三才而两，是为六爻，六奇六偶，是为十二，知乎此，则营卫之周流，经络之表里，象在其中矣。’按：八卦先有三画，然后重之为六爻，则六爻别是一义。若经络表里根于六气，而六气应六子，最为得当。张氏不知求六脏六腑于先天卦位，而以六爻之奇偶强为比附，疏矣。”

五、六脉符六子

凭脉辨症，乃医家之根本，寸关尺三部，配合脏腑，医家多有异同，孰是孰非，莫衷一是，以《易》解之，方有旨归。江氏之图解，探赜索隐，钩深致远，发先后天体用之妙，阐寸关尺六脉之真，以《易》理说医理，揭示其内在规律，医者当潜心玩索。

其图解云：“人身手腕后之动脉，谓之寸口，本肺经太渊之一穴，而分寸、关、尺三部，能候周身之脏腑何也？《河图》九四同宫，九者《乾》也，四者《兑》也，《乾》、《兑》之下二画，同根于四象之太阳，《乾》为天，而《兑》主气，肺为华盖，居于最上，则有天之象焉。故一脏能统众脏，一脉能候周身，而左右分为六部，则卦之六子，天之六气，人之十二经脉，悉具于寸、关、尺之中，业医者亦曾究其源乎？

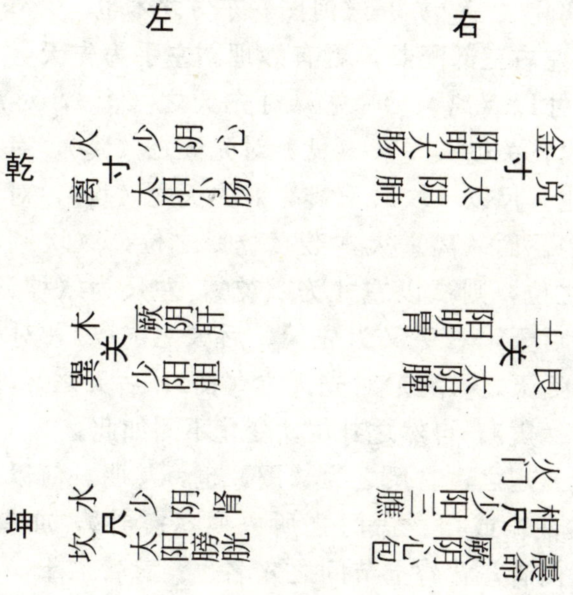

六脉图

左尺肾水生左关肝木，左关肝木生左寸心火，右尺相火生右关《艮》土，右关《艮》土生右寸肺金，而肺金又生肾水，犹《河图》之左旋相生也。左尺之水克右尺之相火，左关之木克右关之土，左寸之火克右寸之金，此对位相克也；而右寸之金克左关之木，右关之土克左尺之水，此斜望相对也，皆《洛书》之右旋相克也。而以卦配之，左寸《离》也，左关《巽》也，左尺《坎》也，右寸《兑》也，右关《艮》也，则右尺之相火非《震卦》而何？以阳木而变为相火，可知火无体，以木为体也。不但相火以木为体，即君火亦是以木为体，《离》之三，亦是《河图》东方之木也。

且左右三部配卦，更有妙理。左手为先天，右手为后天，寸以《离》、《兑》对先天之《离》，对后天之《兑》也；关以《巽》、《艮》对先天之《巽》，对后天之《艮》也；尺以《坎》、《震》对先天之《坎》，对后天之《震》也。而《离》火本袭《乾》之位，《坎》水本当《坤》之位，则试以左寸为《乾》，左尺为《坤》，则左手又为后天，右手又为先天。后天之《乾》，对先天之《兑》；后天之《巽》对先天之《艮》；后天之《坤》，对先天之《震》。自然之卦位，变化不测如此。

反复观之，右尺之为《震》也，甚明，何以千古无人知之哉？或曰：命门之所以属《震卦》，亦有说乎？曰：命门者，背膂七节间之穴名也。背膂二十一节，三七二十一，命门当其七节之间，正犹《震卦》一阳在二阴之下，其象最肖。此《乾》、《坤》始交，一阳初动为生育之根也，前对脐，穴名神阙，犹北极之对南极也。命门为相火之宅，而心包络又曰心主，又曰膻中，所以护卫乎心，为心之宫城，则相火之脏也；上膲以统肺心，中膲以统脾，下膲以统肝肾，所以包裹众脏，为身之躯壳，则相火之腑也。三膲心包络经脉之流行，皆相火之流行也。命门犹宫舍，经脉犹道路，皆统之于相火，皆属之于右尺，而七节间之一阳，其为《震卦》，不甚显然哉?”

由江氏之说，不难看出，三阴三阳、十二经脉、五运六气、寸关尺六脉，与《易》之关系，谁能说《易》与医无关呢？读此方悟孙思邈“不知《易》，不足以言大医”之论。

六、《易》与天地准

“易”，变化也；“经”，规律也。简释《易经》，即变化之规律；全称释之当作：宇宙运动发展变化之规律。故孔子曰：“《易》无思也，无为也，寂然不动，感而遂通天下之故。通其变，遂成天地之文；极其数，遂定天下之象。夫《易》圣人所极深而研几也，唯深也，故能通天下之志；唯几也，故能成天下之务。夫《易》开务成务，冒天下之道，如斯而已者也。故圣人以通天下之志，以定天下之业，以断天下之疑。”又说：“《易》与天地准，故能弥纶天地之道”又说《易》“范围天地之化而不过，曲成万物之变而不遗。”〔国中按：“之变”二字，乃经文之脱漏。《内经》有“物之生，从于化；物之极，由乎变。”“气始而生化，气散而有形，气布而蕃育，气终而象变。”可见此经文应有“之变”二字，非笔者之妄添也。〕

《易》即天地之道，人乃天地之所生，岂能背离天地而另立？《易经》是天地运动发展变化之规律，亦即人道运动发展变化之规律，二者之间岂有异哉？宇宙一大天地，人身一小天地，大天地，小天地，都是阴阳这一气。故老子曰：“人法地，地法天，天法道，道法自然。”天人合一者，道在于一也。

用《易》道审视医道，以《易》之思维指导医学之运用，吸取古人先进之经验，并从中找到新的切入点，然后生发开去，则获益无穷。所谓“医易相通”、“易医同源”之语，并非准确之说，二者不是等级之物，不是站在同一平台上的比肩兄弟。《易》实为中国特色的宇宙观方法论，是指导分析事物的哲学工具。《四库全书·经部·易类》云：“《易》道广大，无所不包，旁及天文、地理、乐律、兵法、韵学、算术，以逮方外之炉火，皆可援《易》以为说。”朱熹云：“《易》如一个镜相似，看甚物来，都能照得。”正是此义。学者以此为基点；去学习，去运用，去研究，去思考，才不走样，才会有大手笔，大文章。静而思之，一部《内经》，不过《河图》、《洛书》之运用，明白《河图》、《洛书》之道，《内经》之学思过半矣。谁说《易》无补于医乎？

或曰：我行医几十年，从不懂《易经》阴阳五行之说，但治愈病人可谓不少，此又作何解之？

答曰：此说并无不对，也符合事实，孔子云“百姓日用而不知”者，此也!!!

丁亥年惊蛰孙国中识

易学八图

太极图

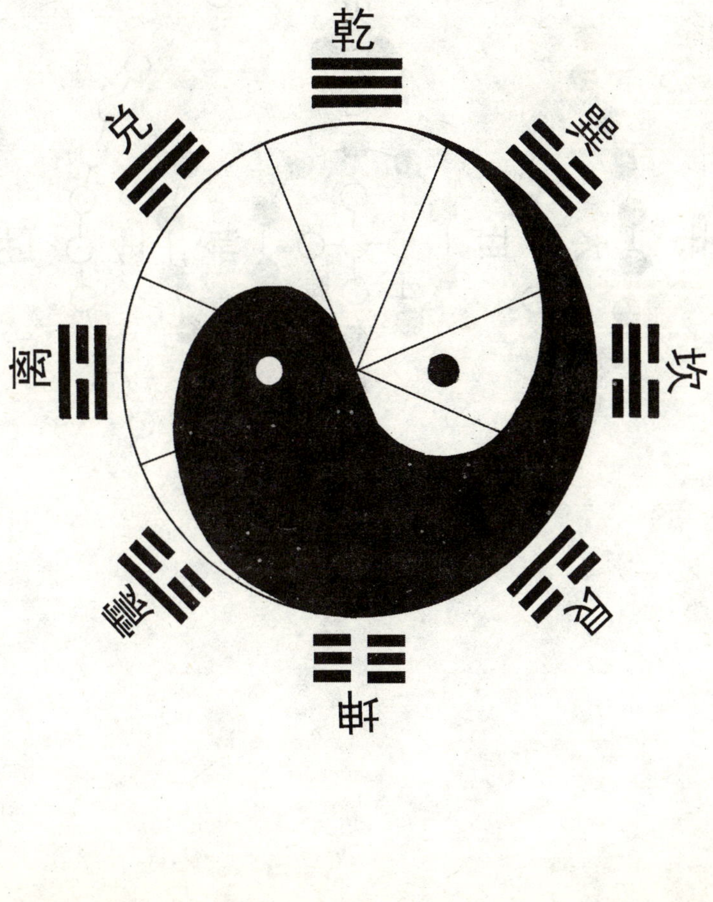

河　图

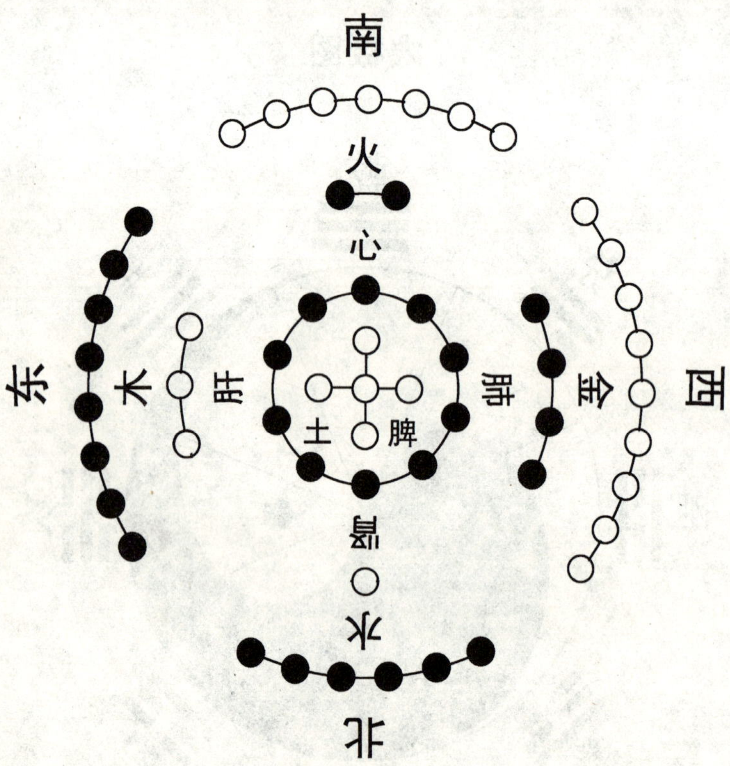

洛书

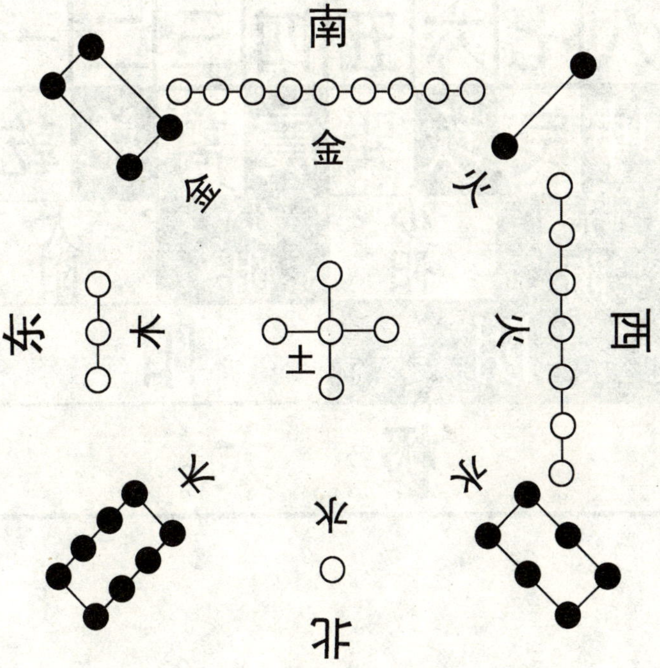

太极生卦图

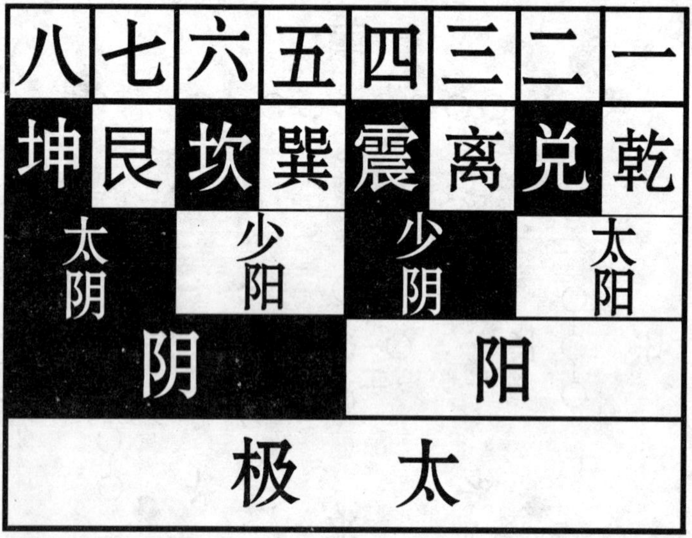

先天八卦图

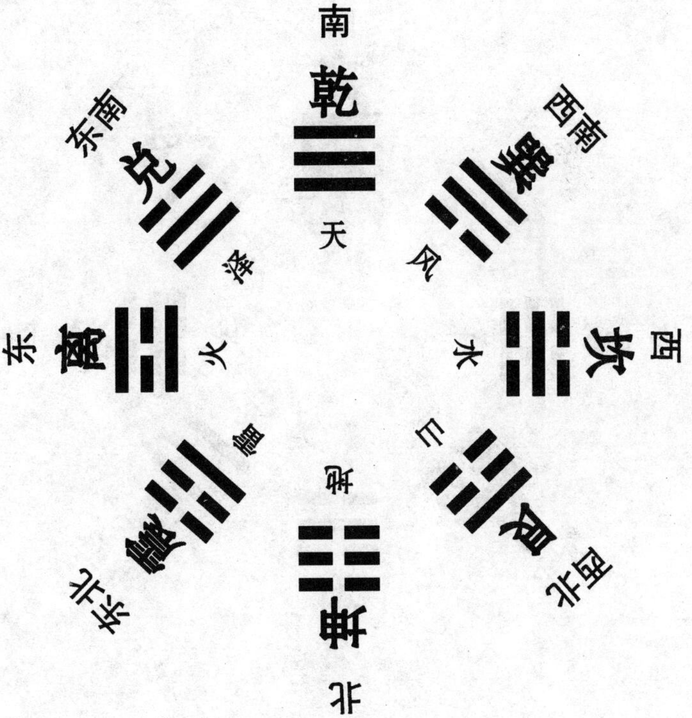

后天八卦图

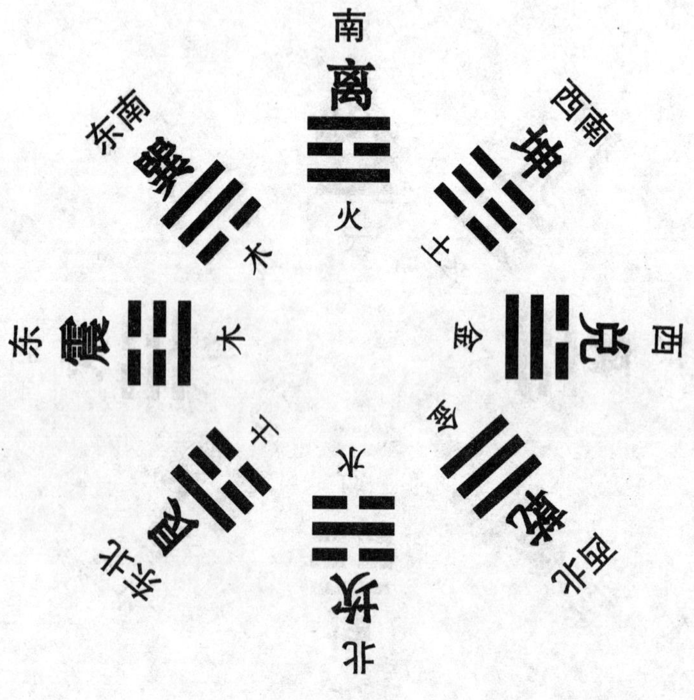

先天六十四卦圆图

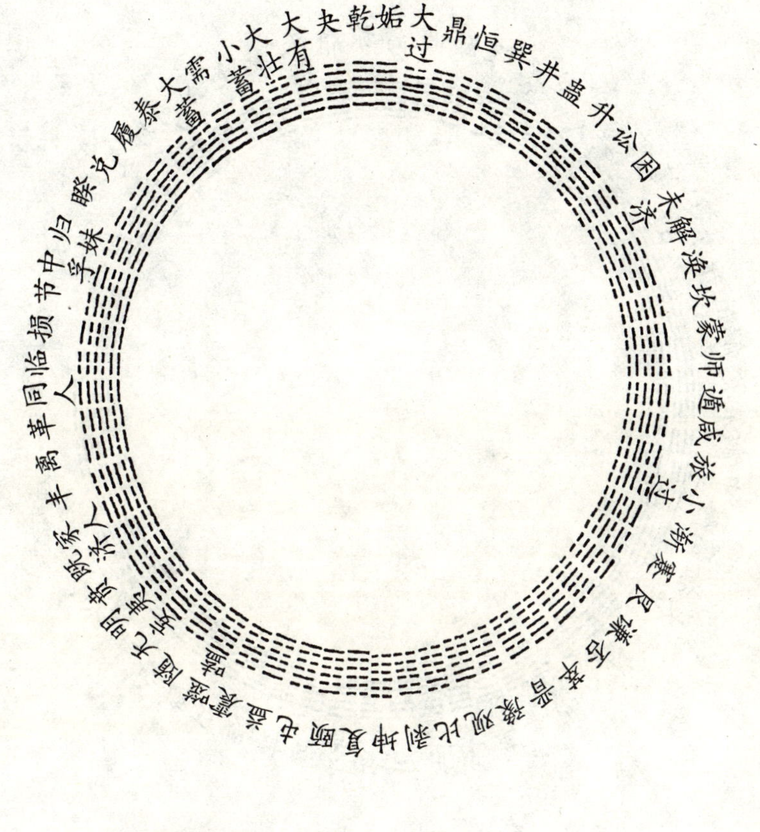

后天六十四卦圆图

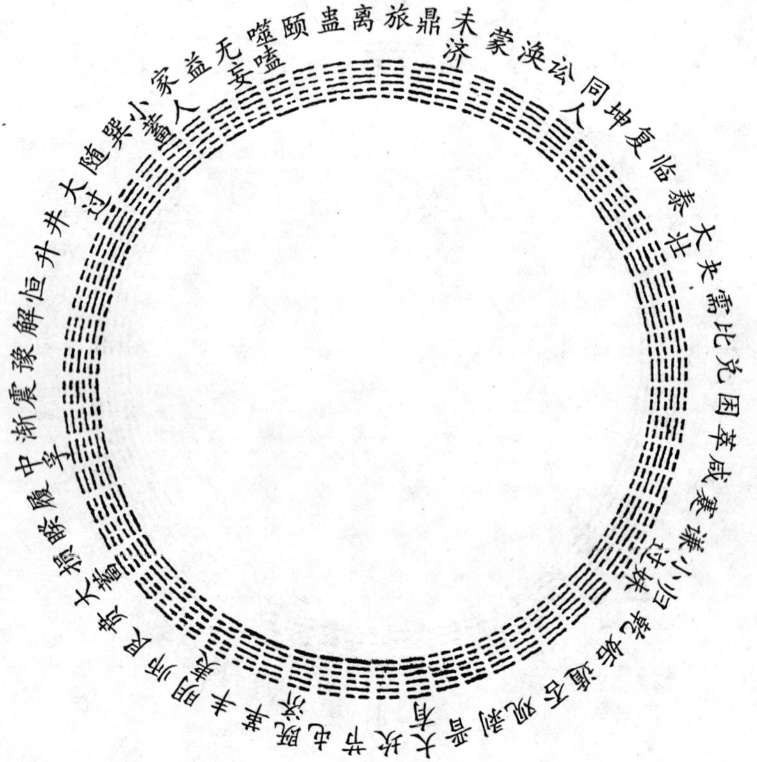
小畜
家人
益
无妄
噬嗑
颐
蛊
离
旅
鼎
未济
蒙
涣
讼
同人
坤
复
临
泰
大壮
夬
需
比
兑
困
萃
咸
蹇
谦
小过
归妹
乾
姤
遁
否
观
剥
晋
大有
坎
节
屯
既济
革
丰
明夷
贲
艮
大畜
损
睽
履
中孚
渐
震
豫
解
恒
升
井
大过
随
巽

后 记

《黄帝内经》是中国医学的渊源，几千年来，它在防病治病、保健养生方面，为中华民族的繁衍昌盛做出了卓越的贡献；它那博大精深的内涵，丰富辨证的哲理，培育出一代代著名的医学大师。可以说，没有《黄帝内经》，就没有祖国医学。

由于《内经》的特殊地位，历代学者对它进行了深入细致的研究，著作可谓汗牛充栋，研究领域涉及广泛，加之不断的开拓创新，初步形成多学科研究的格局。但是，由于“极左”和“疑古”思潮的影响，在今天的中医研究上，依然有一个重大的问题还没有给予充分的肯定，还在弘扬与批判、继承与取代的论战中左右徘徊，还没有给它一个准确的位置，那就是阴阳五行学。阴阳五行学是中国哲学的核心，是中国文化的理论框架。它是先人对天体运行的忠实记录，是仰观俯察的客观所得，是去粗取精由表及里对宇宙运动模式的精辟总结，是天人合一这一科学命题的理论基础。对于这样一个重大问题，我们必须有一个充分的认识。而事实上，不但学术界对此大有非议，就连每日每时运用这一规律，安身立命、救死扶伤、养家糊口的中医界，至今也是众说纷纭，这就不能不令国人担忧。祖国医学的失传，从根本上来说，就源于此。可见，在中国学术界和中医界，继续肃清极左思想的影响，走出疑古时代，依然有其现实意义。换言之，对阴阳五行学是否有一个正确的认识，这不仅关系到中医学的存在和发展，而且关系到中华民族五千年文明所赖以生存发展的根基。否认阴阳五行学的科学性，就等于否认中医的科学性，中国的全部传统文化就成了无源之水，无本之木，就成了一个空壳。

更为荒谬的是那些“存药去理”的观点。众所周知，中医中药的实用性，正是依赖阴阳五行来确认的。清初著名医学家、理论家张志聪为《神农本草》诠释时说：“夫天地开辟，草木始生，农皇仰观天之六气，俯察地之五行。本五运六气之理，辨草木、金石、虫鱼、禽兽之性，而合人之五脏六腑十二经脉，有寒热、升降、补泻之治。天地万物，不外五行。其初产也，有东、西、南、北、中之五方；其生育也，有春、夏、秋、冬、长夏之五时；其形，有青、黄、赤、白、黑之五色；其气，有臊、焦、香、腥、腐之五臭；其质，有酸、苦、甘、辛、咸之五味。”又说：“后人纂集药性，不明《本经》，但言某药治某病，某病须某药，不探其源，只言其治，是药用也，非药性也。知其性而用之，则用之有本，神变无方；袭其用而用之，则用之无本，窒碍难通。余故诠释《本经》，阐明药性，端本五运六气之理……学者能于此会悟之，则神农观天察地穷理尽性之学，庶几近之。”综上所述，“神农尝百草”，正是根据这一规律来认定各药味的功用的。试问：如果去掉这个理，这个药还能存在吗？这种无知出于外国人是可以理解的，出于国人就令人难以接受。诸如此类的观点，如不正本清源，势必将中医推向死路。为此我们希望读者能从《黄帝内经名家评注选刊》中，感悟到阴阳五行学在中医中药中所起的作用及其应有的地位。

《内经》原文是深奥的，字里行间隐含的东西太多了，而我们今天的白话译本，很难将其中的微言大义全部译出，只有认真研读古人对经文的注释，才能体悟其中的玄旨，明白阴阳顺逆之机，五行生克之变，从而把握中医的整体观和辨证论治。也就是说：揭示《内经》阴阳五行学的辨证思维，将其中言而未发，发而未尽之义和盘托出，古人比今人讲的更多，说的更准，而我们今天的著作于此则多有失之，古代诸家之注释，正可以弥补这一不足，从而指导我们对它进行认真的、细致的、深入的、系统的、全面的研究。

前卫生部长张文康先生指出："包括针灸在内的中医药的现代化，也不应该仅仅是用西方现代医学理论来衡量、评价和代替自己，或简单地采用现代方法和语言重新进行描述，更重要的是应该重视对中医药传统的整体思维方法等内在固有规律的探索，从中医学术自身的理论特点和临床实践的感性认识入手，从理论研究和临床实践的紧密结合中解决新问题，发现新规律，以期实现高层次的继承，获得超越性的成果，从而更加有效地指导中医临床实践，真正促进中医学术的发展。"这段充满辨证的论述，一针见血地指出了目前中医研究中的失误，并明确指出中医研究"更重要的是应该重视对中医药传统的整体思维方法等内在固有规律的探索"，只要我们遵循这一方针，实事求是的学习研究阴阳五行学，中医中药就会有更大的发展，就能成为二十一世纪人体科学舞台上的主角。

《黄帝内经》不仅仅是一部医书，而且是一部内容非常丰富，规模十分宏大的科学文献，它吸取了古代科学家们对天文、历算、气象、生物、地理，以及人类、心理、逻辑、哲学等多种学科的研究成果，从而展示了古代丰富的科学成就，为我们今天的学习运用提供了依据。例如在天气预测方面，宋代大科学家沈括运用《内经》原理，就有丰富的实践理论。他在《梦溪笔谈》中有这样的记载："医家有五运六气之术，大则候天地之变，寒暑、风雨、水旱、螟蝗，率皆有法；小则人之众疾，亦随气运盛衰。今人不知所用，而胶于定法，故其术皆不验。假令厥阴用事，其气多风，民病湿泄，岂普天之下皆多风，普天之民皆病湿泄耶？至于一邑之间而阳雨有不同者，此气运安在？欲无不谬，不可得也。大凡物理有常有变，运气所主者，常也；异夫所主者，皆变也。常则如本气，变则无所不至，而各有所占。故其候有顺、逆、淫、郁、胜、复、太过、不足之变，其法皆不同。若厥阴用事多风，而草木荣茂，是谓之顺；天气明洁，燥而无风，此之谓逆；太虚埃昏，流水不冰，此谓之淫；大风折木，云物浊扰，此之谓郁；山泽焦枯，草木凋落，此之谓胜；大暑燔燎，螟蝗为灾，此之谓复；山崩地震，埃昏时作，此谓之太过；阴森无时，重云昼昏，此之谓不足。随其所变，疾疠应之，皆视当时当处之候。虽数里之间，但气候不同，而所应全异，岂可胶于一证？熙宁中，京师久旱，祈祷备至，连日重阴，人谓必雨。一日骤晴，炎日赫然。余时因事入对，上问雨期。余对曰：‘雨候已现，期在明日。’众以谓：‘频日晦溽，尚且不雨，如此阳燥，岂复有望?’次日果大雨。是时湿土用事，连日阴者，从气已效，但为厥阴所胜，未能成雨。后日骤晴者，燥金入候，厥阴当折，则太阴得伸，明日运气皆顺，以是知其必雨。此亦当处所占也，若他处候别，所占亦异。其造微之妙，间不容髮，推此而求，自臻至理。”综上所述，通晓五运六气之理，上可以知天，下可以知地，中可以知人。其理虽微，有可把捉；其妙虽玄，可以验证。足见《内经》理论的科学性与实践性。

《内经》一书早在唐代已无完本，今日所见，是唐代中期医学家王冰整理补充而成。从唐代宝应元年至今，已有一千二百三十六年，其间经历唐、宋、元、明、清、民国及今，在这一千多年里，有数百家为《内经》发微掘隐者，无论是在人体科学、自然科学，还是社会科学方面，都给后人留下了丰富珍贵的文化遗产，从而指导和启迪着后人在各自研究领域中开拓创新。这套选刊，就是从历代注释家中，挑选出来最有影响、最有代表、最有权威的专著，来给学习者导航引路，指迷破疑，从而帮助读者了解《内经》的实质，掌握《内经》的精华，通过真履实践，成就自己的悬壶济世之功，成名成家之望。

另外需要指出：学习《内经》，首先应该对《河图》、《洛书》有所了解。《河图》、《洛书》是中华先人对人类最早最伟大的发现，它是阴阳五行学之根，是

《易经》之父母，是中国文化的源头。一部《内经》就是《河图》、《洛书》的具体运用。正如张志聪在《灵枢集注》一书《序》中所言："因九针而悟《洛书》之妙理，分小针而并识《河图》之微情。"《素问》展示了《河图》、《洛书》的框架，是其体；《灵枢》蕴含着《河图》、《洛书》的微妙，是其用。用中有体，体中有用，明白《河图》、《洛书》之道，一部《内经》思过半矣。为此我们在书中附录《河图》、《洛书》等八张图，供学习者参阅。最后我们赠送几句短语，与读者共勉。

内经成书几千年，岐黄宝典非等闲。
天人合一显秘旨，阴阳五行妙自然。
救死扶伤是大法，养生保健真指南。
历代神医全赖此，成名成家万古传。

各家注解不一般，许多精微在里边。
讲经全凭真体悟，述理自有实践源。
一字一句说根本，一章一篇释奥玄。
初学无此难知妙，登堂入室作攀援。

己卯年索隐斋主人悟真子孙国中识